医師
アウトリーチ
から学ぶ

地域共生社会実現のための
支援困難事例集

セルフ・ネグレクト、8050問題、ひきこもり、
虐待、ヤングケアラーへの対応

編著◉川越正平

一般財団法人 長寿社会開発センター

はじめに

室町時代に雪舟が描いた国宝「天橋立図」は，空を飛ぶ乗り物がまだない時代にもかかわらず，山頂より700 m も高い視点から描かれているそうです。また，写真が発明されたのは1826年，映画は1895年，デジタルカメラは1975年，スマートフォンの発売は2007年とのことです。

翻って，我々支援者が支援対象者をどのように把握し，支援方針を立てていくかについて考えてみます。仮に，「薄暗いモノクロ写真」だけで把握しようとしたら，どうでしょう。かなりの限界を感じるのではないでしょうか。今日の技術をもってすれば，照明や集音マイク，ズームなど機器の機能を駆使して，「音声付きカラー動画」として支援対象者の状況をとらえることにより，かなり精緻に把握することができるでしょう。結果として，支援の進め方が格段に深まることが期待されます。

2015（平成27）年度の「介護保険法」改正により，地域ケア会議の設置が市町村の努力義務となり，全国各地で個別事例の検討が重ねられるようになりました。千葉県松戸市の地域ケア会議では，困難事例を中心に，年間120例に上る事例について検討を重ねています。2015年度に，この地域ケア会議で取り上げられた事例を縦覧したところ，医療や介護を拒否している事例や，ごみ屋敷の事例，かかりつけ医の不在や地縁の欠如，同居の家族も障害などの課題を有する世帯の事例が，相当の割合に及ぶことが浮かび上がりました。支援担当者からの報告だけでは，支援対象者の全貌を把握して対応を検討することは困難であったため，医師が現場に赴いて現認する「医師アウトリーチ」という取り組みを医師会から市に提案したところ，トントン拍子で実現の運びとなったのでした。

このようにして2016（平成28）年度から開始した医師アウトリーチの事業ですが，各医師が経験した内容を共有し，アウトリーチを分担する医師（松戸市では「地域サポート医」と呼んでいます），そして，地域の最前線において相談支援を担当している地域包括支援センターの職員などの研鑽を目的とする「アウトリーチ事例検討会」の開催をおおむね年に2回重ねるかたちで，現在に至っています（これまでの7年間での医師アウトリーチ経験は200例超）。

また，これまでに松戸市医師会の本事業について，いくつかの自治体や医師会が視察にお見えになっています。そして，現在までに医師アウトリーチへの取り組みを開始している地域も全国に複数あります。そこでこのたび，全国各地から集めた16の事例について，県内，県外の仲間（医師10名と社会福祉士1名，保健師・看護師2名）の協力のもと，その支援経過をまとめた書籍として刊行することにしました。

本書で強調したい点として，「対応力の基盤強化」と「専門性と協働する力量の向上」の2点を挙げます。支援困難事例への対応力を高めるための基礎固め（対応力の基盤強化）と，支援機関として担当している領域以外の機関や支援者と協調して支援を進めていくためのノウハウや知識を体得すること（専門性と協働する力量の向上）です。

以前から，精神疾患を有する方の支援は難しい，一人暮らしの場合に難易度が増すという話はよく聞きましたが，近年，発達障害やパーソナリティ障害を有すると思われる方の支援が難しいという話を耳にする機会が増えました。また，年齢によって，法や制度，支援機関が変更になるなど，機関をまたいで支援を受け渡す必要がある場合にも，困難さが生じます。一方，同一世帯に複数の支援を要する家族がおられる場合には，複数の機関が協同して支援する必要があり，一人暮らしの方以上に難易度は増すことになります。

ほかにも 8050 問題など，ひきこもっている方々の存在を見聞，体験する機会が確実に増えています。児童生徒の不登校とひきこもりとの連続性についても，指摘がなされています。必要な医療を受療していない方が存在することは，我々医療従事者にとっては，その理由を直感しづらい話ですが，不登校の体験や，対人関係上のトラブル経験，経済的困窮，失業や死別などの人生における危機的なライフイベントが積み重なるような経過があった場合に，孤独・孤立，ひいては，セルフ・ネグレクト状態に陥り得るのかもしれません。

また，医療に対してとてもネガティブな印象をもつに至る体験をした方も実際におられますし，認知症や気分障害をはじめとする疾病の影響により，現状やリスクを自己認識する力，行動を起こす力が弱まるということも生じ得ます。さらに，制度や相談窓口などのわかりにくさ，申請主義（市民が行政サービスを利用する前提として，自主的な申請を必要とすること）など行政手続き上の課題も存在します。被虐待の経験など過去の心的外傷（トラウマ）や依存症などの関与が深い影響を及ぼしている場合もあり得ます。このような複数の事態が積み重なることによって（我々が「積み木」と呼んでいて，本書で図示しているとらえ方です），いわば「助けを求める力が欠如」した状態に陥っているのではないかと思います。

話を本書で強調したい２つの点に戻します。前述したような複合的な課題を有している方を支援するにあたり，支援者が戸惑うことは少なくないものと思います。支援者の対応力を強化するために，支援が困難とされる事例に対する支援の進め方についての経験値を模擬的に高めること，基盤となる知識を学びノウハウを知ることが有益でしょう。そのために，支援困難事例の典型例として，必要な支援を拒否する事例を中心に取り上げて解説する書籍が役に立つと考えました。まさに，我々が日々悩み，学んできた内容です。詳細は本書をお読みいただければと思いますが，ここでは特に，支援対象者が「不安に感じている身体の症状」や「生活上の困りごと」が介入の糸口になり得るというアプローチの重要性を指摘しておきたいと思います。

冒頭に例示した写真や動画の話になぞらえれば，ドローンを用いることによって，さらに詳細に状況を把握できるでしょう。医療や法律に関する専門性は，このドローンに相当する「技術」になぞらえることができると思います。地域共生社会を実現するためには，相談支援の現場を担っている支援者が，自身の対応力の基盤を強化し，専門性と協働する力量を向上することが必要不可欠であり，そのことに本書が役立つとしたら望外の喜びです。そして，類似の活動が全国各地で芽吹くことを念願します。

著者を代表して　　**川越正平**

●目次

はじめに

総　論

事例編

Column

総　論

総論

1 支援困難事例への対応向上を目指して

はじめに：支援困難事例とは何か

相談支援者が地域において出会う支援対象者のうち，**「対応するのが困難」**だと感じる事例に対峙した際，どのように支援を進めるべきかについて，医療従事者の立場からのアドバイスを加えながら解説していきたい。

医療の現場においても，**困難な患者**を担当することがある。入院医療の場面を例に挙げてみよう。医師は入院中の患者について，病棟における日々の診察や検査結果だけで判断しているわけではない。診療科ごとに行われる回診やカンファレンスにおいて，診療科チームを構成する医師間で，患者情報の共有や議論が行われ，そのうえで診療科としての診断や治療方針を固めていく。たとえば，疾患が単一ではなく複数の他領域の疾患が合併している場合に，「自身の専門外の領域」についても総合的に考慮する必要が生じることから，医師は**「対応するのが困難」**だと感じるかもしれない。

翻って，本稿で取り扱う地域の相談支援者，たとえば地域包括支援センターの専門職員が，**「対応するのが困難」**だと感じる事例とは，どのような事例であろうか。支援者自身の専門領域である介護や福祉以外の課題を有している場合に「難しい」と感じる可能性がある。専門外の領域として，「医療」や「法律」の判断を要する場合や，高齢者だけではなく，若年障害者や未成年者への支援が必要な場合に，**「対応するのが困難」**だと感じるかもしれない。

「介入困難性」を構成する要素

支援困難事例への対応についての理解を助ける目的で，課題解決手順の例として，医師の診療の流れについて考えてみたい。医師は，はじめに問診や身体診察を行って，患者について大まかに把握する。次いで，必要に応じ採血による血液検査などの検体検査やCT検査などの生体検査を行うことにより，患者についてより精緻な把握を目指す。このようにして得られた患者情報を総合して，大まかな診断を定め，治療方針を立案する。

ここで，地域において相談支援者が**「対応するのが困難」**だと感じる対象者を支援するにあたり，はじめに大まかに把握すべきことについて，**図表1-1-1**のような整理を試みた。まず，対象者が有する介護や福祉領域の課題が複合して存在すればするほど，複雑さが増して困難性が高まることは自明といえよう。加えて，病気など医療面の課題や経済面の事情，権利擁護など人権への配慮が必要な課題が存在すると困難

図表 1-1-1 「介入困難性」を構成する要素

相談受付時に大まかに把握する内容と評価記入例			
対象者関連	介護・福祉の課題	少ない	多い
	関連他領域の課題	少ない	多い
対象者以外	親族の関与・支援	多い	皆無
	地域とのつながり	多い	皆無
支援者関連	情報の把握	十分	乏しい
	関係性の構築 本人の受入状況	容易	困難

性が増すことになる。

ただし，**「介入困難性」**を構成する要素は，支援対象者に関連することだけではない。対象者以外の要素も考慮する必要がある。たとえば，同居の家族や（同居の有無にかかわらず）親族からの支援があればあるほど介入もしやすくなり，一方でそれらの支援が乏しいほど介入が難しくなるおそれがある（むろん，家族などの存在が対象者に負の影響をもたらすこともあり得る）。また，対象者が友人や近隣住民との交流や社会参加など，地域とのつながりが多いほど介入のしやすさにつながる。逆に，そのようなつながりが乏しいほど孤立しやすく，介入が難しくなる。

ほかにも，支援するにあたっては，これまでの生活歴や社会背景など，対象者に関する情報が得られれば得られるほど対応しやすく，情報が乏しいほど対応が難しくなる。また，対象者と支援者の関係性構築が容易であればあるほど支援しやすく，反対に，変化を嫌う・他者の介入を疎むなどの心理や信念が存在する場合には，介入の困難性が高まることになる。

「介入困難性」は，上記のような要素から構成される。支援者は，対象者からの相談を受け付けてから早い時点までに，この**「介入困難性」**を見極めなくてはならない。そして，その**「介入困難性」**に対して，相談支援者が単独で対応することは難しいと見極められた場合，同僚や上司，所管する行政機関に支援を要請する必要があることを明確に認識すべきである。

さらに，相談事例に対して「難しくて自分だけでは対応できそうにない」，「どのように初動をとればいいのかがわからない」，「対象者について負の心理や感情を抱いた」などの場合もあり得ることを追記しておきたい。このような状況はどの相談支援者にもあり得るということをふまえたうえで，「自分だけではわからない」，「判断に迷う」という場面であると明瞭に認識することが支援の第一歩だと考えたい。医師の場合でも，全く同様である。その判断さえできれば，同僚や上司，上位機関や連携機関に相談する必要があると判断できる。遠慮するのではなく，適切な支援の手順として“自分以外の他者に相談する”必要があると認識したい。

最も重視すべきキーワードとしての「尊厳」と「安全」

支援に着手する時点で確認する必要があり，以後継続して重視すべきキーワードとして，**「尊厳」**と**「安全」**を挙げたい。**「尊厳」**が人権の根幹をなす概念であること，**「安全」**が生存の前提条件であることはいうまでもない。一方，個々人の信念や好みも尊重されるべきものであろう。しかし，図表 1-1-2 に示した「例」のような場合など，行き過ぎると**「安全」**を損ないかねない状況が存在する。

相談支援の現場において，支援者自身の判断基準や倫理規範に基づいて，まずは判断することになるものの，**「尊厳」**が保たれているといえるのか，**「安全」**が損なわれていないといえるのかという点について，担当者や事業所ごとに大きな隔たりが存在していた場合には，適切な支援に結びつかないおそれが生じ得る。一定の判断基準や倫理規範について，ある程度共通の理解や大きくぶれない程度のコンセンサス（意見の一致）を，地域内や事業所・支援担当者間ですりあわせておくような研修や相互研鑽の機会が必要だという点を指摘しておきたい。たとえば，電気・ガス・水道などのライフラインが停止している状態にあるものの，「節約しているだけだ」と主張する人もいるであろう。自宅内にごみとおぼしきものが山積しているようにみえても，当事者は「大切なものを保管しているのだ」と言う場合もあるだろう。信念に基づいてやっていたことであったが，年余にわたる経過のなかで自己管理の力量が低下して，安全が保てない状態に陥っている場合もあり得る。何をもって**「尊厳」**が保たれていて，**「安全」**が損なわれていないといえるのかについて，よく吟味する必要がある。

医療分野では，学会などの学術団体が主催する地方会や学会において，または地域における症例検討会などにおいて，匿名化した事例に基づいて深く検討する機会が意

図表 1-1-2 「尊厳」と「安全」を見極めるために把握すべき状況の例

状況	例
電気・ガス・水道などライフライン停止	当事者は「節約している」と言う
散らかってる～ごみが山積している	わがまま，だらしない，偏った嗜好・収集
生ごみが腐敗している	放置期間によりそのリスクは異なる
ペットの排泄物が散乱している	多頭飼育
虫やネズミなどが発生している	（程度の問題）
極端にやせている	体重減少がある / ない
排泄物が衣服や身体に付着している	（程度の問題）
飲食について極端な偏りがある	炭水化物偏重，飲酒過多
家屋の老朽化が著しい	床が抜けるおそれ，室内灯が点かない
着衣や室温の調整が季節と合っていない	夏に綿入りを着用，冬に暖房がない
受診中断	医療不信，一部負担金や交通費が重荷

図して設けられている。相談支援の現場でも，個人の考え方や価値観だけに基づいて判断するのではなく，所管する行政機関はもちろんのこと，地域における同業の他事業所との交流や関係する他の専門職などとすりあわせる機会を意図して設ける必要性について指摘しておきたい。

「安全」を見極めるための観察のポイント

対象者のところへ赴いて状況を現認するにあたり，その目的は支援に資する情報を収集することと，**「安全」**が損なわれていないかを見極めることに大別できるといえるであろう。ここでは，**「安全」**を見極めるために観察すべきポイントを図表 1-1-3 に例示する。

なかでも，特に重要な観察項目について解説していこう。たとえば，**「やせ」**が進行しているとしたら，それは看過できない重大な変化を思わせる。医学的観点では，一般的に 6 カ月以内に生じた 5%以上の**体重減少**は精査が必要だと判断する。過去の体重について把握できない場合も少なくないと思われるものの，**「やせ」**の進行については，特に意識して把握することが望ましい。体重について具体的に把握できない場合には，食べている食事の内容や量，水分摂取の状況について，できるだけ詳しく把握する必要がある。ここで強調した**体重減少**や必要な食事や水分の摂取については，**「地域生活期におけるバイタルサイン」**と認識して確実に把握することを推奨したい。

次いで重要な観察のポイントとして，**セルフケア能力**を挙げたい。たとえば，歯み

図表 1-1-3 「安全」を見極めるための観察のポイント

観察項目	観察のポイント（例）
食事	食べている食事の内容や水分摂取の状況，体重（やせ）
ごみ出し	出しているとしてもどのレベルで実行できているか
休息や睡眠	安楽や休息をとることができているか
セルフケア	歯みがきの実施（義歯の管理），爪切り，薬剤使用，傷の手当て　など
清潔	保清（入浴等），着替え，散髪・整髪　など
環境	衛生面，住居の構造などに由来するリスク
身体活動	外出の有無・範囲，屋内移動の範囲，坐りっぱなしなど行動範囲
意思疎通	認知機能，高次脳機能，視力障害・難聴　など
金銭・財産管理	現金の利用，財産の管理　など
他者との交流	家族・親族，友人，近隣住民等との交流
医療情報	症状・身体の状況，既往歴や診断されている疾患，受診状況　など
負の心理	医療，行政，家族・親族，近隣住民等への不信感　など

がきを適切に実施しているか，処方された薬剤を指示どおり服用できているかなどを把握していく。その他，セルフケアについては，爪切りや整髪・散髪，着替えなどの観察を行うことになるが，陥入爪《かんにゅうそう》のように健康に悪影響を及ぼすものについては看過できない。また，皮膚に何らかの傷が生じているような場合には，その創部に必要と思われる手当てがなされているかに着目する。

生活の実際を把握するために，**認知機能**，**視力・聴力（視力障害・難聴がないか）**に加えて，**屋内移動の範囲**や**外出の有無・行動の範囲**などに注目することも大切なポイントである。移動能力や身体活動能力だけでなく，坐りっぱなしなど生活パターンに関する課題の把握にも努めたい。

最後に，「安全」を見極めるための「観察力」を高めることを目指し，実践例を示したい。たとえば，「歯みがきの実施」を現認することは，特に初回の訪問では難しいものと思われる。そこで，代替の手段として，トイレをお借りすることができれば，その機会を利用して洗面所を観察することができるかもしれない。仮に，かびた歯ブラシを現認できた場合，歯みがきが行われていないことを意味するかもしれない。また，服薬について質問する流れのなかで「お薬手帳を見せてください」とお願いしてみる。速やかに提示がなされない状況などをとらえて，「お薬の袋でもいいですよ」という会話をしながら残薬の状況を現認することができるかもしれない。把握できる情報が一段と増える可能性がある。一方，高次脳機能障害のように非医療職にとっては把握することが難しい病態の存在もあり得る。この場合，相談支援に必要な書類に署名をもらうなどの手法により，「書字」の能力を確認することが可能かもしれない。

「軌道」という概念と今後起こり得る悪化の予測

医療分野においては，患者について予想される主たる疾患の経過の将来予測や，今後起こり得る合併症，主たる疾患以外に生じ得る状態変化などについて予見したうえで，治療方針を決定し，病態変化に備えて準備しておくことになる。

ここで，緩和医療や老年医療領域で用いられる**「軌道《きどう》」**という概念を簡潔に紹介する。経年的な時間を横軸に，身体・精神・高次脳機能を縦軸として，人の一生を示す曲線を描く手法であり，この曲線のことを「軌道」と呼ぶ。そのイメージを図表 1-1-4 に示す。本書では，この図に示すように，軌道に影響を及ぼす事態として，今後起こり得る合併症を**「くぼみ」**，予測される主たる疾患やその他に存在する病態の悪化を**「負の傾き」**という言葉を用いて解説する。

「くぼみ」の例として，脱水・栄養失調，転倒→骨折，誤嚥→肺炎，存在する慢性疾患の急性増悪などが挙げられる。**「負の傾き」**の例として，体重減少・筋肉減少，生活不活発，認知機能低下，慢性疾患の進行・悪化などが挙げられる。

相談支援の現場においても，**「安全」**を見極めるための観察のポイントについて着

図表 1-1-4　軌道における「くぼみ」と「負の傾き」

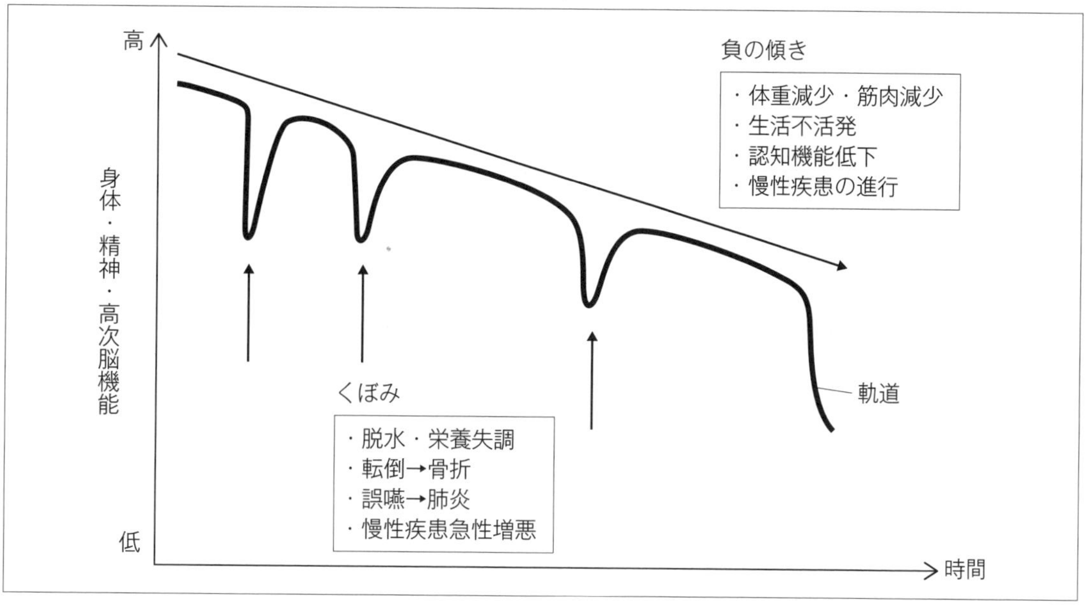

目することに加えて，この**「軌道」**という概念や今後起こり得る悪化（「負の傾き」）についての考え方を知っておくことは有益である。

「緊急性」の見極め

相談支援の依頼を受け付け，可能な範囲で事前の情報収集を行い，対象者のところへ赴いて現在の状況を**現認**する。この一連の作業を通じて最も重視すべきキーワードが**「尊厳」**と**「安全」**であり，特に**「安全」**について見極めるための観察のポイントについての考え方を解説するとともに，**「軌道」**という概念や今後起こり得る悪化についての考え方を紹介してきた。

これらを念頭に，相談支援を進めていくにあたっての**「緊急性」**を見極める必要がある。軌道の座標位置がすでに低いほど，時間的猶予が乏しいことは自明である。また，**「くぼみ」**が発生するリスクが高く，**「負の傾き」**が大きいほど，対応を急ぐ必要がある。すなわち，**「緊急性」**が高いといえる。

なお，ここで取り扱う「緊急性」とは，支援対象者が有している疾患や病態の緊急性の判断・診断ではないことを明確に指摘しておきたい。相談支援場面における「緊急性」とは，あくまでも**「生活の継続」**や**「安全」**の観点から，緊急に対応すべき状況が存在するかどうかを見極めることにある。たとえば，「今夜食べるものすらおぼつかないことから，急ぎフードバンクの活用など対応を要する」，「脱水に陥るおそれが高いことから，本日中に再訪してひとまず飲み物だけでも届けておきたい」，「10日以上にわたり排便がないとの申告があり，確かに腹部が張っている様子が見受けられることから，今日明日中に医療職に確認してもらいたい」などの状況である。

もちろん，医学的な予測について，介護や福祉分野の非医療職が的確に見極めることは難しく，判断に迷うときには，事業所内に保健師や看護師が配置されている場合は当該専門職に，配置がない事業所などの場合には事業所外の機関に所属する医療職や所管する行政機関の専門職に相談する必要がある。緊急性の見極めについての分類例を図表 1-1-5 に示す。

「深刻度」の判断

相談支援の現場において，複数の事例を並行して担当することが多いものと思われる。適切に対応するためには，事例ごとにその**「深刻度」**を判断し，そのレベルにふさわしいかたちで分担・対応することが望ましい（図表 1-1-6)。一定以上複雑な事例については単独での対応は避けて，同一事業所内の複数の職員で担当する必要がある。さらに複雑な事例の場合には，より上位の相談機関や所管する行政機関と協同して対応すべきである。なお，経験の浅い職員が担当する事例については，一段階上のレベルとして取り扱うことが望ましい。

また，この「深刻度」の判断については，相談支援者が単独で行うのではなく，少なくとも同一事業所内の専門職間で共有したうえで判断すべきであり，その結果を上位機関が定期的に監査すべきであるという点についても指摘しておきたい。

図表 1-1-5　緊急性の見極め

緊急性 A	救急搬送や緊急ショートステイ，分離保護などの対応が速やかに必要
緊急性 B	翌日訪問して安否を確認し，支援する必要がある
緊急性 C	数日以内に訪問して安否を確認し，支援する必要がある
緊急性 D	1 週間を目安に訪問して状況を把握する必要がある
緊急性 E	1 カ月を目安に訪問して状況を把握する必要がある

図表 1-1-6　深刻度の判断

レベル 1	電話のみで対応できる
レベル 2	必要な情報提供，関係機関や団体等への紹介・つなぎにより対応できる
レベル 3	専門的，継続的な関与のために訪問や面接が必要
レベル 4	多数の課題が存在し，複数の職員で担当する必要がある（主担当と副担当が二人で担当する)
レベル 5	複雑な課題が折り重なっており，所管行政機関と協同して対応する必要がある

「厳重モニタリング」という考え方とその実践

これまでに述べた**「介入困難性」**や**「深刻度」**について，初期の相談支援を実施したにもかかわらず適切な支援に結びついておらず，対象者が抱える課題が停滞，膠着している事態も一定程度生じ得る。

原則として，事業所内で，たとえば，週に一度開かれるカンファレンスなどの機会を用いて，事業所内の専門職間で支援の進捗や課題などについて共有するとともに，支援方針について相談，議論を重ねるべきである。その機会を経ても進展が乏しい事例については，より上位の相談機関や所管する行政機関と協同して対応すべきであり，たとえば，月に一度の頻度で上位機関等に報告，相談する機会を設けることが望ましい。その機会に得た助言などをふまえて対応してもなお停滞が続く事例については，相談支援を担当する事業所と上位の相談機関との合議のもと，**「厳重モニタリング」**対象者と位置づけることが望ましいと考える。

そして，**「厳重モニタリング」**対象者に対応するにあたっては，「様子をみる」という言い回しは意図して避けるべきである。「イベント待ち」というニュアンスもできるだけ控えたい。「(最低でも）月に一度モニタリングする」，「定期的に上位機関に進捗を共有する」など，頻度や方法を定めて「厳重」に対応する。その実施方法についても，電話や親族・近隣住民などからの伝聞ではなく，原則として**「現認」**である必要がある。単なる「イベント待ち」ではなく，「転倒を生じたらその機をとらえて緊急ショートステイ（【用語解説】p.248 参照）に結びつける」などのように，**「次の一手」**まで想定して定めておくべきである。

もう一つ重要な点として，「信頼関係の維持・熟成」を重視するあまり，深い関わりや働きかけを長期間控えてしまうおそれについても指摘しておきたい。「信頼関係の維持・熟成」のために特段の配慮が必要な事例が存在する可能性はあるが，その判断や適否については，担当している支援者個人や事業所内の少人数の支援者間で判断するのではなく，上位機関や連携機関とすりあわせたうえで行うべき対応であり，かつ，期間を定めずに漫然と継続することは避けるべきである，と認識しておきたい。

なお，対象者の状況は，支援経過のなかで悪化していく可能性があることを常に念頭に置く。前述した**「軌道」**の予測だけでなく，家族や住環境など対象者を取り巻く状況が時間経過のなかで変化する可能性もある。このように，対象者を「静止画」としてではなく，「動画」としてとらえる姿勢が重要である。

「厳重モニタリング」を継続するにあたり，役立つ可能性がある項目を図表 1-1-7 に例示する。これらは，**「厳重モニタリング」**を実施するにあたり注視すべき項目であり，多くの項目に該当する場合には，より複雑で深刻な状態に至ったものであるといえる。さらに，モニタリングを継続するなかで，項目に示す状況が悪化したり，項目数が増えたりする場合には，その深刻度が増していることを意味する。

図表 1-1-7　複雑性・困難性の判断に資するモニタリング項目

項目	モニタリング項目（例）
介護の課題	□食生活難あり　□排泄難あり　□ごみ捨て困難　□睡眠難あり □身体不衛生　□セルフケア難あり　□更衣・室温管理難あり □閉じこもり　□坐りきり
福祉の課題	□金銭・財産管理難あり　□経済的困窮　□虐待（加害）疑い □自傷・他害のおそれ
住環境の課題	□環境不衛生　□ため込み　□ライフライン停止 □火災・事故のおそれ　□多頭飼育・ペットの放置
健康に関する課題	□認知症疑い　□精神疾患疑い　□生命に関わる疾患 □医療中断・未受診　□栄養状態悪化・体重減少 □喫煙や過度の飲酒　□不適切な食生活
親族等の関与	□一人暮らし　□同居者支援なし　□親族不和　□虐待（被害）疑い
地域とのつながり	□孤立　□苦情・近隣トラブル　□警察・消防の関与歴
情報の把握	□生活歴不明　□健康状態不明　□経済状況不明　□家族背景不明
関係性の構築	□対人不信　□支援拒否　□訪問拒否　□助けを求める力の欠如

医療の判断や方針をふまえた相談支援の進め方

支援対象者について，以前になされている診断や治療経過に関する医療情報が得られる場合には，その内容が支援を進めるにあたって参考になることはもちろん，治療の方針と相談支援の方針について，両者の整合をはかるべきであることはいうまでもない。

本項では，相談支援を進めるにあたり注意すべき点や医療との付き合い方についてふれておきたい。たとえば，対象者について，「過去に統合失調症と診断された」という情報を把握したにもかかわらず，後に改めて精査，検討が行われた結果，他の医療機関において「広汎性発達障害へと診断が変更された」という事例がある。日進月歩の医学領域においては，10 年単位のスパンで考えると，診断基準や疾患概念が大きく変わるということも決してまれなことではないことを知っておきたい。また，医療機関を受診した結果，認知症と診断されたものの，「投薬がないから継続して通院する必要はない」と言われたという事例も存在する。認知症の方にとって，生活面に関する指導，家族への助言，継続的な意思決定支援などが重要であることはいうまでもない。そして，医学的見地から，それらの指導，助言，支援を提供する主治医機能が継続して確保されていることが本来は望ましい。しかしながら，医師によっては，そのような立場をとることなく，投薬など治療があるかどうかや，医療機関や外来の忙しさなど，対象患者の病状以外の理由に基づいて判断を下すことがある。このような残念な診療に，実際に遭遇しかねないことを指摘しておきたい。

対象者を担当している医療機関が存在する場合には，当該主治医の意向を確認しながら支援を進めることは社会常識としても当然のことではあるが，前述したように医療の判断が後に変わる可能性もあり得ることや，医師や医療機関の判断が常に最善とは限らないことをもふまえて，相談支援実務に取り組むことを期待する。とはいえ，相談支援者単独での取り組みとしては容易なことではない可能性も考えられることから，医療・介護連携を司る機関等に相談できる体制が全国各地で徐々に整っていくことが望ましい。

総論

2 相談支援のみで解決に至らない事例に対する医師アウトリーチとは

医療関連の支援困難事例

地域には，認知症，身体障害，精神障害，高次脳機能障害，発達障害，知的障害，アルコール等への依存，ひきこもりなどを抱えている方が暮らしている。また，老老介護，認認介護，ダブルケア，8050問題，生活困窮，虐待などの複合的な課題を有する世帯も存在する。千葉県松戸市における困難事例型の地域個別ケア会議[*1]で報告された事例を分析した結果，一人暮らしや認知症のほか，地縁の欠如，家族の課題（障害など），医療連携の課題（かかりつけ医不在など），助けを求める力の欠如（サービス利用拒否など）等の「課題の複合化」が明らかとなった。地域包括支援センター（以下「包括センター」）は医療・介護関係の多職種や地域関係者と連携し，支援が必要な事例に対して早期覚知・早期対応をはかる必要があると考えられた。しかし，医療機関の受診や介護保険の利用を拒否する事例，認知症か精神疾患なのか判然としない事例，虐待やセルフ・ネグレクトの疑いがある事例など，「医療」の判断を要する事例，いわゆる医療関連の支援困難事例は，相談支援だけでは解決に至ることが難しい。

医療的な診立てを行う医師アウトリーチ（訪問支援）

松戸市医師会は，在宅医療の経験を一定程度有するなどの諸要件を満たす医師会員の医師を「地域サポート医」として，日常生活圏域ごとに１人以上配置している。地域サポート医は，包括センターや介護支援専門員（ケアマネジャー）など相談支援者からの相談を受け必要な助言を行う（相談支援）だけでなく，医療関連の支援困難事例に対して保険診療外でアウトリーチ（訪問支援）を行い，医療の面から大まかな診立てや助言を行っている（松戸市在宅医療・介護連携推進事業）。

地域サポート医は，包括センター職員，事務局機能を担う在宅医療・介護連携支援センター（以下「連携支援センター」）の職員とともに当事者（支援対象者）のもとを訪問する。緊急を要する事例では，相談を受けてほぼ即日にアウトリーチを実施している。連携支援センターは事前に丁寧なソーシャルワークを行い，必要に応じて訪問時の防護策（例：スリッパやガウンなどの用意）を講じるなどの準備を行っている。

[*1] 松戸市では地域ケア会議を，①地域個別ケア会議，②地域包括ケア推進会議，③市地域ケア会議の３層構造で行っている。地域個別ケア会議は，圏域ごとに年４~６回，自立支援型と困難事例型（地域レベル）で開催されている。

1 取り組み実績

アウトリーチした医師が提案した病院受診は拒否しても，訪問診療を提案するとスムーズに受け入れてもらえた事例や，アウトリーチ時の採血に同意しそのまま診療へ移行することができた事例などの経験を重ねている。2018～2019（平成30～令和元）年度のアウトリーチ事例は，全例セルフ・ネグレクト状態にあったが，医師アウトリーチにより８割が医療に*2，６割が介護につながっていた[2)]。また，医師アウトリーチ後に適切な医療に結びつくことによって複雑な事例に対する支援の方針が定まり，介護・福祉の課題やその他の課題に対する社会的支援にもつながっていた[1)]。強い説得を行ったにもかかわらず，医療にも介護にもつながらない断固とした拒否事例については，引き続き包括センターに厳重モニタリングを要請している。

2 専門サポート医によるアウトリーチ

地域サポート医は内科をベースとしていることが多いが，医師アウトリーチを必要とする事例には，認知症や精神疾患がある場合も少なくない。適切に専門家の助言を仰ぐことができ，必要に応じて精神科医や小児科医によるアウトリーチが可能な「専門サポート医」の体制を構築し，重層的な支援が可能となっている。2019（令和元）年度以降，専門サポート医によるアウトリーチが全体の約３割を占めている。また，若年層の支援対象者へのアウトリーチの増加が明らかである。

他地域における医師アウトリーチの取り組み

医師アウトリーチは，在宅医療・介護連携推進事業の枠組み，あるいはアウトリーチ概念をもともと含んでいる認知症初期集中支援チーム（【用語解説】p.253参照）の機能拡大などにより，他地域でも実施することが可能である。渉猟し得た範囲で，４つの地域（神奈川県相模原市[3)]と千葉県君津木更津医師会[4-6)]は在宅医療・介護連携推進事業として，東京都北区[7)]と埼玉県行田市[8)]は認知症初期集中支援チームの活動拡大として）において医師アウトリーチが実施され，福島県福島市でも医師アウトリーチの準備について議論がなされている[9)]。

同様の取り組みを必要とする事例は，どの地域においても間違いなく存在しているはずであり，全国的な取り組みとなることが期待される。

---

*2 2021（令和3）年度においても８割が医療につながったと報告されている。

文献

1）岸恵美子 編著：セルフ・ネグレクトのアセスメントとケア—ツールを活用したゴミ屋敷・支援拒否・8050 問題への対応，中央法規出版，2021.

2）山本里江・井上スエ子他：2018 年度アウトリーチ事業総括：セルフ・ネグレクトの方に必要な支援—異変を早期に覚知し，医療・介護・福祉を統合する形で支援できる活動基盤や関係性の構築が急務，第 2 回日本在宅医療連合学会大会演題資料，2020 年 6 月.

3）相模原市：在宅医療・介護連携支援センターの機能.
https://www.city.sagamihara.kanagawa.jp/_res/projects/default_project/_page_/001/006/970/20210601/annnai.pdf（閲覧日 2022/10/29）

4）君津市：令和 3 年度第 1 回在宅医療・介護連携推進協議会資料.
https://www.city.kimitsu.lg.jp/uploaded/life/42032_96594_misc.pdf（閲覧日 2022/10/29）

5）木更津市：在宅医療・介護連携推進事業.
https://www.city.kisarazu.lg.jp/kurashi/koureisya/koureisha/1009750.html（閲覧日 2022/12/6）

6）富津市：在宅医療・介護連携推進会議.
https://www.city.futtsu.lg.jp/0000005490.html（閲覧日 2022/12/6）

7）東京都北区：「介護と医療の連携による地域包括ケアの推進事業」活動成果報告書，平成 26 年度.
http://www.city.kita.tokyo.jp/chiiki_iryo/documents/houkokusyo26.pdf（閲覧日 2022/10/29）

8）行田市：在宅医療・介護連携支援センター案内.
https://www.city.gyoda.lg.jp/material/files/group/23/zatakuiryousenta-annai.pdf（閲覧日 2022/10/29）

9）福島市在宅医療・介護連携支援センター：令和 3 年度 4～9 月活動報告.
https://www.f-renkei.net/wp-content/uploads/2022/02/b9bd7f6b8872d70c90c3964826d39d46.pdf（閲覧日 2022/10/29）

総論

3 助けを求める力が欠如した患者への対応

セルフ・ネグレクトとは

セルフ・ネグレクトとは，国際的に統一された定義はないが，「健康，生命および社会生活の維持に必要な，個人衛生，住環境の衛生もしくは整備または健康行動を放任・放置していること」[1] という概念が広く用いられている。2010（平成22）年度の内閣府調査では，全国で約1万人がセルフ・ネグレクト状態にあると推計された[2]が，この数字はすでに氷山の一角に過ぎず，現在はさらに増加していると考えられている。

全国の自治体など関係機関に対して実施した孤立死の事例調査[3] では，約8割が生前に何らかのセルフ・ネグレクト状態であった可能性が報告されている。つまり，セルフ・ネグレクトは，支援がないままだと孤立死に至る可能性の高い深刻な状態である。

セルフ・ネグレクト状態にある方は，「助けを求める力が欠如している」ため，自分自身が支援を必要する状態であることを認識することができず，「何も困っていない」，「自分で何とかするから放っておいてほしい」などと地域住民や行政の支援をかたくなに拒み，支援者に困難感を伴うことがある。

また，セルフ・ネグレクトは，高齢者や一人暮らし世帯だけではなく，あらゆる年代・世帯で起こり得る。たとえば，8050世帯の場合，年金生活で身の回りの世話をしてくれた高齢の親が他界後，壮年期のひきこもりの子どもがセルフ・ネグレクト状態に陥るという事例はまれではない。

セルフ・ネグレクトに影響する要因とそのプロセスについて

セルフ・ネグレクト状態の当事者は，医療，介護・福祉，経済，生活状況，家族・地域といった複数の領域に多くの課題を抱えている。なぜ当事者がセルフ・ネグレクト状態に陥ったのか，その原因と過程を理解することは，当事者の支援の手がかりとなるだけでなく，地域全体のセルフ・ネグレクトに対する予防策や解決策を検討するうえでも重要である。

セルフ・ネグレクト状態にある65歳以上の在宅一人暮らし高齢者を対象に実施した半構造化面接の分析による研究[4] では，セルフ・ネグレクトは当事者の意図性に関係なく，精神・認知機能・心理的要因などの個人的要因，あるいはそれらの素因に加えて危機的ライフイベントが起こった後，社会・環境要因（社会的孤立）や生活機能低下（セルフケア意欲や能力の低下）に陥り，長期化するなかで課題が積み上がり複雑化するという一連の過程において生じることが示唆されている（図表 1-3-1）。個人的要因や危機的ライフイベントとして，認知症，統合失調症やうつ病などの精神疾患，発達障害，アルコール関連障害，疾病の発症や増悪，事故や転倒などによるけが，家族や親しい人との死別，虐待，家族や地域からの孤立，失業，経済的困窮などが挙げられる。

セルフ・ネグレクト状態にある患者への対応

セルフ・ネグレクト状態につながる潜在的なリスクのある患者の課題を早期に覚知し，危機的ライフイベントから社会的孤立と生活機能低下に陥り，長期化し，課題が増え複雑化する前に介入することが重要である。対象者は，多領域にまたがる複数の課題を抱えているため，地域の関係者が早期覚知し得られた課題を，医療・介護・福祉を統合するかたちで患者のニーズに合わせた社会的処方を考え，支援できる活動基盤や関係性の構築が急務である。このためには，地域のネットワークや庁内連携を含む統合的な支援が課題解決の鍵となる。

松戸市在宅医療・介護連携支援センターの医師アウトリーチ事業

総論 2 で述べられたとおり，松戸市在宅医療・介護連携支援センター(以下，当センター）では，松戸市医師会が日常生活圏域ごとに募集配置した地域サポート医と連携して，相談事例に対して医療的な大まかな診立てや助言を行うとともに，医療機関受診や必要なサービスを拒否しているセルフ・ネグレクト事例に対して，地域包括支援センター職員とともに地域サポート医が現場に赴く医師アウトリーチを実施している。

ここで，当センターが 2018～2019（平成 30～令和元）年度の 2 年間に実施した

図表 1-3-1　セルフ・ネグレクト状態を引き起こすメカニズム

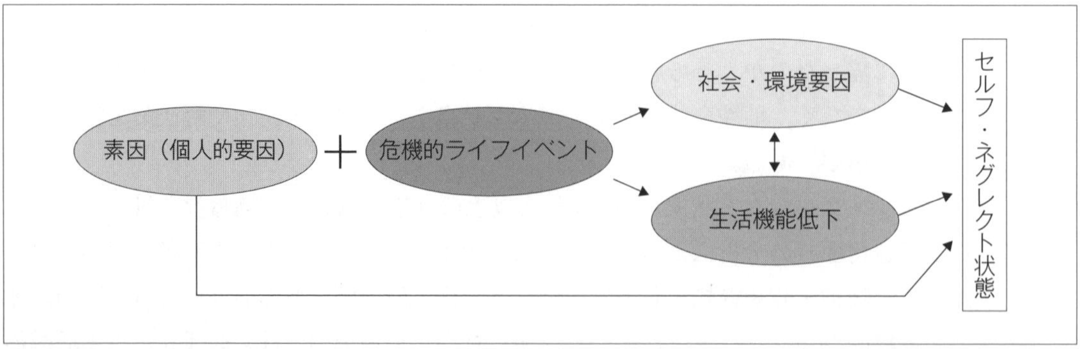

出典：鄭熙聖：独居高齢者のセルフ・ネグレクトに影響する要因とプロセス―当事者の語りに着目して，社会福祉学，59（1），56-69. 2018. を参考に作成

医師アウトリーチ事業の実績について報告する。調査期間中，当センターに相談があった件数は643件であった。高齢者以外の相談機関が約半数を占めていた（図表1-3-2）。このうち89件（13.8%）に医師アウトリーチを実施した。特に急を要する事例では，ほぼ即日に実施した。

対象者の年齢中央値は79歳（39～95歳），約1割が64歳以下であった。世帯構成は一人暮らしが37件（41.6%）と最も多く，次いで高齢者のみの世帯が20件（22.5%），8050世帯が12件（13.5%），それ以外の世帯についても，同居家族も支援対象者といった複雑な家庭状況であった（図表1-3-3）。このように，セルフ・ネグレクトは高齢者や一人暮らし世帯だけに起こるのではなく，あらゆる年代・世帯で起こり得ることがわかる。

さらに，89件の事例における課題を，①医療的課題，②介護福祉の課題，③生活状況の課題，④経済的課題，⑤家族・地域の課題の5つの領域，18課題に分類した（図表1-3-4）。1事例あたりの領域ごとの平均課題数を，同時期に松戸市内で実施した地域ケア会議で取り上げられた支援困難事例55例（地域ケア会議群）と比較すると，すべての領域において医師アウトリーチを実施した事例（アウトリーチ群）のほうが有意に多いという結果であった（図表1-3-5）。また，1事例あたりの平均課題数は，アウトリーチ群が8.2個，地域ケア会議群が2.7個と支援困難事例として取り上げられた地域ケア会議群と比較して有意差を認めた（図表1-3-6）。このようにセルフ・ネグレクト状態にある当事者は，地域のなかで複雑な課題を抱えていることが浮き彫りとなった。

続いて，医師アウトリーチを実施した89件の事例におけるアウトリーチ介入前後の変化について，前述の①～⑤の5つの領域に分けて検討した。

まず，①医療的課題では，アウトリーチ前は全例が適切な医療を受けておらず，そのうち33例（37.1%）は生命に著しい危険が生じている状態だった。アウトリーチ実施後，75例（84.2%）が医療とつながった（図表1-3-7a）。

図表1-3-2　2018～2019年度 松戸市在宅医療・介護連携支援センター相談者内訳（643件）

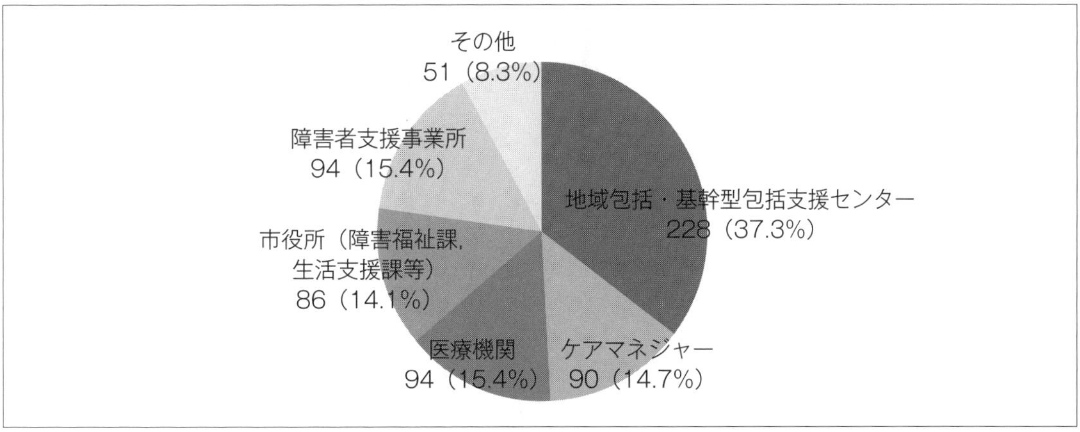

図表 1-3-3　アウトリーチ対象者 89 例の背景

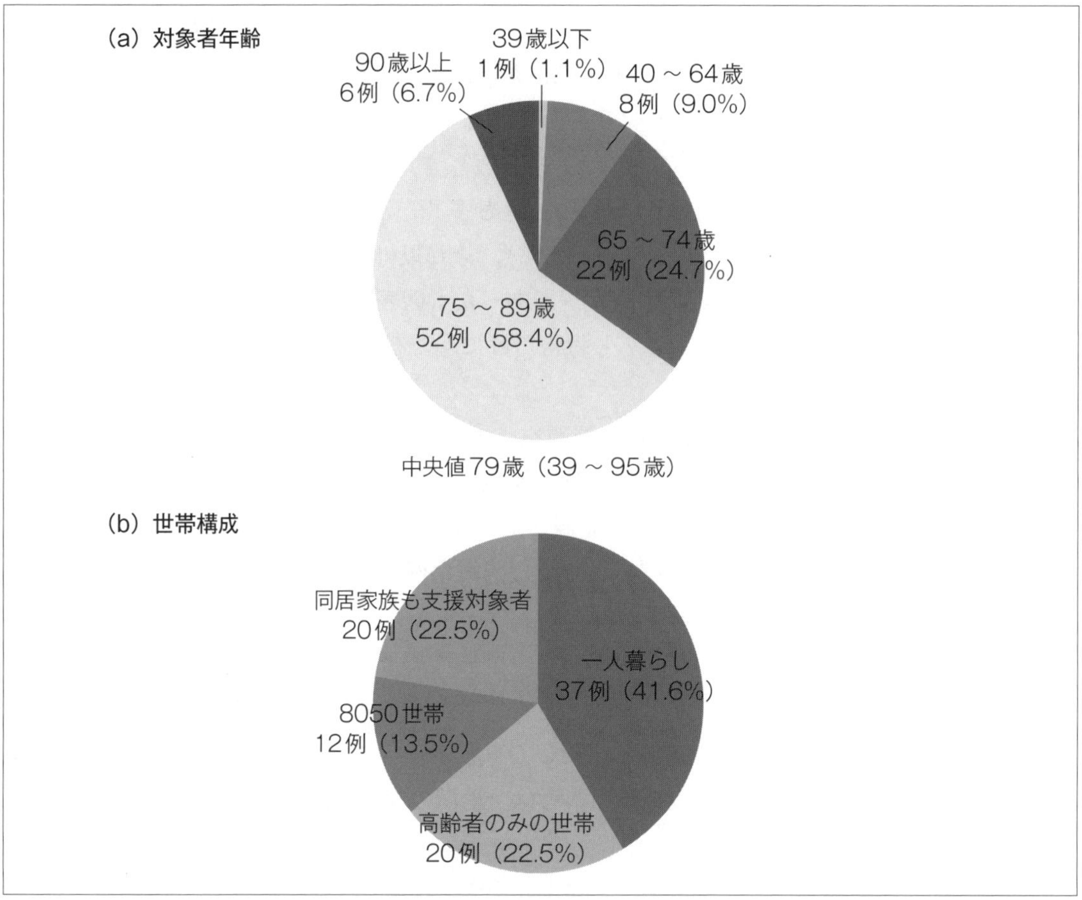

セルフ・ネグレクトは，あらゆる年代・世帯で起こり得る。

図表 1-3-4　アウトリーチ群と地域ケア会議群の課題数の比較

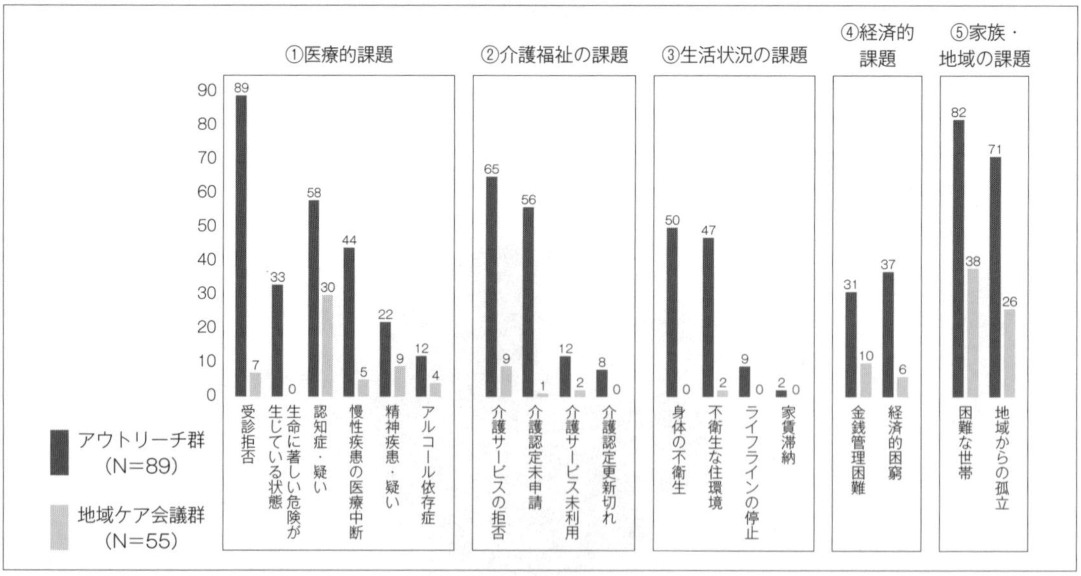

すべての領域で平均課題数は，アウトリーチ群が有意に多かった。

図表 1-3-5　1 事例あたりの領域別平均課題数におけるアウトリーチ群と地域ケア会議群との比較

1 事例あたりの領域別平均課題数（SD）	①医療的課題	②介護福祉の課題	③生活状況の課題	④経済的課題	⑤家族・地域の課題
アウトリーチ群	**2.9**（1.0）*	**1.6**（0.7）*	**1.2**（1.0）*	**0.8**（0.7）*	**1.7**（0.6）*
地域ケア会議群	1.0（0.9）	0.2（0.4）	0.0（0.2）	0.3（0.5）	1.2（0.7）

*p<0.001

図表 1-3-6　1 事例あたりの平均課題数におけるアウトリーチ群と地域ケア会議群との比較

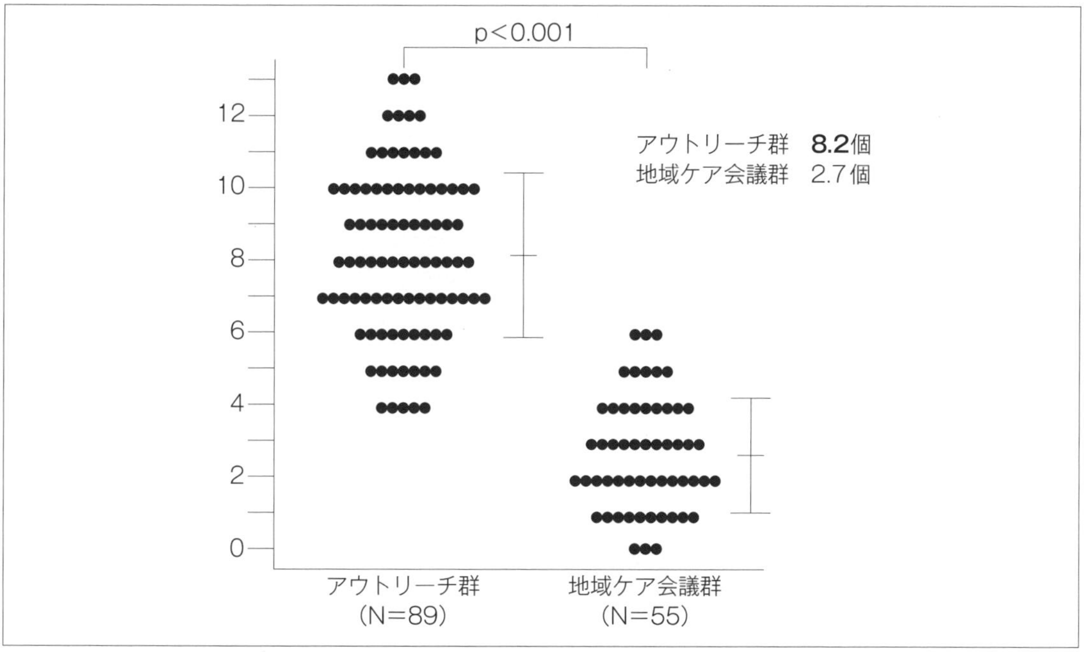

1 事例あたりの平均課題数は，アウトリーチ群が有意に多かった。

図表 1-3-7a　アウトリーチ後の各領域での変化

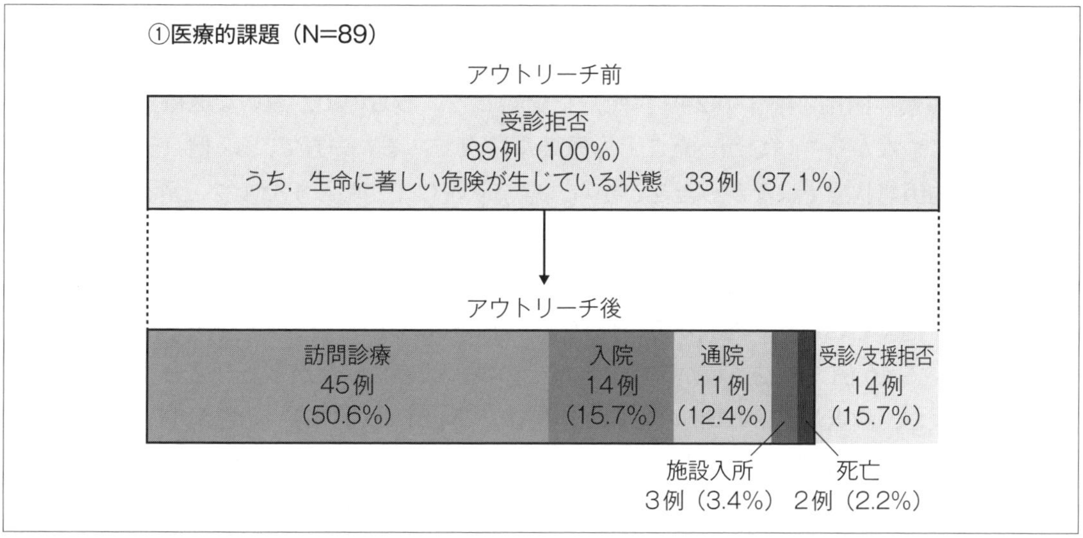

アウトリーチにより 75 例（84.2%）が医療につながった。

図表 1-3-7b　アウトリーチ後の各領域での変化

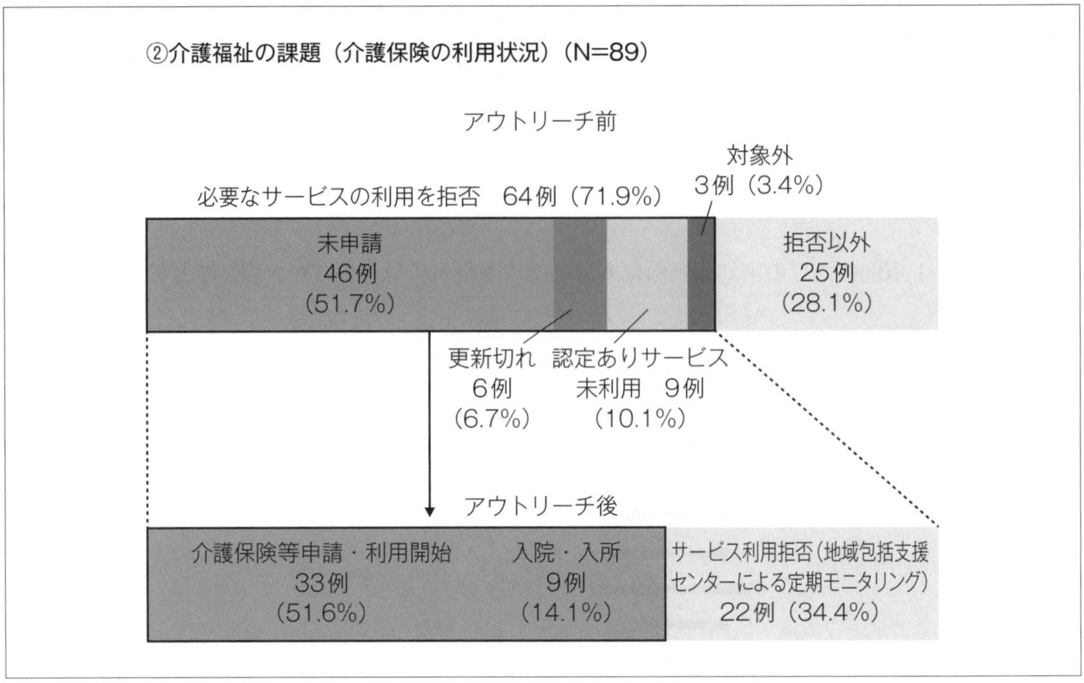

アウトリーチにより 42 例（65.6%）が必要なサービスにつながった。

②介護福祉の課題である介護保険の利用状況では，アウトリーチ前に必要なサービス利用を拒否していた 64 例のうち，42 例がサービスにつながった（図表 1-3-7b)。

③生活状況の課題では，身体の不衛生，不衛生な住環境についても 8 割以上が改善につながった（図表 1-3-7c)。

④経済的課題では，経済的困窮状態にある 15 例が支援につながっていない状態であったが，アウトリーチにより，このうちの 13 例が経済支援につながった（図表 1-3-7d)。また，経済的課題においては，アウトリーチ前の 22 例（24.7%）が，生活保護（【用語解説】p.249 参照）を受給しているものの，適切な医療扶助や介護扶助につながっていなかったことも重要な論点である。一方で，52 例（58.4%）は経済的困窮状態ではなかったことから，経済状況にかかわらずセルフ・ネグレクトに陥り得るということも明らかとなった。

⑤家族・地域の課題では，アウトリーチ前は 79 例（88.8%）が家族内に困難な事情を抱えていたり，地域からの孤立を認めたりしていたが，アウトリーチをきっかけとして 46 例（58.2%）が家族や地域との関係改善につながった（図表 1-3-7e)。

なお，調査対象 89 事例の転帰は，生存が 74 例（83.1%），死亡が 15 例（16.9%）であった（2020 年 10 月時点)。アウトリーチから死亡までの日数中央値は 71 日（0～352 日）であり（図表 1-3-8)，セルフ・ネグレクト状態は早急な介入を要する深刻な事例であることがわかった。

図表 1-3-7c　アウトリーチ後の各領域での変化

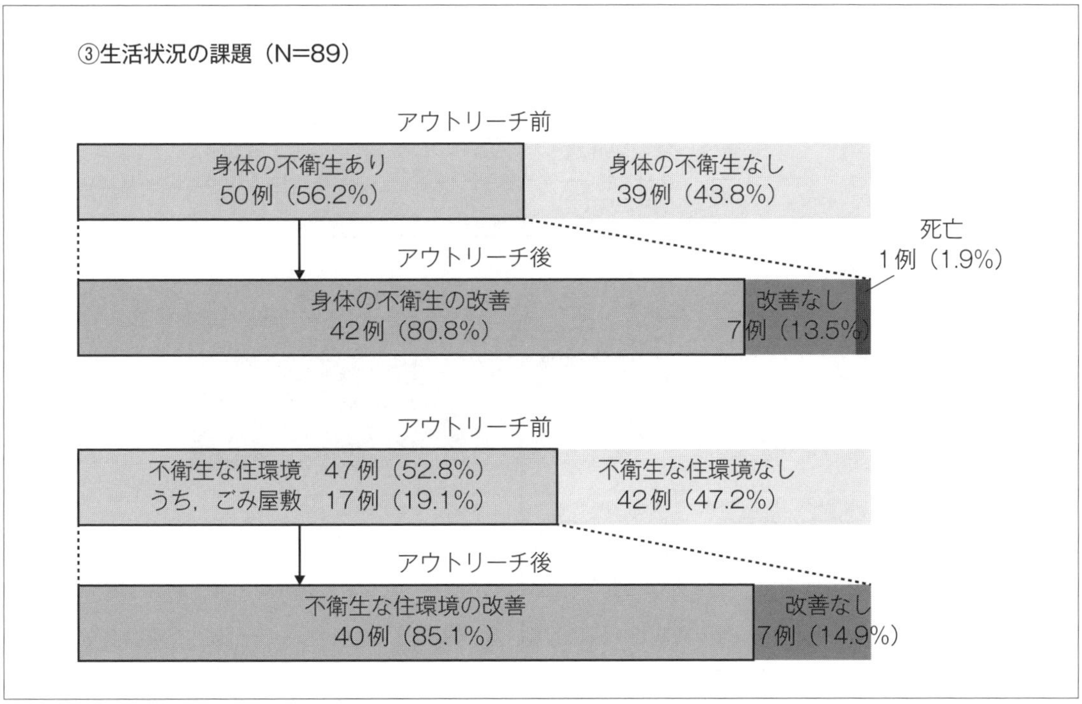

アウトリーチにより 80%以上で衛生面の改善がみられた。

図表 1-3-7d　アウトリーチ後の各領域での変化

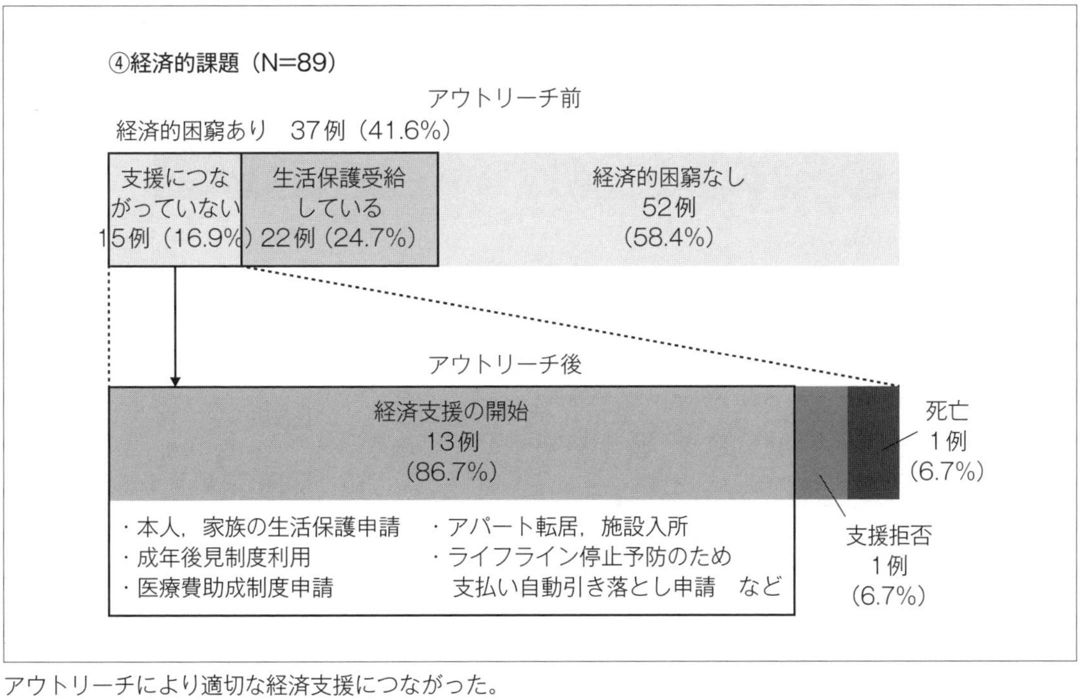

アウトリーチにより適切な経済支援につながった。

図表 1-3-7e　アウトリーチ後の各領域での変化

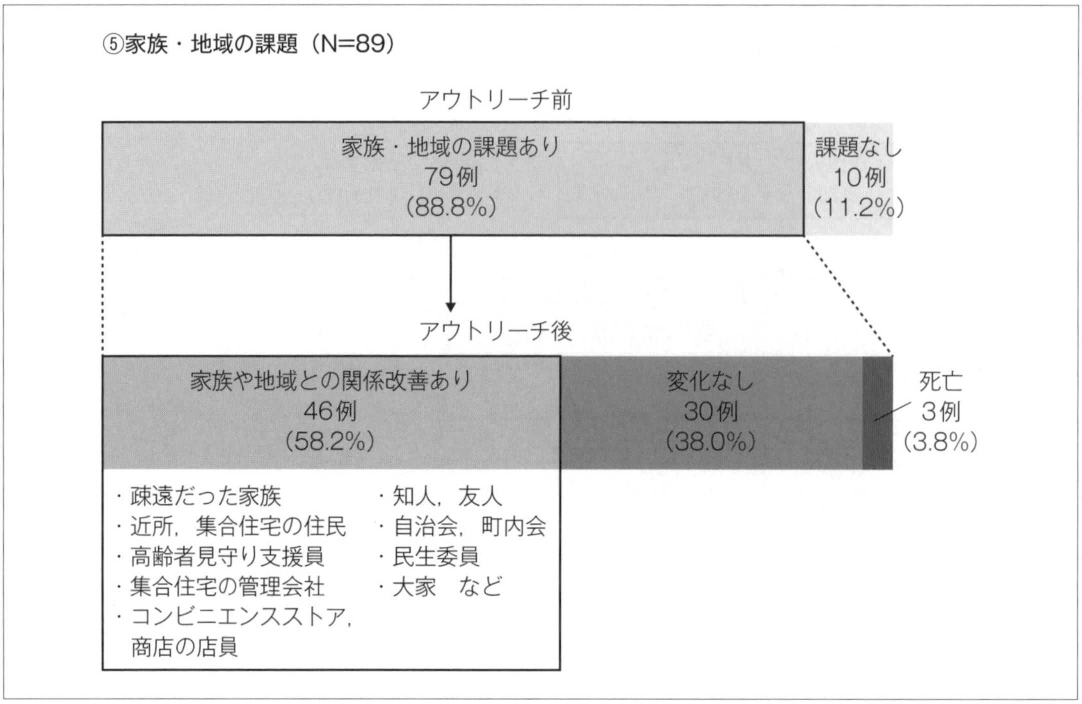

アウトリーチにより家族・地域の関係改善につながった。

図表 1-3-8　調査対象 89 事例の転帰（2020 年 10 月時点）

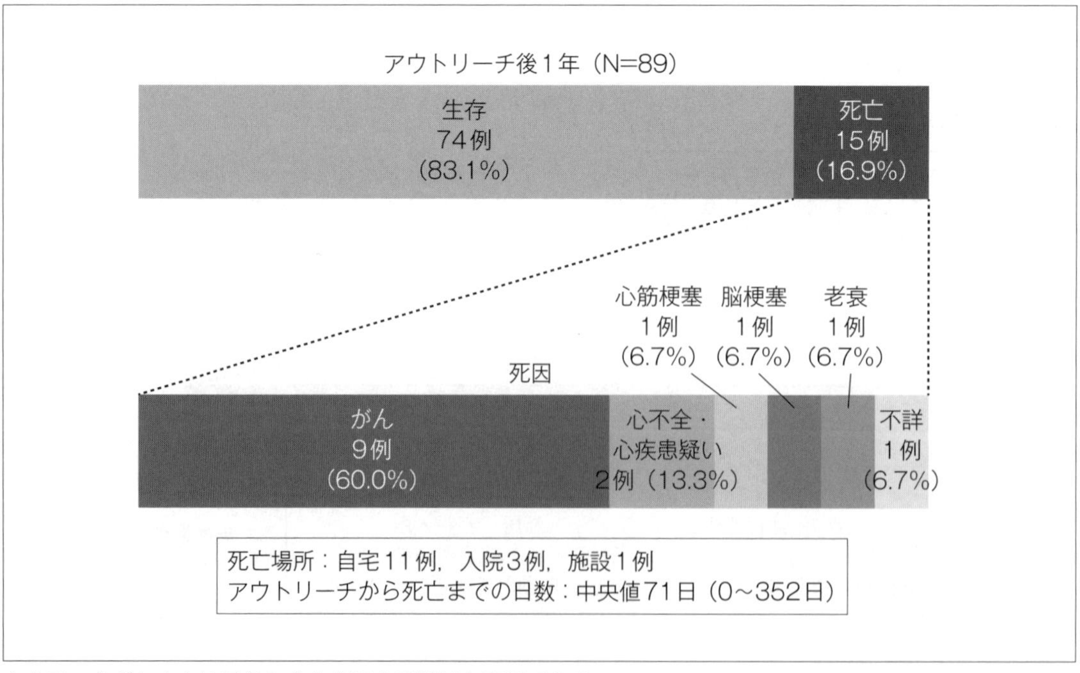

セルフ・ネグレクトは早急な介入を要する深刻な事例である。

このように医師アウトリーチでは，生命の危険が迫っていながらも支援をかたくなに拒み続けていた当事者（支援対象者）の多くが，直接自宅に来てくれた医師の勧めに耳を傾け，受け入れていた。そして，医師アウトリーチをきっかけに，大まかな診立てを行うとともに適切な医療に結びつくことによって，複雑な事例に対する支援の方針が定まり，介護福祉の課題はもちろん，他の課題に対する支援にもつながることができた。粘り強く当事者との信頼関係を築き，「困っていない」という言葉の奥にある支援のニーズを多職種チーム全体で共有し，支援につなげていく。セルフ・ネグレクトは長期化することでさらに複雑で深刻な事態に陥る可能性が極めて高い状態であり，医師アウトリーチはこのような当事者を支援することのできる有用な活動と考える。医師が受け入られやすい理由は同定されていないが，多くの支援対象者は医療的な課題を抱えており，潜在的ニーズと結びつきやすいことが可能性として推測される。

また，セルフ・ネグレクト状態の多くの事例は，家族や地域，医療・福祉や行政とのつながりの複数領域における課題の長期化・複雑化の結果であり，事例の分析を丁寧に重ねることで地域全体の課題と解決の糸口がみえてきた。各事例の報告にて詳説する。

文献

1）野村祥平・岸恵美子他：高齢者のセルフ・ネグレクトの理論的な概念と実証研究の課題に関する考察，高齢者虐待防止研究，10（1），175-187，2014.

2）内閣府経済社会総合研究所：「セルフネグレクト状態にある高齢者に関する調査―幸福度の視点から」報告書（平成22年度内閣府経済社会総合研究所委託事業），p.15，2011年．https://warp.da.ndl.go.jp/info:ndljp/pid/8205396/www.esri.go.jp/jp/archive/hou/hou060/hou60_03.pdf（閲覧日 2022/11/22）

3）ニッセイ基礎研究所：セルフ・ネグレクトと孤立死に関する実態把握と地域支援のあり方に関する調査研究報告書（平成22年度老人保健健康増進等事業），p.49，2011年．https://www.nli-research.co.jp/files/topics/39199_ext_18_0.pdf（閲覧日 2022/11/22）

4）鄭熙聖：独居高齢者のセルフ・ネグレクトに影響する要因とプロセス―当事者の語りに着目して，社会福祉学，59（1），56-69. 2018.

総論

4 支援拒否の背景にある精神医学的問題

はじめに

支援拒否の背景にはさまざまな精神障害や認知症などが関わっている場合があり，そうした場合には，支援の難易度が上がることがしばしばある。本稿では，支援拒否の背景に想定し得る精神障害とそれらの根底にある不安について述べ，対応の手がかりとしたい。

不安とその軽減

ホーナイ（Horney K）は，神経症の要因として「基底不安」を提唱した*1。そして，この不安に対する3つの防衛パターンとして「攻撃的・自己主張的」，「依存・自己抹殺的」と並んで「閉鎖的・孤立的・諦観的」な態度があるとした。神経症についての理論ではあるが，精神障害の有無や種類にかかわらず，ひきこもり，みずから支援を拒否する方々(以下，対象者）の心の奥底にある不安を想定することで，彼らをよりよく理解し，援助の糸口とすることにつながるかもしれない。

不安が生じる要因として，まずは「健康や生命の安全が脅かされる」事態が考えられる。精神障害の存在が拒否の中核にある場合でも，身体状態の重篤さの自覚が支援を受け入れる契機となり得る。

しかし，わたしたちが現場で出会う対象者のなかには，明らかな健康問題やライフラインの途絶などが生じているにもかかわらず，それを軽視したり否認したりする方もいる。竹内はセルフ・ネグレクトをめぐる論考で「疾患特有の症状や妄想，こだわりなどがあったとしても，それは人に理解されない差別的な扱いを受けてきたところを必死に戦ってきた本人の苦労と努力，人生上のエピソード（中略）からなる心理が，縦横に絡んで現在に至っているわけである」[2)] と述べている。このように，精神症状や支援拒否の背景に，過去の心的外傷（トラウマ）体験が関わっているかもしれない，と想定してみることには少なからぬ意義がある。過去の耐え難い出来事に対して何とか適応しようとして不首尾に終わっていたり，かつては適応していたとしても時の流れとともにすっかり現状とのミスマッチを起こしてしまっていたりした場合，「これ以上失敗できない」，「これ以上傷つきたくない」という不安が強烈に高まって

*1 「欲求不満の状況で孤立無援であるという感情が醸し出される。この感情は幼少期の両親による純粋な温情と愛情の欠如，そのために敵意を感じざるを得ない状況と関係している。つまり，孤独感，無力感，あるいは絶望感である。このような感情をもった態度をHorneyは基底不安と名づけた」[1)]

支援を拒否してしまうのだとしたら，わたしたちはどのように対応したらよいだろうか。

ここでも本書における２つのキーワードである「尊厳」と「安全」の重要性が際立ってくる。まず，わたしたちの対応が対象者にとって自分の尊厳をはぎ取り，安全を脅かすものと映っていないかを，常に自問する必要がある。そして，わたしたちの支援が対象者の尊厳と安全を結果としてより強化するものとなるよう，その方途を対象者との関わりのなかから見つけ出すことで，初めて対象者は不安を手放してくれることになるかもしれない。

障害や特性別の特徴

拒否の背景に存在し得る障害や病態，人格などを**図表 1-4-1** に挙げた。以下，それぞれの特徴について簡便に述べる。

1 脳器質疾患

頻度としては認知症が最も多い。認知症はタイプによって経過や症状の出方が大きく異なる（総論５「認知症の経過と BPSD」参照）が，「一度獲得した能力が失われていく」ことは共通している。中等度まで進行する過程で，一人で自立した生活を送ることが困難となっていく。

支援を拒否する，あるいは助けを求めてはいてもその内容が現実離れしている場

図表 1-4-1 「拒否」の背景に存在し得る障害や病態，人格など

脳器質疾患	認知症，認知機能・高次脳機能障害をきたす脳神経疾患 等
精神障害	統合失調症，妄想性障害，気分障害（うつ病等），依存症，神経症性障害（パニック障害・不安障害，強迫性障害）等
発達系障害	発達障害*1，知的障害（精神発達遅滞）
人格領域	パーソナリティ障害*2

*1 発達障害：生まれつきみられる脳の働き方の違いにより，行動面や情緒面に特徴がある状態。自閉スペクトラム症，注意欠如・多動症（ADHD），学習障害，チック，吃音等。

*2 パーソナリティ障害：多数の人とは異なる反応や行動をすることで生きづらさを感じ，認知，感情のコントロール，対人関係などに精神機能の偏りを有する。

経過のなかで
「病態の悪化や状態の先鋭化」「複数病態等の合併」「他疾病の合併」
なども生じ得る。

出典：松戸市在宅医療・介護支援センター

合は，被害妄想などの認知症の行動・心理症状（behavioral and psychological symptoms of dementia：BPSD）が関わっていることがあり得る。

ただしBPSD発症の要因としては，身体疾患の潜在や常用薬物の副作用，そして家族などの本人を取り巻く人たちの対応と本人の状態とのミスマッチなどが少なくないとされている。BPSDに対しての薬物治療は，あくまで対症療法であり，こうした要因の有無を検討したうえでの包括的対応が求められる。

また，あらかじめ認知症の診断がついている場合でも，その診断根拠があいまいで暫定的につけられたものである可能性があることには留意が必要である。拒否とみえたものが高次脳機能障害であった，というようなこともあり得る。

2 統合失調症と妄想性障害

統合失調症の症状は，幻覚妄想や思考のまとまりのなさ，思考障害といった陽性症状と，感覚鈍麻や意欲減退といった陰性症状に大別され，認知機能障害も加わって生活機能障害に至ることがある。

「病識の欠如」より，しばしば「自分はおかしくない」と治療や支援を拒むことがあり，支援者が妄想の対象となることもあり得る。症状のうち，特に陽性症状に対しては，薬物治療が奏効する可能性が高く（ただし，一般に未治療期間が長いほど奏効率は下がるといわれている），陽性症状ゆえの支援拒否が続くことで「尊厳」と「安全」が保てない場合，さらには自傷他害のおそれが強い場合には，非同意治療に踏み切らざるを得ない場合がある。もっとも，閉鎖的で刺激の少ない空間に身を置くことが，対象者の精神の安定を保つ唯一の方略であるケースも少なくないことは常に念頭に置く必要もある。

妄想性障害は，妄想のほかには目立つ精神症状がなく，脳器質疾患，統合失調症，気分障害などに分類することができない場合につけられる診断名である。老年期に見出され，統合失調症と同様に支援を拒否することがある。ある程度薬物治療が奏効し，中・長期的には認知症に移行することが少なくないとされる。

3 気分障害

うつ病と双極性障害に大別される。わが国の自殺者の４割は高齢者で，うつ病の関与が疑われる事例が少なくないとされる。認知症と誤認されるうつ病（仮性認知症）があり，見逃してはならないとされる一方，老年期うつ病から認知症に移行する例も少なくないとされている（特に，レビー小体型認知症）。

なかでも老年期うつ病においては，微小妄想（心気妄想，貧困妄想，罪業妄想などで，この３者は「うつ病の３大妄想」と呼ばれていた）を伴うことがまれならずあり，これを「精神病性うつ病」と呼ぶ。微小妄想が昂じると「何をやっても今の状態がよくなることはない」，「罰を受けなければならない」と支援を拒むばかりか，自殺のリスクも高くなることに留意が必要である。

老年期うつ病により精神科に入院する患者の45%が精神病性うつ病であったという報告がある。精神病性うつ病の場合は自殺防止の観点からも精神科入院を積極的に考慮する必要があることを示唆するものと考えられる。

Column

精神科の入院形態とその動向

精神病床への入院は,「精神保健及び精神障害者福祉に関する法律」(精神保健福祉法)でその形態が定められている。ここでは主要な3つ(任意入院,措置入院,医療保護入院)について述べたうえで,強制入院についての近年の動向を紹介する。

1. 精神科の入院形態

1)任意入院

対象は,入院を必要とする精神障害者で,本人の同意がある者である。精神保健指定医の診察は不要である。

2)措置入院

対象は,入院させなければ自傷他害のおそれのある精神障害者である。精神保健指定医2名の診断の結果が一致した場合に都道府県知事が措置するものである。

3)医療保護入院

対象は,入院を必要とする精神障害者で,自傷他害のおそれはないが,任意入院を行う状態にない者である。精神保健指定医の診察および家族等のうち,いずれかの者の同意が必要である。

精神保健指定医は厚生労働大臣が指定する国家資格である。精神科医療においては,本人の意思によらない入院や,一定の行動制限を行うことがあるため,これらの業務を行う医師は,患者の人権にも十分に配慮した医療を行うに必要な資質を備えている必要がある。そのため,一定の精神科実務経験(5年以上の実務経験のうち3年以上は精神科での実務経験)を有し,法律等に関する研修を修了していることが精神保健指定医の申請要件となっている。

2. 強制入院についての近年の動向

わが国は国際連合(以下「国連」)が定める「障害者の権利に関する条約」(障害者権利条約)を批准しているが,強制入院は精神障害者への差別だとして同条約に反しているという指摘があるにもかかわらず,その数はむしろ増加傾向にあり,精神科入院の半数近くを占める事態となっている。特に医療保護入院については,家族に同意を求める強制入院として国際的にみても極めて異例な制度であり，入院の判断基準があいまいであることも併せ問題視されている。

2022年9月，国連障害者権利委員会は，同年8月に実施された日本政府への審査をふまえて，政策の改善点についての勧告を発表した。勧告には，障害者の強制入院による自由の剝奪を認めるすべての法的規定を廃止すること，精神科病院に入院している障害者のすべてのケースを見直し，無期限の入院をやめ，地域社会で必要な精神保健支援とともに自立した生活を育むこと，などが明記されている。

地域の支援者には「精神科に入院させたら一件落着」ではなく，支援の目標はあくまで当事者の地域生活を支えることであり，精神科入院を要するとしてもそれは目標達成のための一つのプロセスととらえる視点と実践能力が求められている。

（北田 志郎）

4 依存症（精神作用物質関連障害）

アルコールや薬物への依存，覚醒剤精神障害などがこのカテゴリーに該当する。

わが国のアルコール依存症患者数は110万～120万人いると推定されているが，うち精神医療を受けている患者は約4万3,000人しかいない。つまり，患者の多くは精神医療システムに乗っておらず，したがって，その実態も十分に把握されているとはいえない現状である。

前述したホーナイの不安への防衛の第2パターンである「依存・自己抹殺的」の特徴も併せもつとみなすことができる。また，「アルコール依存症は否認の病い」ともいわれ，患者からは「自分はアルコール依存症などではない」，「私は酒さえ飲まなければ何の問題もない」などの発言が聞かれることがしばしばある。他の物質依存についても同系統の心性が想定され，複数の物質依存を生じることも珍しくない。これら否認が前述の精神医療システムに乗らないこと，さらには支援の拒否にもつながり得る。

従来，依存症の治療は「依存している物質を完全にやめさせる」ことに主眼が置かれ，患者自身がやめる決意をするまでは，中途半端な支援はむしろ有害無益なものとされてきた（“中途半端に助けてしまう”家族などとの関係性を「共依存」と呼び，機能不全家族概念のキーワードともなっている）。しかし近年では，ただちに依存をやめることができないとき，その行動に伴う害や危険性をできる限り少なくすることを主眼とする「ハーム・リダクション」（harm reduction）の概念と実践が徐々に広まりつつある。

5 神経症性障害

パニック障害や強迫性障害，心的外傷後ストレス障害（post-traumatic stress disorder：PTSD），適応障害などがこのカテゴリーに含まれる。前述したように，ひきこもり，支援を拒否すること自体が対象者にとってのなけなしの適応方略であり得ることを忘れてはならない。

6 発達障害（知的障害を含む）

発達障害は生まれつきみられる脳の働き方の違いにより，行動面や情緒面に特徴がある状態で，自閉スペクトラム症，注意欠如・多動症（attention-deficit hyperactivity disorder：ADHD），および知的能力障害が主なものである。疾患ではなく発達の特性と位置づけられており，障害という語を用いることが必ずしも適切ではないとして，特に前２者については「発達凸凹」，「発達アンバランス症候群」などの呼称が提唱されている。また当事者との対語として「健常者」ではなく「定型発達者」という語が用いられるようになってきている。

これらは互いに多少とも合併しあうことがあるだけでなく，これまで挙げてきた精神障害との併存が少なからずあることがわかっている。これは発達特性ゆえ，挫折や不適応に陥りやすく，二次性に精神障害を発症することもまれではない，と解釈することができる。

さらに，自閉スペクトラム症・ADHDとも，比較的新しい概念であることを背景に，過去に統合失調症と診断された方が実は自閉スペクトラム症であったり，双極性障害やパーソナリティ障害と診断された方がADHDであったりすることが実際にあることにも留意が必要である。発達の特性（感覚の過敏性や「最初の一歩」を踏み出すことの困難なども含む）をふまえることで，対象者に対するよりよい理解と対応につながり，拒否の構えがやわらぐことにつながっていく。

知的能力障害については，特に軽度の場合，幼少期に診断と支援を受けるシステムに乗らなかった例が，ひきこもりと支援の拒否につながることがある。IQ 71～84に相当する境界知能事例もこれに準ずる。

文献

1）加藤敏，神庭重信，中谷陽二 他編：現代精神医学事典，弘文堂，2011.
2）竹内真弓：セルフ・ネグレクトと精神障害，発達障害，岸由美子 編著：セルフ・ネグレクトのアセスメントとケア，中央法規出版，2021.

Column

ため込み症とその周辺

1. ため込み症とは

ため込み症は,「実際の価値とは関係なく，所有物を捨てること，または手放すことが持続的に困難」[1] な障害である。かつては強迫性障害の一類型とされてきたが，2013 年の DSM-5（精神障害の診断・統計マニュアル 第 5 版）から独立した障害と位置づけられている。ため込む物は生活ごみ，新聞・雑誌などの古紙など，一般的には格別価値があるとは認識しにくい物が多いとされているが，ほかのあらゆる物が対象となり得る。動物の多頭飼育もため込みの一種とする考え方もある。

ため込み症においては，ため込む物を収集することもしばしば合併するが，DSM-5 の診断基準では「品物を捨てることについての困難さは，品物を保存したいと思われる要求やそれらを捨てることに関連した苦痛によるものである」,「所有物を捨てることの困難さによって，活動できる生活空間が物で一杯になり，取り散らかり，実質的に本来意図された部屋の使用が危険にさらされることになる」と続き，あくまで「捨てられない」ことに診断の力点が置かれている。第三者からみれば価値のない，ごみとしかみなせない物でも，当事者にとっては「宝物」であるということもしばしば見受けられ，ため込み症の住居を「ごみ屋敷」と呼ぶことは不適切であるとの指摘もなされるようになった。

ため込み症は「他の精神疾患の症状によってうまく説明できない」とも定義されている。欧米での調査では，重篤なため込みは一般集団の 2～6％に起こるとされており，わが国においても少なからぬ対象者が潜在していると推測される。ため込みが居宅から敷地内に，さらに隣家や公道にまで及ぶような場合に，近隣トラブルのかたちで顕在化することが多い。特にため込む物が不衛生で異臭を放つような場合，家屋の崩壊や火災のおそれが強い場合には，介入の必要性が極めて高くなる。

ため込み症は強迫症に似た病理をもちながら，強迫症への有効性がある薬物はほとんど効かず，強迫症への標準的な治療と位置づけられる認知行動療法も強迫症ほどには有効ではないとされている。ため込んだ物を他人が捨てることにも抵抗を示し，捨てることを敢行したとしても，またもとのようにため込んでしまう，という経過をたどることが多いともされている。

このように，ため込み症はその病態も不詳であり，治療・支援の方略も明らかになっていない。しかし実務レベルではさまざまな支援が試みられており，今後それらの成果が明らかになっていくことが期待される。

2. ため込み行動の背景にある精神障害

ため込み症は他の精神障害では説明できないものと定義されているが，他の精神障害に伴うため込み行動も支援の現場では少なからず見受けられる。こうした場合は，それら精神障害への包括的アプローチが有効なことがある。

もともと社会参加ができ，ごみの分別なども問題なく行ってきたような方が，高齢化に伴い次第にため込み問題を起こしてくるような場合には，まず認知症に伴う生活機能障害の表れである可能性を考慮する。買ったことを忘れてさらに購入し，捨てることも忘れれば容易にため込む結果となり，さらに「取り繕い反応」としてため込みを問題なしとし，支援を拒むことにつながる。やや特殊なケースとして，前頭側頭型認知症でもため込み行動は見受けられる。特有の症状として収集癖があり，これが社会性欠如や無関心といったやはり特有な症状と結びつくことで，ため込み行動となる。

統合失調症では妄想に基づき特定の物を収集したり，陰性症状の一環として片付ける能力が欠如したり，ということが起こり得る。うつ病では，意欲の減退が捨てる行為に及ばなくさせ得ることがあり，強迫症なら，ため込みや捨てられないことを不合理と認識しつつもその行動を変えることができなくなる。自閉スペクトラム症においては，特定の物へのこだわりや反復性がため込み行動となり得るし，ADHDでは「片付けられない」ことが主要症状の一つとなっている。

これらに対する薬物としては，妄想には抗精神病薬などが，前頭側頭型認知症の常同的な行為や強迫症の強迫性には選択的セロトニン再取り込み阻害薬（selective serotonin reuptake inhibitor：SSRI）が，うつによる意欲の減退にはSSRIに加えて各種の抗うつ薬などが，それぞれ奏効する可能性がある。

支援の方法としては，まずため込んでいる物が「宝物」であるかどうかを対象者に確認することが支援の糸口となり得る。第三者にとってはごみであっても，対象者にとっては，たとえば，過去の大切な思い出と結びついた物であるかもしれない。また，対象者は「宝物」とまではみなしていないが，第三者による「捨てる」行為を拒む場合は，自分自身の捨てる能力の欠如や低下への否認がとらせている自己防衛であるかもしれない。これらの可能性を念頭に置き，対象者の価値観や心情を尊重しつつ，事情が許す限りごく限定的な介入を繰り返すうちに，「整理しても大丈夫」，「捨てても大丈夫」という心境に至ってもらうことを目指したいものである。

文献

1）American Psychiatric Association（米国精神医学会）：DSM-5 精神疾患の診断・統計マニュアル，医学書院，2014.

（北田 志郎）

⁝ 総論 ⁝

5　認知症の経過とBPSD

アルツハイマー型認知症の軌道

認知症は多くの病型を含む「症候群」とも呼び得る疾患であり，病型によって自然経過も幾分異なる。代表的かつ最多であるアルツハイマー型認知症（Alzheimer-type dementia）の自然経過とその特徴を，筆者らは図表 1-5-1 のようにまとめている。

認知症は，多くの在宅高齢者に合併しその経過に影響を与えるだけでなく，単独でも長い経過のなかで心身の状態を徐々に変化させ，最終的に死に至らしめる疾患である。以下に各ステージの概略について述べる。

図表 1-5-1 「認知症の自然経過」図

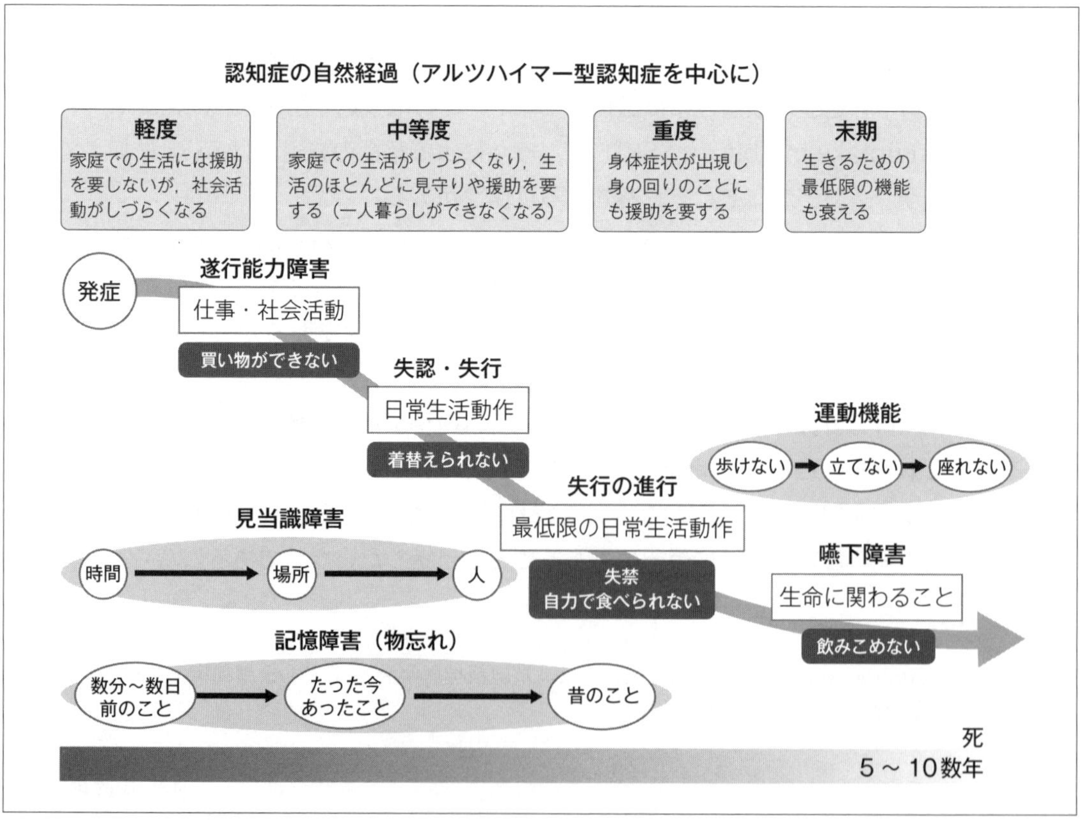

出典：あおぞら診療所：介護職のための医療とのつきあいかた，メディカ出版，2017.

1 軽度―社会活動の障害の時期（2～3 年間）

近時記憶障害，時間，次いで場所の見当識障害から始まり，理解力・判断力の低下，遂行能力障害，性格変化などが次第に目立つようになっていく。結果として状況変化に臨機応変に対応することができなくなり，就労・法的手続きをはじめとした社会生活が障害されていく。

認知症の場合，本人が自発的に医療機関を受診することは少なく，発症から周囲に気づかれるまで約 1 年，そこから受療に至るまでさらに 1 年程度を要することが多いとされる。2～3 年間続く。

2 中等度―家庭生活の障害の時期（3～4 年間）

記憶障害には即時記憶障害が加わるようになり，やがて長期記憶障害にも及んでいく。さらに，見当識障害は場所から人にも及んでいく。失認・失行・失語もみられるようになる。結果として，変化の少ない日常的な家事もできなくなり，清潔を保つことも困難になることもある。

この時期は家庭生活の障害の時期とまとめることができ，具体的には一人暮らしや老老世帯または認認世帯の生活が成り立たなくなる。多くの場合，介護体制の大幅な強化または住まい方の変更を余儀なくされる。

3 重度―身の回りの生活障害の時期（3 年程度）

長期記憶障害がさらに進行し，会話らしい会話も成立しにくくなる。失行も多岐にわたり，摂食行為が遂行できないこと，尿便失禁，転倒などが増えていくなど，身体症状が前面に出てくるようになり，結果として身の回りのこと全般に介助が必要となる。通院・通所も困難となるため，訪問診療の適応も絶対的といってよい状態である。

4 末期―生存機能障害の時期

発語はほとんどみられなくなり，老衰過程の進行と相まって，昼夜問わず眠ることが多くなり，着座能力の喪失を機に嚥下障害が進んでいく。誤嚥性肺炎をきたしやすい状態となり，肺炎を免れても老衰に近い経過で死を迎えることとなる。

認知症のステージ・アプローチとBPSD

前述のような時期（ステージ）に応じて支援を行うことを「ステージ・アプローチ」と呼ぶ。支援者はまず何より，認知症をもつ対象者がどのステージにいるかを評価する必要がある。そして，その後の進展を見越したうえで支援方針を立てることが重要である。

本書における認知症対象者は，おおむね軽度～中等度の時期にあることが多いであろう。軽度の時期は，本人の安全と権利の確保，心身にわたるリハビリテーションと治療，家族介護と地域資源を組み合わせたケアマネジメントの確立を優先させる。さらに，当事者・家族会の紹介など，自助・共助の支援も積極的に考慮する。中等度の時期は，安心できるなじみの環境作り，訪問系サービスの導入開始，身体合併症対応の強化などが必要である。一人暮らし，もしくは老老世帯の場合は，この時期にケア付き住宅などへの住み替えを要することが多く，本人の残存能力を勘案した適切な施設特性の見極めを求められることもある。

支援の開始にあたっては，対象者へのアプローチに加え，家族（もしくはキーパーソンとなる人物）に，これらステージ・アプローチについて知ってもらうことが極めて重要なことと考えている。病型がアルツハイマー型以外の場合は，生命予後がアルツハイマー型，脳血管型，レビー小体型，前頭側頭型の順で悪くなることを念頭に置く。認知症の存在により身体合併症が「見つけにくく，治しにくい」性質をもつことの説明も重要である。家族には対象者のもともとの人となり，そして発症や事例化までの経過（ライフヒストリー）を振り返ってもらう。こうしたやり取りを通じ，支援者は対象者をより深く理解し，家族にとっては対象者の過去・現在・未来を見通す体験となることを目指す。

また，相談事例となる対象者のほとんどが，認知症の行動・心理症状（behavioral and psychological symptoms of dementia：BPSD）を伴っていると思われ，その対応も極めて重要なものとなる。BPSD は本人の苦痛を増大させ，身体合併症の増悪にもつながり，認知症の進行をさらに早めてしまうとともに，家族を心身ともに疲弊させ，介護意欲に強く影響する。また，認知症の進行に伴い BPSD もさらに増悪していくものと誤解している家族は少なくない。まず家族には，BPSD はあっても中等度までが出現のピークで重度以降は消褪していく，と明確に伝えておくことの意味は小さくない。このことを皮切りに，本人へのよりよい対応を会得してもらうこと，さらには安心して介護に臨んでもらうこと自体が，BPSD の解消につながることがある。

ただし，BPSD の惹起要因としては，家族・介護者の対応の仕方以上に，身体合併症の潜在および薬物の影響といった医療関連のほうがより頻度が高い，という報告もある。それらの要因を包括的に見極め，対応することが，BPSD への薬物治療に優先する。

事 例 編

事例は，個人情報保護の観点から，必要に応じて支障のない範囲でフィクションを加え，背景などを改変しているため実際の事例とは異なる。

ジェノグラム・エコマップの記号と関係性について

- 回・◎ 本人
- □ 男性　○ 女性
- ■ 男性・死亡　● 女性・死亡
- ⬭ 同居している世帯
- ▭ 関係者・関係職種・関係機関
- ── 普通の関係性
- ━━ つながりの強い関係性
- ┈┈ 希薄な関係性
- ┼┼┼→ 確執のある関係性
- ──→ 働きかけの方向

事例 高齢

01 がん

がん患者に対する支援が立ち消えて，がん終末期の軌道とともに急速に生命に危険のある状態に陥った事例

▶ Key word：受診中断，がん患者支援の途絶，がんの軌道学（【用語解説】p.246 参照），孤立死（孤独死）

▶ Point：
- 進行がん患者は，終末期において急速に身体機能が低下する特徴があることを知っておく。
- 進行がんのように生涯にわたり継続診療が必要な病態があり，医療・介護が途絶えてはいけない対象者がいることを認識しておく。
  - ▶ 対象者が訪問型サービスの利用を拒否した場合，このまま支援が途絶えないよう，担当者は他の担当者につなげるなどの対応をとる必要がある。
  - ▶ ケアマネジメントの担当が居宅介護支援事業所から地域包括支援センターに移行した場合など，部署や担当者が変更した際に，対象者の情報や支援が途絶えてしまう問題が生じやすい。このようなケア移行の問題に対して，部署の垣根を超えた情報共有の徹底などの解決策を講ずることが重要である。

【事例の概要】

4 年前に母親の他界，同居していた弟の転居により一人暮らしとなり，3 年前には進行大腸がんの診断を受けた 70 歳代の女性。約 1 年前にがんの再発を認めるも抗がん剤治療を拒否し通院を自己中断，必要な介護福祉サービスの利用も拒否し，社会的孤立を深めていた。さらに，がん終末期の軌道と共に生活機能の低下が急速に深刻化し，医師アウトリーチ実施時には生命に危険のある状態に陥っていた。経過を振り返ると，生活保護が終了となった時点，がん治療病院の通院を中断した時点，訪問看護の利用を拒否した時点，弟が本人の生活状況の悪化を地域包括支援センター(以下「包括センター」）に相談した時点，介護認定が更新切れとなった時点など，「厳重モニタリング」や「早期介入」ができ得たタイミングが浮かび上がった。

在宅医療・介護連携支援センターが覚知するまでの経過

対象者：70 歳代，女性

幼少期より家族の転勤のため全国各地を転々と暮らした。大学卒業後，教員として勤めるも人間関係のトラブルで長続きせず，数年で退職し，以後無職であった。弟からの情報によると，本人は「発達障害といわれたことがある」とのこと。母親は「どこの家庭にもこのような子はいる」という考えで，本人の面倒をみていた。本人は片付けが苦手で，物を集めてはダンボールにため込み，部屋中に物があふれていた。弟は本人のことを，好き勝手に生きてきた人と思っていた。

12年前，母親・弟とともにM市内の集合住宅に転居（集合住宅の名義は弟）。

⬇

4年前，母親が他界（詳細不明）。同時期に弟が隣県に転居したため，一人暮らしとなる。母親の他界後，生活保護となったが，数カ月後に母親の未支給年金300万円が本人の収入となったため，生活保護廃止となった。

⬇

3年前，強い腹痛のためA病院に救急搬送された。精査にて大腸がんと診断，骨盤内臓器の広範囲に転移を認め，病期はステージⅣという進行した状態であった。手術（大腸部分切除，人工肛門造設，骨盤内腫瘍切除）を施行。術後補助化学療法（抗がん剤治療）の適応であったが，本人は抗がん剤治療を拒否し，外来で経過観察を行う方針となった。入院中に介護保険認定を申請し，要介護5となり，自宅退院後は訪問看護を利用した。

1年4カ月前，骨盤内臓器に転移を認め，大腸がんの再発と診断された。主治医より抗がん剤治療を勧められたが，本人は治療を拒否し，以降通院を自己中断した。同時期より訪問看護の利用も拒否するようになった。

1年1カ月前，弟より「数カ月前から家に入ると悪臭がする」と包括センターに電話相談が入った。包括センター職員が訪問すると，部屋は電球が切れており薄暗く，人工肛門の処置で汚染されたパッドやティッシュなどで埋もれており，家全体が臭気で充満していた。包括センター職員が部屋を片付けようとしたが，本人は抵抗し行えなかった。人工肛門の処置は不十分で便汁が漏れている状態であったが，本人は「シャワー浴で洗えているから大丈夫」と言い，介入を拒んだ。A病院受診を勧めたが，本人は強く拒否した。

室内歩行はできており，食事は宅配スーパーを利用していた。

同月より要支援1となり，担当がケアマネジャーから包括センターに移行した。

10カ月前，訪問介護（掃除）週1回を計画したが，本人のキャンセルが続き導入できなかった。やがて本人より「身の回りのことは自分でできているので，介護保険サービスは利用しない」と包括センターとの関わりを拒否した。病院受診も強く拒否し続けた。生活資金がほぼなくなり，生活保護申請が検討されたが行われなかった。

⬇

2カ月前，弟から包括センターに「家の臭いが一層強くなった」と再度相談あり。包括センター職員が訪問すると，居室内の衛生環境はさらに悪化していた。また，本人より幻覚妄想が疑われる言動が聞かれた（「泥棒が入った。障害者手帳が盗まれた」など）。

同時期に介護認定の期限が切れたが，更新は行われなかった。

1カ月前，弟と包括センター職員が市役所を訪問し，以下の手続きを行った。

- 生活保護担当課：生活保護の再申請
- 障害福祉課：身体障害者手帳の再交付（ストマ用品補助）

⬇

包括センターより，「1 週間ほど前から動けなくなってきている」と在宅医療・介護連携支援センターに相談が寄せられる。

医師アウトリーチ

1 緊急性の判断

1 年以上前より大腸がん再発に対する医療を拒否し，介護・福祉の介入も途絶えていた。社会的孤立と生活機能低下が著しく進行しており，1 週間ほど前より体動困難もみられていることから，即日医師アウトリーチを行う必要があると判断した。

2 課題整理に向けた情報収集

包括センター職員や家族からの情報をもとに，本人の状況や，在宅医療・介護連携支援センターに相談するまでの経緯などについて情報収集を行った。

住環境	集合住宅
世帯構成	一人暮らし 婚姻歴なし，子どもはいない。 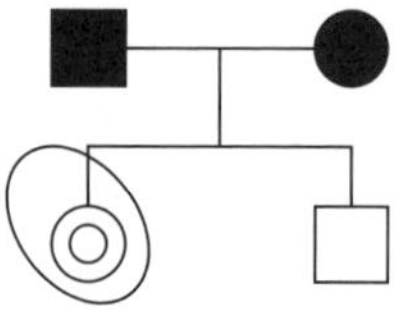
家庭背景	父親は詳細不明。4 年前に母親が他界 同胞は弟。母親の他界と同時期に隣県に転居。弟は転居後も定期的に本人宅を訪れていたが，積極的な支援は行わなかった模様
学歴・職歴	大学卒業後，教員などの仕事に就くも長続きせず，数年で退職し，以降は無職
既往歴・入院歴	70 歳代：腹痛で緊急入院，大腸がん，ステージⅣと診断 弟談：発達障害と指摘されたことがある。
現症	部屋全体に悪臭。衣類やごみなどが散乱している。 るい痩が著明。裸におむつを雑に当てた状態で衣類は身に着けていない。 人工肛門のパウチ交換は本人が行っているがケア不十分で，漏れあり。
意思疎通の問題	☑無　□有　／　□認知症　□高次脳機能障害　□精神障害　□知的障害　□構音障害　□難聴　□視覚障害
心理状態	大腸がんであることは理解しているが，病院が嫌いで，抗がん剤治療を拒否している。 もともと疑い深い性格。弟や周囲からの支援を拒んでいる。
生活の様子 （食事・移動・排泄・清潔・睡眠）	食事：ほとんど経口摂取していない。 移動：1 週間前頃から寝たきりの状態 排泄：トイレ歩行が困難となり紙おむつを使用 清潔：全身不衛生な状態。特に人工肛門の周囲は便などで汚染されている。 睡眠：眠れていない。

アルコール・薬物依存，嗜好	なし	
ライフライン停止	☑無　□有	□電気　□水道　□ガス
経済状況　本人・世帯	収入：なし 本人の貯金：なし 年金：無年金（生活保護申請中）	
社会とのつながり	近隣に親戚や友人などもおらず，近所との付き合いもなく，社会的孤立を深めていた。	
介護認定	☑無　□有	□要支援（□1　□2） □要介護（□1　□2　□3　□4　□5）※認定切れ
障害認定	□無　☑有	☑身体（4級ストマ）□療育　□精神障害（　級）□自立支援医療
関わりのあった機関	地域包括支援センター，訪問看護，訪問介護，A病院，市役所生活保護担当課・障害福祉課	

3 支援の方向性を決定する

包括センター職員，家族からの情報をもとに下記のように課題を整理した。

【抽出した課題のリスト】

身体的問題	#1　大腸がん終末期 #2　人工肛門の不十分な管理 #3　意思決定支援の未実施
精神・心理的問題	#4　発達障害の疑い #5　せん妄の疑い
社会的問題	#6　医療・介護・福祉モニタリングの中断 #7　身体の不衛生，不衛生な住環境 #8　経済的困窮 #9　社会的孤立

【アセスメント】

#1～3，6～9	進行がんの診断から3年が経過し，抗がん剤治療等を拒否していたことから，病状はさらに進行し，生活機能が著しく低下したと考えられる。
#4・5	本人の背景や弟の情報より発達障害が疑われ，進行がんの医療・介護の中断に至った心理面に影響を及ぼした可能性が推測される。しかし，医師アウトリーチ実施時は全身状態の悪化により発達障害の評価は困難な状態と考えられる。

【プラン】

- 全身状態を把握し，緊急性の有無を判断する。
- 継続的な医療・介護介入ができるよう，本人の困りごとを把握する。
- 関係者が一堂に会し，課題と解決策の方向性を多職種チーム全体で共有する。
- 万が一，医療・介護介入に拒否があっても，訪問診療や訪問看護，ヘルパー，包括センター職員などの多職種が連携して，継続的に厳重モニタリングを行う。

4 初期介入とその後の経過

1. 医師アウトリーチの実施

1）生活環境

- 電球は切れており，リビングも寝室も薄暗い。
- 床は汚れており，スリッパを履かないと靴下が汚染される。
- 寝室には便や滲出液で汚染された衣類や段ボールが山積みになっている。便や滲出液は布団や畳にまで及んでおり，悪臭を認める。

2）本人の状態

- るい痩が著明。裸におむつを雑に当てた状態で仰向けに寝ている。両下肢をこたつの中に入れ毛布をかけている。
- 会話は成立しにくく，自分の要求を伝えるのみ。声量小さく「口がカラカラ」，「ヨーグルト飲みたい」などと話す。
- 少なくとも1カ月ほど前からほとんど経口摂取していない様子。持参した栄養剤を渡すと，むせずに飲むことができた。
- 苦痛・疼痛症状の訴えなし。
- バイタルサイン：血圧（BP）78/50mmHg，心拍数（HR）96回/分，体温（BT）37.1℃，経皮的動脈血酸素飽和度（SpO_2）99%
- 人工肛門のパウチ交換は行われておらず，漏れや出血を認め，ティッシュを当てている。
- 旧肛門部から直径10cm程度の腫瘤が突出しており，自壊，滲出液を認める。

3）本人とのやりとり

訪問時，本人に「あなたの健康が心配で，地域の方々を診ている医師を連れてきました」と保健師が説明すると，「ありがとうございます。よろしくお願いします」との言葉が返ってきた。医師，保健師が説明し，拒否なく診察や採血を行うことができた。

衰弱が著しく，血圧低下も認めていることから，がんはかなり進行しており，余命は週単位から日単位という厳しい状態と推測された。医師より本人に入院を勧めたが，「病院は嫌いなので入院したくない，近所のクリニックなら受診してもよい」という意向であった。そこで医師は「体力をつけて，希望するクリニックに通院できるようになるまで，家で診療を受けませんか」と説明し，訪問診療，訪問看護の導入について承諾を得ることができた。訪問診療は，医師アウトリーチを実施した地域サポート医が引き続き担当することとなった。並行して生活の立て直しのため，ケアマネジャーを含む支援体制の調整についても承諾を得た。

2. 医師アウトリーチ後の経過

1）訪問診療初回（医師アウトリーチから３日後）

- 医師アウトリーチ時に施行した血液検査の結果では，低栄養を反映する低アルブミン血症と腫瘍マーカーの上昇を認めた。
- バイタルサイン：BP 98/64mmHg，HR 80 回/分，SpO_2 99%→血圧の軽度上昇を認めた。
- 枕元に置いておいた栄養剤は飲めており，活気や声量はやや改善した。
- 意思決定支援

  弟同席のもと本人に，医師より「がんは進行しており予後が長くない」ことを伝えた。本人は落ち着いた様子で「分かりました」と返答した。本人は今後更に体動困難となることを心配したが，医師より自宅で引き続き診療やケアが受けられること，住み慣れた自宅で看取ることができることを伝えると，「それなら家で過ごしたい」と返答した。本人，弟との話し合いの末，このまま在宅療養を継続する方針となった。

2）訪問診療２回目（医師アウトリーチから５日後）

- ウトウトしている状態が増え，意識レベルの軽度悪化を認めた。

3）訪問診療３回目（医師アウトリーチから６日後）

- 朝のヘルパー定期訪問時に呼吸停止を発見，死亡確認となった。

3. 医師アウトリーチ後の包括センターと在宅医療・介護連携支援センターによる協働支援

1）介護保険要介護（要支援）認定申請とサービス調整

- 医師アウトリーチ当日，市に介護保険要介護（要支援）認定申請（以下「介護保険認定申請」）を行う。認定調査は申請翌日に調整し，主治医意見書は訪問診療医に依頼した。暫定の介護保険サービスが必要なため，ケアマネジャーと訪問看護事業所を選定した。
- 医師アウトリーチ翌日，介護認定調査に同席。ケアマネジャー，訪問看護事業者との打ち合わせを実施し，以下の訪問サービスを計画した。

  訪問介護：3回/日（毎日），訪問看護：1 日 1回/日（毎日），訪問診療：1回/週，訪問歯科（口腔ケア）：近日中に開始予定
- 同日，訪問看護師が本人の拒否なく家に入ることができ，人工肛門や旧肛門部の処置も行うことができた。他の担当者も本人の拒否なく介入することができた。

2）療養環境整備

- 医師アウトリーチ翌日，包括センターと基幹型包括センター職員などの支援者が集まり，訪問診療や訪問看護を行う際のスペース確保のために，本人の了承を得たうえで部屋にある大量のごみを片付けた。
- 天井の電球が切れており部屋が暗いため，新しい電球に取り換えた。

3）制度利用調整

- ストマ用品調達について，障害福祉課に確認したところ，指定事業者から毎月配達されていることが確認された。
- 申請中であった生活保護については，生活保護担当課に早急に決定するように依頼した。

4）意思決定支援

- 本人および家族（弟）に対する精神的サポート
  弟に対して，本人の残された時間を悔いのないよう家族として支援できるように働きかけた。医師アウトリーチ後，本人の住む集合住宅に泊まり込むようになった弟を労い，「後悔しないように一緒にお世話しませんか」と声かけを行った。本人に対しては，「弟さんも心配して傍にいますよ」などと伝えながら，本人と弟の人間関係修復の橋渡しを行った。また，ACP（アドバンス・ケア・プランニング）サポートチームの一員として，これからの過ごし方について，本人・弟・関係者が集まり話し合う際には同席し，本人と弟が意向を表出できるよう，支持的に声かけを行った。
- 看取りのサポート
  急変時は救急搬送せず，訪問診療医に連絡することを家族と関係者間で共有した。

事例の包括的検討

1．ライフヒストリーの振り返り

弟の情報から，発達障害といった個人的要因が素地として存在していたことが推測された。母親との死別と弟の転居による一人暮らし，進行がんの診断，再発という危機的ライフイベントが畳みかけるように続き，医療・介護・福祉関係者との関係性がうまく構築できず，進行がんの軌道とともに社会的孤立と生活機能低下が急速に加速したと考えられた。

2．早期覚知・早期介入ができた可能性がある時点

①アウトリーチの４年前：生活保護が廃止となった時点

→がんという疾病の有無にかかわらず，将来，再度生活困窮の懸念がある事例の場合，生活保護担当課が包括センターと情報共有し，厳重モニタリングの依頼をすることで早期覚知できた可能性がある。

②アウトリーチの３年前：大腸がんの手術により人工肛門造設となりストマ用品給付が開始となった時点

→早期覚知でき得る対応策案：障害福祉課では毎年８月に１年間分のストマ用品給付券を発送しており，ストマ用品の受け取りは以下の３パターンがある。

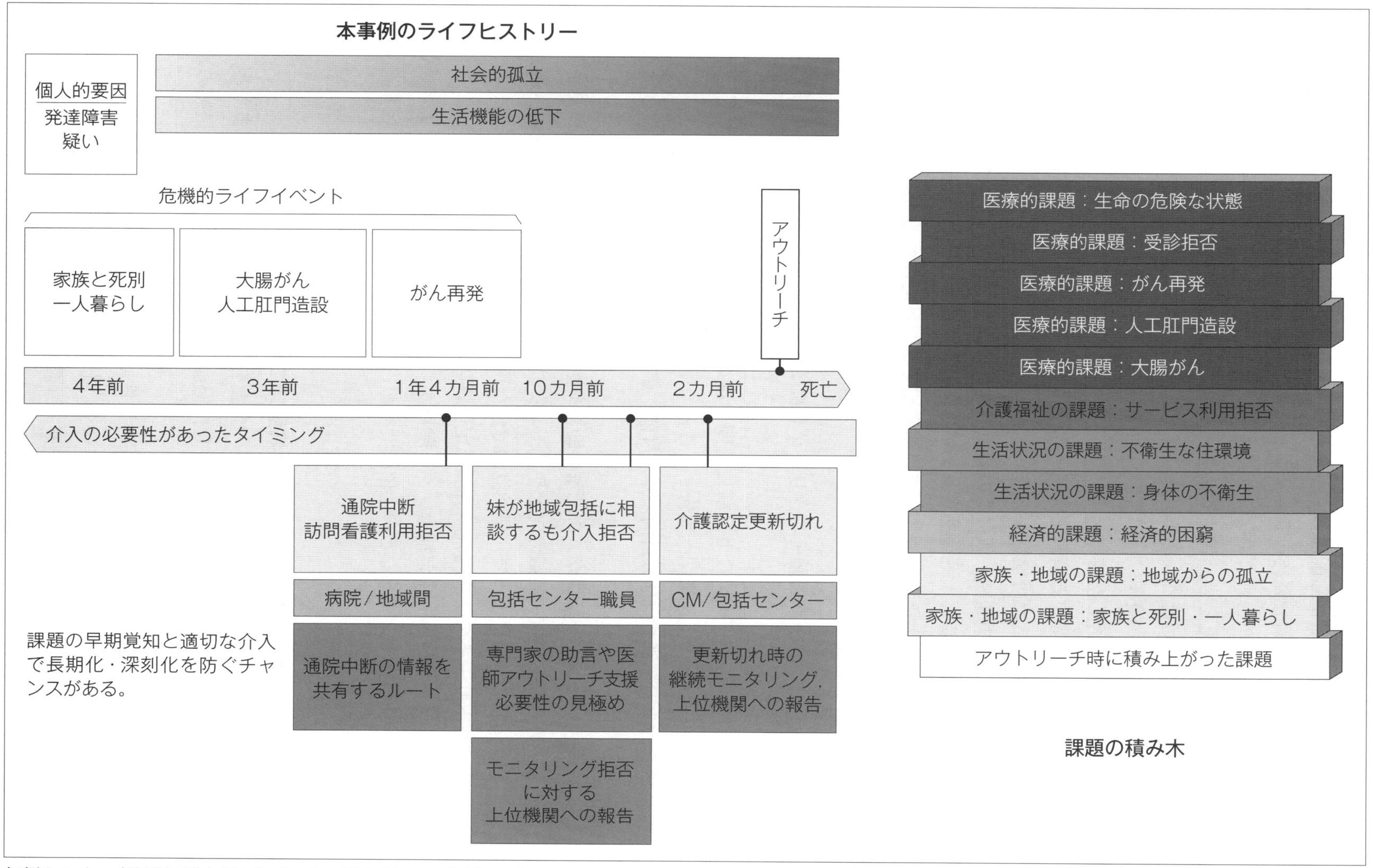

包括センター（地域包括支援センター），CM（ケアマネジャー）

(1) 本人が事業者のもとへ取りにいく

(2) 事業者から配達してもらう

(3) 1年間分郵送してもらう

本人と連絡がとれなくなった時点や，事業者が配達した際の本人や生活状況の異変を感じたとき，包括センターや居宅介護支援事業所に連絡することで早期覚知できた可能性がある。

③アウトリーチの1年4カ月前：がん治療病院への通院を中断，同時期に訪問看護の利用を拒否した時点

→医療中断に関する情報を病院・地域間で共有する体制を整備することによって早期覚知できた可能性がある。

→訪問看護の中断時，仮にその時点では身体機能が保たれていたとしても，がんの軌道を理解し，モニタリングする努力をするか，他の担当者や部署に現認してもらえるようつなぐことで早期覚知できた可能性がある。

④アウトリーチの1年1カ月前：要支援1となりケアマネジャーから包括センターに移行した時点

→包括センターが厳重モニタリングを継続することで早期覚知できた可能性がある。

→アウトリーチの10カ月前に訪問介護の介入を拒否した際，基幹型包括センターなどの上位機関へ報告することで早期覚知できた可能性がある。

⑤アウトリーチの10カ月前，2カ月前：弟が包括センターに相談するも介入拒否した時点

→包括センター職員が，専門家の助言や医師アウトリーチの支援の必要性の見極められる知識・認識の向上や，モニタリング拒否に対する上位機関へ報告する体制の整備によって，早期覚知できた可能性がある。

⑥アウトリーチの2カ月前：介護認定更新切れとなった時点

→ケアマネジャーや包括センター職員が，更新切れ時の継続モニタリングや，基幹型包括センターなどの上位機関へ報告することで早期覚知できた可能性がある。

3. 生涯にわたり継続診療が必要な病態について

- 進行がんの終末期は，適切な医療・介護を受けることができないままだと，進行がんの軌道とともに社会的孤立や身体機能低下が急速に深刻化し，最悪の事態となる。
- 進行がんのほかに，脳梗塞後遺症，慢性心不全，糖尿病（特にインスリン治療）などの病態も自然治癒することはなく，診療が途絶えることによって病状が急速に悪化する可能性があるため，医療・介護が途絶えてはいけない患者であることを認識しておく。

事例の経過状況

経過	在宅医療・介護連携支援センター	相談機関等	その他専門職の関わり	家族・親族，地域（住民）の状況
アウトリーチ前		[包括センター] ●弟からの相談受け，自宅を訪問。病院受診は拒否。訪問介護のキャンセルが続き，包括センターとの関わりも拒否される。関係途絶 ●再度，弟からの相談受け，自宅訪問。幻覚妄想の訴えあり。介護保険は期限切れであった ●弟と市役所訪問。各種手続き（生活保護，障害者手帳，保険証）を行う ●在宅医療・介護連携支援センターに相談	[A 病院] ●救急搬送，がん手術。術後補助療法は本人拒否。退院後は訪問看護と外来でフォロー ●がんが再発するも，化学療法中断，訪問看護も利用拒否	[弟] ●包括センターに相談（自宅から悪臭） [弟] ●包括センターに相談（悪臭が強くなった） [弟] ●包括センター職員と市役所訪問 ●医師アウトリーチへの同意
医師アウトリーチ				
アウトリーチ後	●医師アウトリーチ実施 ・本人との信頼関係構築 ・採血，診察 ・意思確認（訪問診療・訪問看護・訪問介護の導入，CM 等の支援体制） ・居室の片付け ●訪問診療（地域サポート医） 【アウトリーチ３日後】 ・血液検査結果の確認 ・本人の入院の意思を弟と共有，当面の治療方針を確認 【アウトリーチ５日後】 ・意識レベルの軽度悪化を認めた 【アウトリーチ６日後】 ・朝のヘルパー定期訪問時に呼吸停止を発見，死亡確認となる	[包括センター] ●医師アウトリーチ同行（Ns，社会福祉士） [包括センター] ●介護保険認定申請（代理申請） ●各種制度利用支援 【介護保険制度】 ・認定調査の調整，地域サポート医へ主治医意見書を依頼 ・CM，訪問看護事業者を選定 ・認定調査立ち会い，CM，訪問看護・訪問介護事業者と打ち合わせ 【その他制度】 ・障害福祉課にストマ用品調達について確認 ・生活保護担当課に申請中の生活保護について早急な対応を依頼 ●療養環境の整備（居室の片付け，電球交換） ●意思決定支援 ・ACP チームの一員として弟を支援 ・本人と弟の関係修復 ・看取りのサポート	[CM，訪問看護] ●在宅生活に向けた支援体制の調整 [ヘルパー，訪問看護等] ●訪問介護，訪問看護の導入 ●急変時は救急搬送せず，主治医（訪問診療医）に連絡することを支援者間で確認	[弟] ●医師アウトリーチに立ち会い [弟] ●本人宅に宿泊し見守り等の支援

包括センター（地域包括支援センター），CM（ケアマネジャー），Ns（看護師），ACP（アドバンス・ケア・プランニング）

エコマップ

【アウトリーチ前】

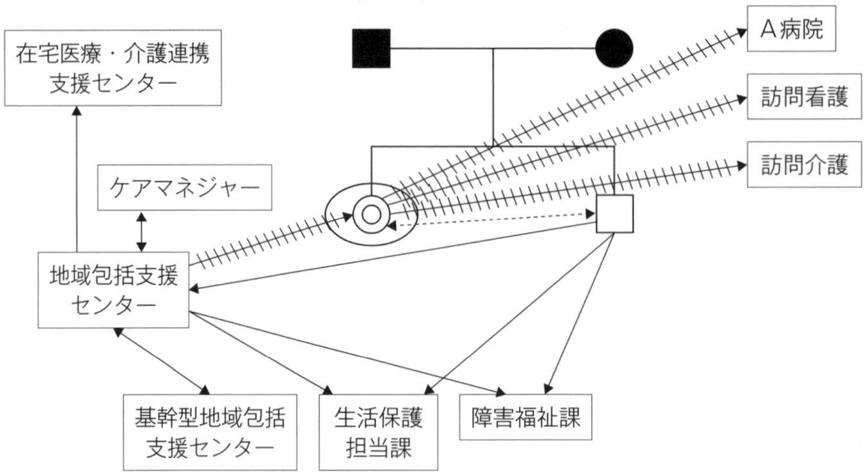

【アウトリーチ後】

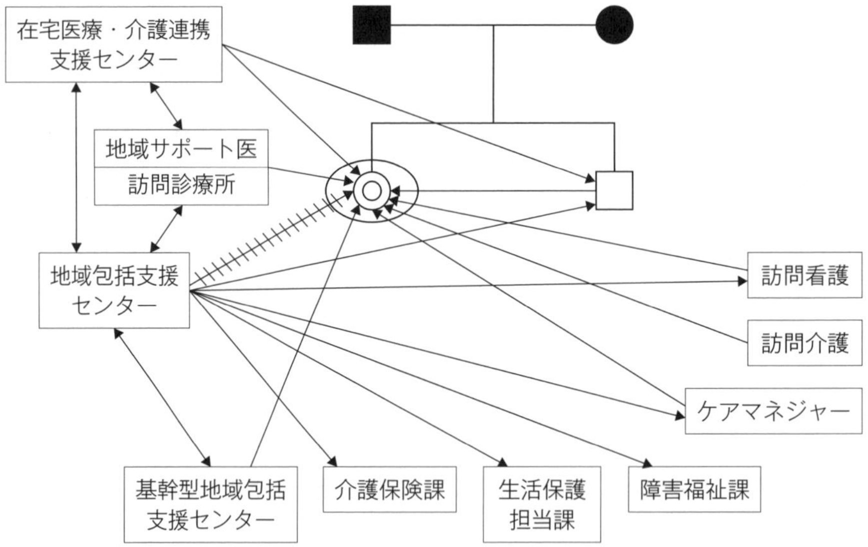

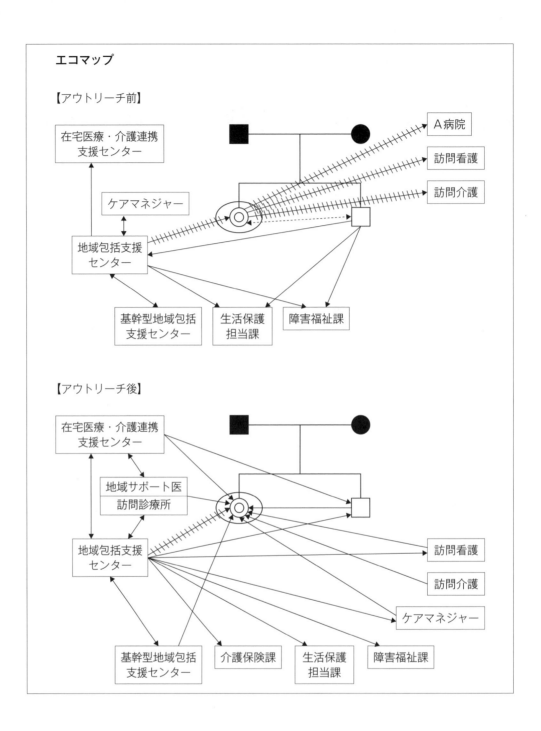

Column

地域包括支援センター医療職の関わりにより，再び医療につながったがん患者の事例

血便を契機に医師アウトリーチ実施の1年前に直腸がんと診断された60歳代女性。人工肛門造設・化学放射線治療後の根治的手術を提案されたが，本人が治療拒否して「お茶療法」と称する治療を受けていた。医師アウトリーチ実施の1カ月前頃から倦怠感が増悪，2週間前からゼリー飲料を1日1本程度しか摂取できなくなった。立ち上がると眩暈があるため四つ這い移動をしていた。医師アウトリーチ1週間前，同居家族から「治療を受けさせたいが，本人が『医療機関は信用していない』『放射線や抗がん剤などの治療をされたら死んでしまう』『入院を含め輸血や治療も拒否する』『病院から出される薬なんて駄目』と否定的で困り果てている」と保健所に相談があった。保健所から在宅医療・介護連携支援センターに連絡があり，在宅医療・介護連携支援センターから連絡を受けた地域包括支援センター（以下「包括センター」）職員（看護師）が即日訪問した。

血圧（BP）118/64mmHg，脈拍（PR）122回/分，肛門周囲の痛みがあり，1週間ほど前から市販の鎮痛薬を服用していた。臥位から坐位になるだけで息切れがみられた（貧血に伴う症状）。医療について，「訪問診療というかたちで診察してもらい随時方針の相談をしていくのはどうでしょうか」と提案すると，「訪問診療であれば受け入れてもよい」との意思表示が得られた。その後，包括センター職員（看護師）が複数回訪問して話を聞くうちに，「同性の方と話せてよかった」，「こんなケアをしてくれるのね」と，医療への不信感が薄れていき，病院で治療を受けてみようかと本人の気持ちに変化が出始めた。医師アウトリーチ実施後も包括センター職員が訪問を続け，初回訪問から8日後（医師アウトリーチから3日後）に本人から入院を希望する言葉が出た。アウトリーチ担当医が診療情報提供を行い，本人は翌日入院となった。人工肛門造設術や貧血に対する赤血球輸血を受けて全身状態が改善したのち自宅退院となった。本人からは「相談できる場所ができた」，「担当医師が今日からがスタートですとおっしゃってくださったのがうれしかった」，「色んな人とコミュニケーションをとって自分を見直すことができた」などの発言があった。その後，病院に通院して抗がん剤治療を受け，訪問診療・訪問看護（介護保険）も導入されている。包括センター職員は定期的な自宅訪問を続け，本人や世帯の状況を見守っている。

1年前の治療拒否については「医師から淡々と今後の治療方針を説明されたが気持ちがついていかず嫌になった」とのことであった。がんと診断されるも医療中断となる方々の心理の一部を表していると考えられた。

（住谷 智恵子）

事例 高齢

02 「厳重モニタリング」により継続的に安全の見極めがなされた認知症の事例

認知症

▶ Key word：認知症の軌道，セルフケア能力の低下，厳重モニタリング，体重推移

▶ Point：
- 食事摂取に懸念がある対象者の「厳重モニタリング」においては，客観的な数字が得られる体重をはじめ，現認時の観察を工夫して一定期間で摂取したと思われる内容をできるだけ詳しく把握することが望ましい。
- アルツハイマー型認知症では，主に中核症状によって「軌道」の傾きは規定されるが，食事摂取などのセルフケア力低下に伴う生活状況の変化でその傾き度合いも変わっていく。同一疾患であっても，「軌道」はまちまちとなる。

【事例の概要】

本人の認知機能障害を疑った地域包括支援センター（以下「包括センター」）職員が受診に同行して認知症の診断につなげたが，必要な医療や介護の支援につながらず，医師アウトリーチとなった。医師アウトリーチ後も医療や介護の支援につながらず，包括センター職員が「厳重モニタリング」を行い，関わることに消極的であった家族に定期的に連絡をとりながら，施設入所に至るまで伴走的に支援を行った事例である。厳重モニタリングの実際，そして現認で得た情報を次の支援方針につなげていく方法がわかる事例である。

在宅医療・介護連携支援センターが覚知するまでの経過

対象者：70歳代前半，男性

4カ月前，自宅から約3km離れた駅付近で，帰り道がわからなくなり警察に保護された。

3カ月前，同駅付近で再度警察に保護された。ぐったりしていたためA病院に救急搬送される。

警察から連絡を受けた包括センター職員がA病院に問い合わせを行い，救急外来の看護師から下記の情報を得た。

- 熱中症の診断で，点滴終了後にタクシーで帰宅した
- 飲酒に伴う肝機能障害があり，2週間後にA病院の消化器内科外来の予約が入っている
- 物忘れがあった
- 「貯金300万円がなくなったらもう終わりだ」と話していた

同日のうちに，包括センター職員は本人自宅を訪問した。

本人は拒否なく応じ会話も成立するが，ところどころ記憶が抜けている様子があった。

2 週間後に一人での受診は困難であり，受診に同行する必要があると判断した。また，炊飯など簡単な調理をしている様子であった。室内には洗濯物が干され，部屋の中は片付けられていた。現金自動預け払い機（ATM）でお金の引き出しができていることを確認した。

⬇

2 カ月半前，本人の A 病院消化器内科外来への受診に包括センター職員が付き添った。肝機能障害の増悪なく継続受診不要とされたが，包括センター職員が，本人の記憶が断片的に欠落していることを相談し，同院の物忘れ外来受診につながった。

2 カ月半前～2 カ月前，2 週間で 2 度，帰り道がわからず警察に保護された。

警察から連絡を受けた包括センター職員は，いずれも飲食店での飲酒後であることを把握した。

2 カ月前，包括センター職員とともに物忘れ外来を受診し，アルツハイマー型認知症と診断された。本人および包括センター職員に下記内容の説明が行われ，終診となった。

- 半年～1 年以内に一人暮らしは困難となる。必要があれば家族に病状説明を行う。
- 介護保険サービスの利用が必要である。申請に必要な主治医意見書は記入する。

包括センター職員は本人から兄の連絡先を聞き出し，兄・兄の妻と面談して現状を伝えた。兄から，「積極的支援は難しいが必要時の連絡は問題ない」と連絡をとる了承を得た。

室内に小銭が散乱し始めており，計算ができずお札で買い物をしている可能性を把握した。

⬇

1 カ月半前，包括センター職員が夕方に訪問したところ，飲酒しており話がかみ合わないだけでなく，声を荒らげ，威嚇するような言動があった。アルコール飲料の空き缶が多数ごみ箱に捨てられていること，室内にも物が散乱していることを把握した。自宅から約 400m の距離にあるコンビニエンスストア（以下「コンビニ」）で発泡酒 6 本・食パンなどを購入したレシートがあった。警察に保護されることはなくなったが，外出範囲が狭くなった可能性が懸念された。

1 カ月前，包括センター職員が自宅を訪問し，室内に物の散乱が目立ち，床には大量の硬貨の山が点在，洗濯物は汚染された衣類と清潔な衣類が混在している状況を把握した。

2 週間前，2～3 カ月の間に認知機能・身体機能が明らかに低下しており，早期に医療や介護の支援につなげる必要があると判断された。しかし，本人が「必要ない」と拒否的であり，包括センター職員が在宅医療・介護連携支援センターに相談した。

医師アウトリーチ

1 緊急性の判断

包括センターからの情報より，認知機能と身体機能の経過を把握した（図表 2-2-1）。数カ月間の経過を振り返ると，一般的な「アルツハイマー型認知症の軌道」に比べ

図表 2-2-1　在宅医療・介護連携支援センター覚知までの認知機能・身体機能の軌道

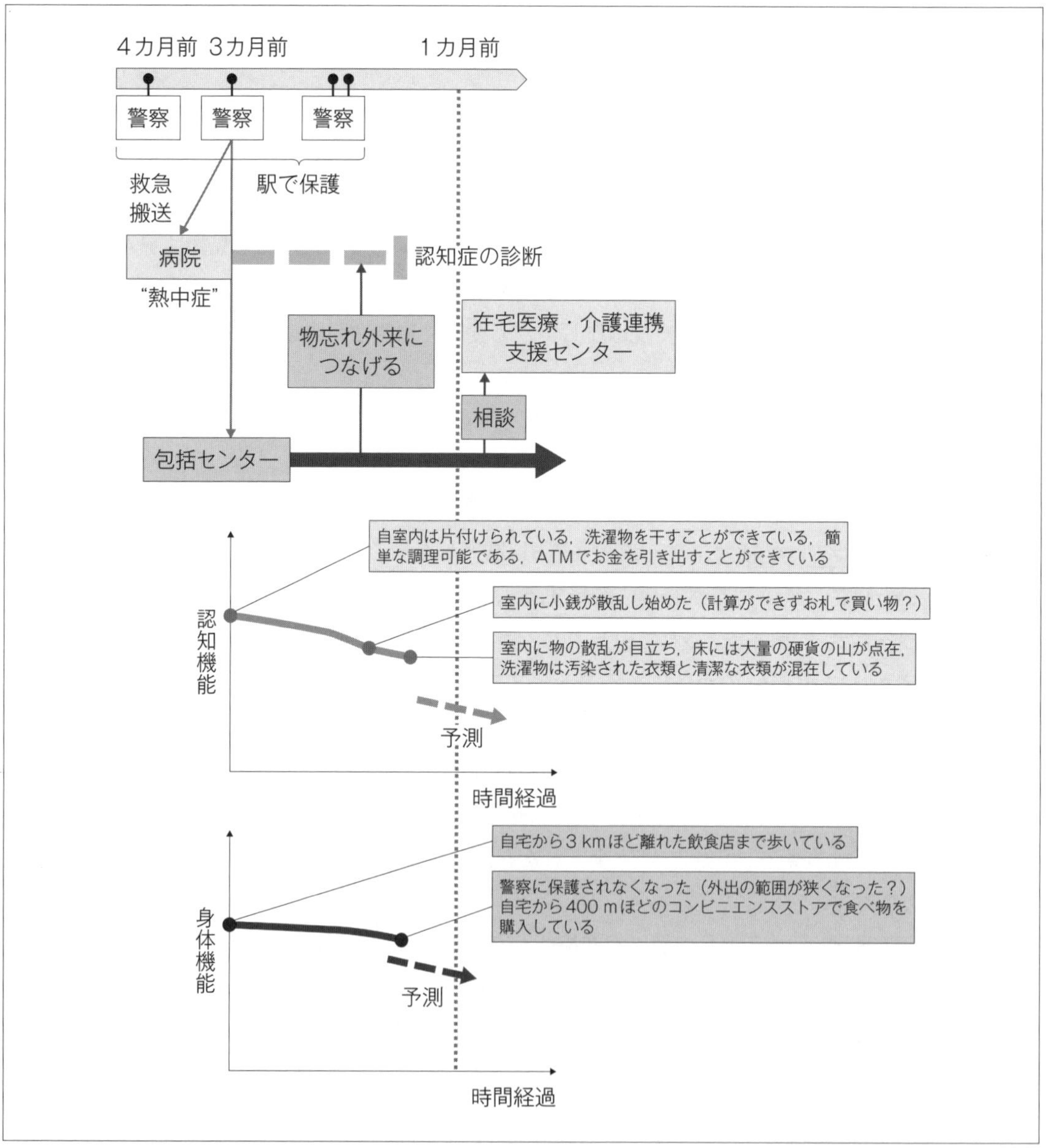

包括センター（地域包括支援センター），ATM（現金自動預け払い機）
対象者を「静止画」としてではなく「動画」としてとらえ，軌道の予測を行っている。

て急速に認知機能低下が進行していた（過去から現在までの軌道）。今日明日の生活においては生命の危機に瀕していないが（現時点），現在の生活状況が続いた場合，適切な食事摂取が行われていないことや飲酒の影響により，認知機能・身体機能が月単位で低下し，生命の危機に至る可能性がある（近未来の軌道）と在宅医療・介護連携支援センター医療職が診立てた。

できるだけ早期に医療につなげるほうが，介護の介入で生活，および生命の安全が早いうちから保たれると考えられ，2 週間後に医師アウトリーチの方針となった。

2 課題整理に向けた情報収集

包括センター職員が兄から本人に関する情報を聴取していた。加えて，包括センター職員が関わるようになってからの本人の状況についても情報を入手した。

<table>
<tr><td colspan="2">住環境</td><td colspan="2">エレベーターのない集合住宅の 4 階。生活保護となっても転居の必要はない，支払い可能な家賃である。3 カ月前には室内は片付いていたが，徐々に物が散乱している状況になった。</td></tr>
<tr><td colspan="2">世帯構成</td><td colspan="2">一人暮らし
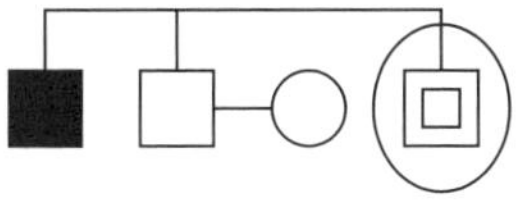</td></tr>
<tr><td colspan="2">家庭背景</td><td colspan="2">市内に兄が在住しているが日常的な交流はない（詳細は本文を参照）。</td></tr>
<tr><td colspan="2">学歴・職歴</td><td colspan="2">高校卒業</td></tr>
<tr><td colspan="2">既往歴・入院歴</td><td colspan="2">50 歳代で事故により右大腿部を負傷（詳細不明）</td></tr>
<tr><td colspan="2">現症</td><td colspan="2">身長 160 cm，体重 76 kg
バイタルサイン：血圧（BP）146/96 mmHg，心拍数（HR）68 回/分，経皮的動脈血酸素飽和度（SpO_2）98%
認知機能検査：改訂長谷川式認知症スケール*1 15 点，MMSE*1 21 点</td></tr>
<tr><td colspan="2">意思疎通の問題</td><td>□無　☑有</td><td>☑認知症　□高次脳機能障害　□精神障害
□知的障害　□構音障害　□難聴　□視覚障害</td></tr>
<tr><td colspan="2">心理状態</td><td colspan="2">訪問に対する拒否はなく温厚であるが，飲酒をすると声を荒らげ，威嚇するような言動もみられた。</td></tr>
<tr><td colspan="2">生活の様子
（食事・移動・排泄・清潔・睡眠）</td><td colspan="2">時間や暦にとらわれることなく気の向くままに過ごしている。3 カ月前までは洗濯物は室内に干され，炊飯や簡単な調理をしている様子があり，室内はおおむね片付けられていた。
1～1 カ月半前には室内に物の散乱が目立ち，床には多量の硬貨の山が点在していた。洗濯物は汚染された衣類と清潔な衣類が混在していた。食事も外食やコンビニエンスストアで購入したものが主となっていた。</td></tr>
<tr><td colspan="2">アルコール・薬物依存，嗜好</td><td colspan="2">飲酒習慣があり部屋のごみ袋には発泡酒を主として 500 mL の空き缶が多数捨てられていた。1 日の飲酒量は不明であるが，気が向けば昼間から飲酒している。外食時に飲酒することもある。喫煙習慣はなし。</td></tr>
<tr><td colspan="2">ライフライン停止</td><td>☑無　□有</td><td>□電気　□水道　□ガス</td></tr>
<tr><td rowspan="2">経済状況</td><td>本人</td><td colspan="2">無年金の状態。離職後の収入：事故の示談金，母親からの遺産
約 300 万円の貯金額がある。生活費を ATM で引き出せていた。</td></tr>
<tr><td>世帯</td><td colspan="2">一人暮らし</td></tr>
</table>

社会とのつながり	集団や他者との交流は好まず，近隣住民や友人との付き合いはない。	
介護認定	□無　☑有	□要支援（□1　□2） ☑要介護（☑1　□2　□3　□4　□5）
障害認定	☑無　□有	□身体　□療育　□精神障害（　　級）□自立支援医療
関わりのあった機関	地域包括支援センター，A 病院，警察	

*1 改訂長谷川式認知症スケール（revised Hasegawa dementia scale：HDS-R），MMSE（mini-mental state examination）：認知症患者のスクリーニングに用いられる簡易的な認知機能検査である。医師は点数だけで判断せず，失点のパターンや検査時の心身の状況，血液検査や脳画像検査，内服状況，視力・聴力などを含めて総合的に認知症と診断する。初期段階では記憶障害が現れにくいレビー小体型認知症や前頭側頭型認知症では，これらの検査が高得点になり得る。

【支援を行っていくうえで重要な本人に関する事項】

- 約 2 週間前，初めて夕方に包括センター職員が訪問したところ，無愛想に「なんだよ，急に」，「誰あんたら」と言われた。飲酒していた様子であった。普段日中に訪問したときのように「わずかに覚えているかも……」と取り繕う様子はなかった。
- 最近は訪問しても，家の中にいる気配はあるが出てきてくれないことがある。

【本人の生活歴】

- 思春期の頃，母親が家族と離れ近県で暮らすようになったため，母親を頼り 18 歳で実家を出た。交通整理や建築業など職を転々としていた。婚姻歴はなく，50 歳代に事故（右大腿部を激しく負傷）にあって離職し，以降仕事はせず事故の示談金で暮らしていた。無年金（公的年金を受け取れない状態）である。
- 約 10 年前に母親が逝去し，不動産会社に勤務している兄を頼って転居した。兄の妻から小言を言われるため，よほどのことがない限り兄には連絡しないとのことであった。

【家族背景】

- 兄の妻が本人のことをよく思っておらず，兄夫婦と日常的な交流はない。兄としては可能な範囲で本人の力になりたいという意思はあるが，妻の手前，積極的な支援は難しい。包括センターからの連絡は，妻の目につかないよう携帯電話であれば可能とのことであった。

Q & A

Q アルツハイマー型認知症の方に飲酒過多が重なるとどうなる？

A アルコールそのものの影響による前頭葉機能低下や食事摂取が不十分な状況での飲酒過多によるビタミン欠乏から，意識変容が生じ，認知機能の低下が目立つようにみえることがある。断酒やビタミン補充などの治療で改善し得る状況である。また，本人は覚えていないが飲酒後に転倒していて頭部外傷後の硬膜下血腫に伴う意識障害が重なっている場合もあり，外傷歴を見逃さないよう注意を要する。長期間の飲酒過多があると，脳萎縮や多発脳梗塞が生じて，不可逆的な認知機能低下や歩行障害を併発し得る[1)]。

文献

1）松井敏史：アルコール関連脳神経障害，医学のあゆみ，274（1），52-60, 2020.

（住谷 智恵子）

3 支援の方向性を決定する

包括センターからの情報をもとに，下記の課題を抽出した。

【抽出した課題のリスト】

身体的問題	#1　アルツハイマー型認知症 　# セルフケア力の低下 　　（熱中症による救急搬送歴，食事摂取不足の疑い） #2　低栄養状態でのアルコール摂取
心理的問題	#3　医療・介護の支援に対する拒否（セルフ・ネグレクト）
社会的問題	#4　認知症一人暮らし 　# 「尊厳」や「安全」が損なわれつつある（食事内容や室内環境，ごみ出し，金銭・財産管理など） 　# 必要な医療（主治医機能）・介護サービスにつながっていない #5　家族の積極的な関わりが得られないが，権利擁護や療養環境について相談が必要

【アセスメント】

#1～4	認知症と診断されたが，継続的な医療（主治医機能）につながっていない状況である。 ①適切に食事を摂取できていない可能性がある，②熱中症での救急搬送歴がある，③本人の「安全」（生活および生命）が損なわれつつあることから，「軌道」の負の傾きが大きく・くぼみが生じるリスクが考えられる。生活支援が必要である。
#5	#1 に伴い，本人の権利擁護や今後の療養環境について相談が必要となる。

【プラン】

- 今後の保険診療（訪問診療）のニーズを考慮して訪問診療を行うことが可能な医療機関の地域サポート医によるアウトリーチを行い，本人に必要な医療・介護の支援が入りやすくなることを期待する。本人が飲酒している可能性のある午後は避けて午前中に訪問する（#1～4）。
- 本人が完全に自身に必要な支援を理解することは難しい。家族（本事例では兄）に対して，認知症の方にはステージに応じて生涯にわたり支援が必要であること，セルフケア力低下がみられて生活に支障が生じているため，なるべく早く支援につなげたほうがよいと考えられることを説明する（#5）。

Column

認知症の方に必要な主治医機能

認知症の方に必要な医療や助言は，認知症の進行に伴う医学的知見からの生活指導，家族への助言，将来を見据えた意思決定支援，認知症以外の他疾患を含めた診療や合併する急病への対応など，多岐にわたる。認知症は早い段階で発見できれば，本人の不安や介護する家族の負担を軽くすることも可能である。定期的な通院先であっても，生活のなかで困ったエピソードなどを患者自身や家族が伝えていなければ，医師は限られた診察時間のなかで認知機能低下に気づかない可能性がある。まずは，医師に現状を伝え，認知症と診断してもらうことが必要である。そして，認知症という診断がなされた後，投薬がなければ診療が不要というわけではない。かといって，認知症専門医に，たとえば3カ月に1度，診療してもらっていれば大丈夫とも言い切れず，地域において気軽に相談できる「かかりつけ医」をもつことが推奨される。

●認知症が「軌道」を規定し得る主な疾患である場合

認知症に伴う周辺症状〔認知症の行動・心理症状（behavioral and psychological symptom of dementia：BPSD）〕が目立たない場合や生活が安定していれば，必ずしも専門医の診療は必須ではない。しかし，周辺症状が昂じてきた，生活面での困りごとが増えたなど，治療方針の再検討が必要な場合は，認知症診療の経験がより豊富な医師に主治医を担当してもらうほうが妥当といえる。

●認知症以外が「軌道」を規定し得る場合

がんなどの併存疾患がある状況が想定される。かかりつけ医が何回も交代するのは好ましくないため，認知症を含めて併存疾患を継続診療可能なかかりつけ医を選択する必要がある。

（住谷 智恵子）

4 初期介入

1．医師アウトリーチによる介入

包括センターから相談を受けて数日後，午前中に訪問したところ，本人は拒否なく診察を受け入れたが，「生活には困っていない」，「自分はどこも悪くない」という発言がみられた。脱水はなく全身状態は良好である。歩行時に右下肢の挙上不良があった。腹部は皮下脂肪が目立つ一方で，両下肢ともに指輪っかテスト[*1]で隙間があり，サルコペニアが疑われた。口腔内は上６本，下７本歯が残っており，台所には入れ歯洗浄剤につけられた義歯があった。

定期的に訪問することに本人の拒否はなく，訪問診療導入のための家族面談を予定した（次項を参照）。血液検査は，ビタミン値の確認を含めて次回訪問時に行う予定とした。

2．家族面談

医師アウトリーチ後に兄夫婦と面談を行った。包括センター職員，在宅医療・介護連携支援センター職員も同席した。

①今は歩くことができており，“現時点での”身体機能には問題はない。

②しかし，認知症である。アルツハイマー型認知症は数年～十数年という経過のなかでゆっくり機能が低下して死に至る疾患であるが，本人は低栄養・アルコール摂取が重なり，より身体機能や認知機能の低下が進みやすい状況にある。現状のまま経過すると月単位で身体機能が低下していくと予測される。

③脱水，転倒や骨折なども生じ得る。医療では低栄養状態に対する評価・介入を行い，食事や清潔などの日常生活の支援を介護で行う。そう遠くない時期に，一人暮らしでの生活が困難になることが予測されるが主治医がいないことが懸念材料である。財産管理も困難になることが考えられ，権利擁護に向けた支援を検討する必要がある。

④医師アウトリーチ時に本人から訪問診療の同意は得られた。本人の意向が揺れ動くことや，本人の判断力低下があるため，“ご本人が必要と言っているかどうか”ではなく，“本人に医療・介護が必要かどうか”で考える必要がある。

上記①～④について，兄夫婦に説明し，自宅内の様子も現認可能な訪問診療を導入することを提案した。

しかし兄は，「不動産屋だから，私も認知症で一人暮らしができなくなった人を見たことはある。あの本人の様子であれば，住まいを変更せざるを得なくなるのはまだ先のことだと思う」などと発言した。月に1～2回程度訪問し，見守りを行っていく

[*1] 指輪っかテスト：ふくらはぎの最も太い部分を指で囲むことで，下肢筋肉量を大まかに把握する方法である。親指と人差し指で「指輪っか」を作り，隙間があれば筋肉量が少ないサルコペニアの可能性がある。

ことへの理解は得られたが，いざ書類にサインする状況になると「自分たちで本人の意向を聞いて，同意が得られれば申し込むことにします」と言い，お金が絡む契約行為にはかなり消極的であった。

その後も包括センター職員が医療につながることの必要性を説得したが，本人が兄に「訪問診療なんて頼んでいない，必要ない」と繰り返し話していたこともあり，兄は「お金が絡んでいるので，本人の明確な同意がないと勝手に契約はできない」と話し，訪問診療につながらなかった。

5 支援の方向性（医師アウトリーチ後）

1．課題の再整理

医療	#1	アルツハイマー型認知症
医療	#2 #3	低栄養状態でのアルコール摂取 サルコペニア肥満疑い
福祉	#4	「尊厳」や「安全」が損なわれつつある（食事内容や室内環境，ごみ出し，金銭管理など）
地域　行政	#5 #6	必要な支援につながらない＝包括センターによる「厳重モニタリング」の対象 家族の積極的関わりが得られていない＝家族の受け止め状況もモニタリング項目に加える

2．医師アウトリーチ後の支援方針

医師アウトリーチ後も必要な医療・介護の支援につながらず，包括センターが「厳重モニタリング」を行う方針となった。

本人に関する主なモニタリング項目は，

- 食事：食事内容・飲酒量の把握，体重推移の確認
- ごみ出しや金銭管理，衛生面などのセルフケア（すでにできなくなりつつあり，支援を要する）
- 身体活動：外出の範囲
- 認知機能や身体状況の変化

と定め，2週間に1回の自宅訪問で生活状況把握を行い，包括センターおよび在宅医療・介護連携支援センター，アウトリーチ担当医が医療・介護連携地域ICTシステム（多職種連携のため，医療・介護関係事業者が地域の患者情報を登録・閲覧できる情報共有システム。以下「地域ICT」）（Column，p.61参照）を利用し，生活状況や体重・バイタルサインなどを共有することとした。

また，兄に対しても定期的に電話連絡を行い，関係性を構築しつつ，家族の受け止め状況もモニタリングする方針とした。

図表 2-2-2　医師アウトリーチ後の認知機能・身体機能の軌道

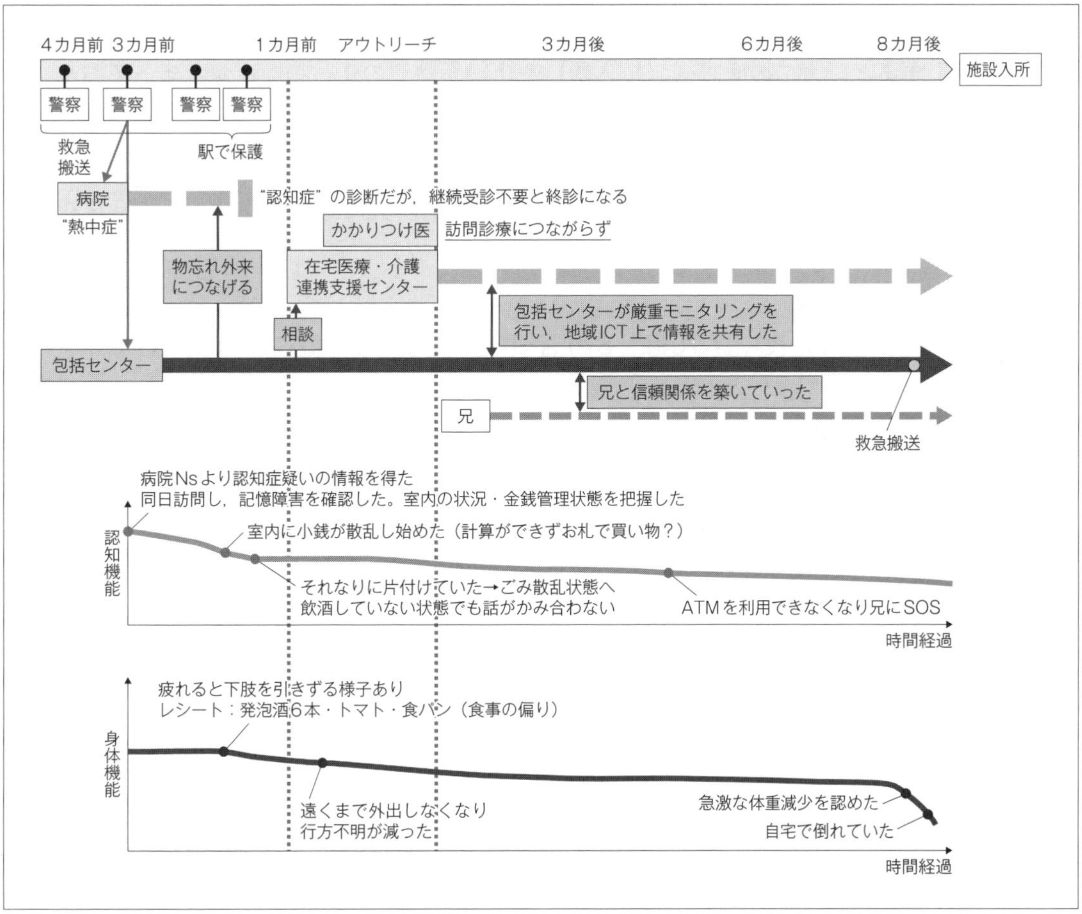

包括センター(地域包括支援センター)，Ns（看護師)，ATM（現金自動預け払い機）

6 初期介入後

1．医師アウトリーチ後の経過（図表 2-2-2）

1）3 カ月後

やせた印象があり，医師アウトリーチ時の体重 76kg から 73kg へ 3 カ月間で 3kg の減少を認めた。カロリー摂取不足以外に代謝異常，悪性腫瘍などエネルギーを消耗する背景疾患がないか懸念された。病院での精査に本人が同意し，包括センター職員の受診支援のもと，血液検査・腹部超音波検査・上部消化管内視鏡検査を受けた。検査結果に異常はなく，「問題ない」*2 という説明で終診となった。

*2 ここでの「問題ない」とは，「体重減少の背景に悪性腫瘍などの異常は見つからなかった，これ以上の精査は不要である」という意味を指す。つまり，カロリー摂取不足で体重が減少しているわけであるが，摂取不足になっている原因についての対応は考えられていない（この事例では，認知症によるセルフケア力低下で適切に食事ができていないことが考えられる）。投薬や検査が不要であれば医療が必要ないわけではない。認知症と診断された時点と同様に，本人に必要な主治医機能につなげる対応がとられることが望ましかったといえる。

2）4～5 カ月後

郵便ポストに郵便物がたまっていた。包括センター職員が本人とともに郵便物の確認をすると，ガスの請求書（払込票）や市役所からの送付物などがたまっており，郵便物の日付から 2～3 カ月前からポストの中身を確認していなかったと判明した。包括センター職員が兄に状況を伝えたところ，兄にもコンビニの ATM の使い方がわからなくなり 1 度電話が入ったとのことであった。「兄も本人の生活状態の変化を感じている」ということを把握した。

3）7～8 カ月後

体重が 7 カ月後には 70kg，8 カ月後には 65kg と急激に減少していた。本人は「体調は大丈夫」，「食事も摂れている」と言うものの，冷蔵庫内にはレトルトご飯が 1 パックと味噌しか入っておらず，ごみ箱には発泡酒の空き缶以外におにぎりや弁当の空き容器も見当たらず，十分に食事を摂取できずに生命の危機につながり得る状況と考えられた。ガスの振込票も放置されていた。

地域 ICT を通し状況を把握した（図表 2-2-3）アウトリーチ医は，モニタリング頻度を週 1 回に増やすよう助言した。

包括センター職員が兄に医療・介護・生活の支援について早急に検討が必要な状況が差し迫っていると連絡したが，兄はのらりくらりとかわす様子であった。兄にも実状をみてもらう必要があると強く認識した包括センター職員が数日後に再度兄に連絡したところ，うるさそうに「じゃあ，今から本人のところにいってくる」と電話を切り，その 1 時間後に兄から包括センター職員に慌てた様子で電話があり，「本人が全裸で便汚染された状況でベッド上に倒れており苦しいと訴えているので救急要請した」とのことであった。搬送先の急性期病院 B で熱中症・低栄養状態と診断され，入院加療となった。兄は事態に驚き，「状況を軽視していた」，「今後について一緒に考えてほしい」と発言された。

図表 2-2-3　地域 ICT 上で共有されたアウトリーチ後の体重推移

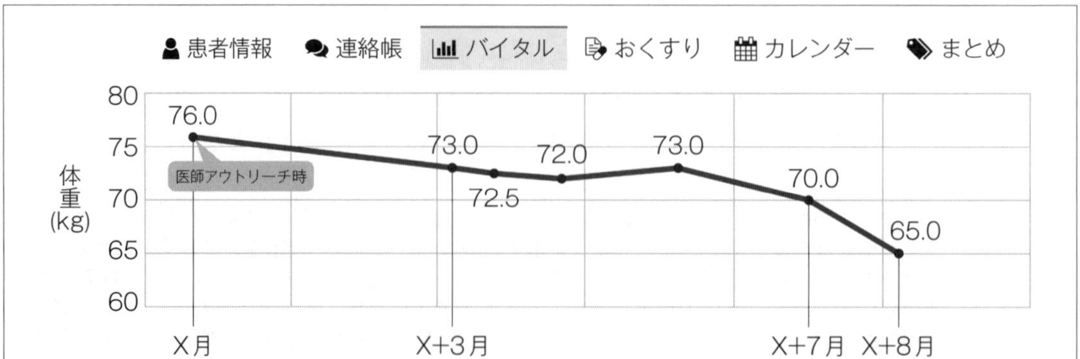

2. 入院中の支援

急性期病院Bに入院中にも包括センター職員が本人・家族に対する支援を継続した。病院の医療ソーシャルワーカー(medical social worker：MSW）とも連携し，入院中に区分変更申請を行い，要介護度をふまえて今後の療養環境を検討する方針となった。退院後はいったん介護老人保健施設（以下「老健」）に入所することとなった。区分変更申請の結果，要介護2の判定が出た。

3. 退院後の支援

老健から本人が時折兄に電話をすることがあった。「金を持ってきてくれ」という要望はあったが，飲酒を希望することはなかった。兄も医療・介護の必要性を理解し，老健退所後の住まいの検討（自宅復帰あるいは施設入所）を行い，看取りまで可能な介護施設への入所となった。

事例の包括的検討

1. 包括センター職員の伴走的支援

包括センター職員が覚知から施設入所に至るまで，次の①～⑦のような伴走的支援を行っていた。

①相談を受け，適切なスピード感での初回訪問（現認）を行った。

②本人の認知機能低下を疑い，医療につなぐための外来受診に同行した（→認知症の診断が得られた)。

③定期的に「安全」や「尊厳」を確認し，生活状況のモニタリングを行った。
生活の「安全」と「軌道」予測をふまえた緊急性を考慮し，医師アウトリーチを依頼した。

④医師アウトリーチ後も必要な医療・介護の支援につなげることができなかったが，本人に対して厳重モニタリングを行った。

⑤支援に消極的な兄に対しても関係性構築を進め，兄の受け止め状況をモニタリングした。

⑥現認した状況をチーム全体で共有し，モニタリングの頻度や支援方針を相談できた。

⑦入院中も継続的に支援した。

また，本事例における伴走的支援のなかでの重要な要素として，次の項目が挙げられる。

- 本人の様子および生活状況を継続的に現認し，生活や生命の「安全」を繰り返し評価していた*3。モニタリング項目の変化をとらえ，「軌道」予測も行えていた*4。
- 連絡がとれる家族は存在するが積極的な関わりは難しかった。定期的に本人の様子を伝えながら，家族の心情や認識についてもモニタリングしていた。

- 地域ICTを使用して支援チーム全体で本人や家族の情報を共有したことで，厳重モニタリングの頻度や次の支援方針などを相談することができ，支援が進みやすかったといえる。

2. 早期覚知・早期介入ができた可能性がある時点の例

医師アウトリーチ後の訪問診療導入時の家族面談で兄夫婦が契約に消極的であった理由として，「お金が絡む契約行為」などの面倒なことには関わりたくないという心理があることを把握できていた。本人に必要な医療や介護サービスにつなげる方法として，より早期に成年後見制度（【用語解説】p.251参照）利用に切り替える方法を検討してもよかった。

また，本人は単発の受診には拒否がなく，医療をすべて拒否しているわけではなかった。医療へのつながり方も必ずしも訪問診療であった必要はなく（支援チーム内に自宅を訪問して現認できる職種が存在すればよいともいえる），健康診断の名目で外来受診してもらうなど，何らかの本人や家族のニーズに沿うかたちで医療につなげることはできたかもしれない。ただし本事例では，仮に医療につながったとしても，生活を支える介護サービスを導入できた可能性は低かったと考えられる。

---

*3 本事例を担当した包括センター職員は医療職であった。非医療職が担当の場合は，事業者内・外の医療職に相談することで「軌道」をふまえた対応が可能となる。

*4 アルツハイマー型認知症の中核症状によって「疾病の軌道」の傾きは規定される。そして，食事や飲酒などの生活状況によっても変化をもたらされるため，同一疾患であっても軌道はさまざまである。長い目でみて，対象者に必要な医療介護の支援を考えるには「疾病の軌道」の概念を知っていることが望ましいが，モニタリングにおいてその対象者の生活，および生命の「安全」や「緊急性」を考える際には，本事例のように身体機能や認知機能（高次脳機能）を縦軸とした「軌道」がわかれば十分ともいえる。

Column

医療や介護の支援につながらない方に対しても，地域 ICT の利用が役立つ

地域において，医療・介護・福祉・行政に携わる多職種が支援の目標および方向性を合致させ，各職種が連動しながら支援にあたることを促進する方法の一つとして情報通信技術（information and communication technology：ICT）の利用がある。介護保険サービス利用時の包括同意に基づいて，各々の利用者に関わる職種（診療所医師・歯科医師・ケアマネジャー・訪問看護師・薬剤師・歯科衛生士・包括センター・介護福祉士・MSW など）が地域 ICT 上で情報のやり取りを行う。

本事例のように，医師アウトリーチ後に医療や介護の支援につなげることができず「厳重モニタリング」となった事例についても，介護保険サービス利用はないものの，本人または家族の同意が得られれば地域 ICT を用いることが可能である。地域 ICT 上で包括センターと在宅医療・介護連携支援センター，およびアウトリーチ医が密に情報共有を行うことで，本人の現状に即した支援方針を立てやすくなり得る。

（住谷 智恵子）

事例の経過状況

経過	在宅医療・介護連携支援センター	相談機関等	その他専門職の関わり	家族・親族，地域（住民）の状況
アウトリーチ前		［包括センター］ ●警察からの連絡を受け，A 病院に問い合わせ ●救急搬送当日に自宅訪問 ●後日，消化器内科受診に同行。断片的な記憶の欠落を相談。物忘れ外来の受診にも同行 ●診断結果を受け，本人から兄の連絡先を聞き，兄と面談 ●介護保険申請支援。認定調査同席 ●認知機能・身体機能の低下が見受けられ，在宅医療・介護連携支援センターに相談	［警察］ ●保護し，救急搬送。包括センターに連絡 ●その後も保護のたび，包括センターに連絡 ［A 病院］ ●救急搬送受け入れ。包括センターに情報提供 ●後日，消化器内科，物忘れ外来受診（アルツハイマー型認知症と診断）	［地域］ ●本人が他者との関わりを嫌い，近隣や友人等との交流なし ●本人は民生委員の介入は拒否 ●外出して道がわからなくなり，みずから交番へいくことが何度かあった ［兄］ ●本人から連絡を受けると，適宜対応していた ●包括センターに来所し面談に応じる。必要に応じ連絡を受けることは可能 ［兄の妻］ ●本人に批判的。交流ほとんどなし
医師アウトリーチ				
アウトリーチ後	（本人は訪問診療導入に同意） ●訪問診療導入前の家族面談	●医師アウトリーチ同席 ●訪問診療導入前の家族面談同席		［兄・兄の妻］ ●訪問診療導入前の家族面談 ●訪問診療導入について，兄から本人に意向確認。導入につながらず

経過	在宅医療・介護連携支援センター	相談機関等	その他専門職の関わり	家族・親族，地域（住民）の状況
アウトリーチ後	●地域ICTにより包括センターと情報共有 ●地域ICTを通じ，体重減少を把握。モニタリング頻度を増やすよう助言	●厳重モニタリング（定期的に自宅訪問。生活・身体状況把握） ●地域ICTにて生活状況や体重を共有 ●兄と定期的に連絡をとり，信頼関係構築をはかる ●意思決定支援に向けた取り組み（ACPの前段階となるツールを活用し，毎月本人の思いを聞き取り） ●病院受診支援（短期間での体重減少確認，受診・検査に同行） ●医療費負担軽減に向けた支援（受診前に市役所へ同行し税申告・負担限度額認定申請支援） ●ポストに郵便物等がたまっていることを兄に連絡 ●支援について早急に検討が必要な状況が差し迫っていると兄に連絡 ●入院中の本人・家族に対する支援（介護保険の区分変更申請および負担限度額認定証申請支援，療養環境の検討） ●老健入所後の様子を聞き取り，想定される生活の場について意見共有。兄との連絡も継続し，本人の状況・兄の意向・可能な支援について確認 ●在宅サービス調整（老健退所後，SSを利用しつつ施設入所方向となり，CM選定支援。SS利用施設から状況聞き取り ●入居予定となる介護施設決定後，施設対応可能なサービスや対応力について聞き取り。本人・兄の意向に沿った内容であることを確認	[警察] ●近所のコンビニへはいくが，離れた場所へ出かけることが減った様子で，保護されることもなくなる [急性期病院B（MSW）] ●包括センターと連携。本人・家族の状況をもとに退院計画。老健選定 [老健] ●包括センターと連携。5カ月間入所 [CM] ●介護サービス調整。入所希望施設探し [介護施設] ●看取りまで対応。本人の資産が尽きる場合には，兄とともに生活保護申請支援を行うこととなる。嘱託医による診察，健康管理体制のもとでの生活となった	[兄] ●時に惣菜などを本人宅へ届け様子をうかがうようになる ●本人から「コンビニATMの使い方がわからなくなった」と電話があった ●包括センターからの連絡に応じるが，問題意識は乏しく，煩わしそうな反応。再度連絡を受け，本人宅を訪問したところ，倒れて苦しんでいたため，救急要請 [兄] ●救急搬送後は，事態を軽視していたことを自覚し，積極的に包括センターへ連絡してくるようになる [兄の妻] ●訪問診療導入前面談や老健入所後，本人の住まいの片付けを夫である本人の兄と行う

包括センター（地域包括支援センター），MSW（医療ソーシャルワーカー），CM（ケアマネジャー），老健（介護老人保健施設），地域ICT（医療・介護連携地域ICTシステム），ACP（アドバンス・ケア・プランニング），SS（ショートステイ）

エコマップ

【アウトリーチ前】

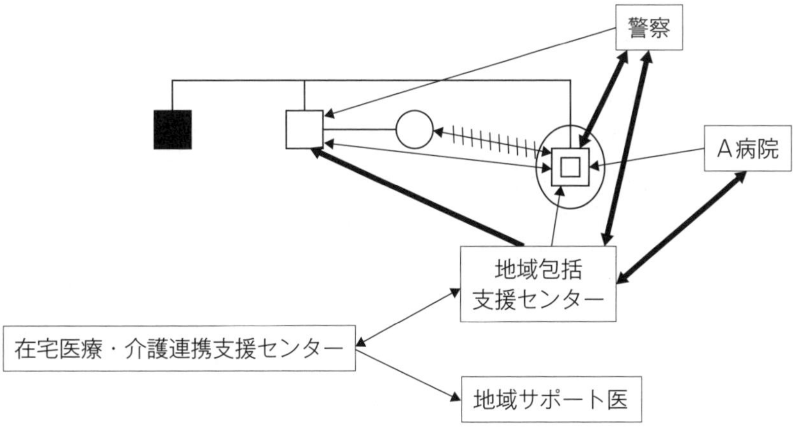

【アウトリーチ後】

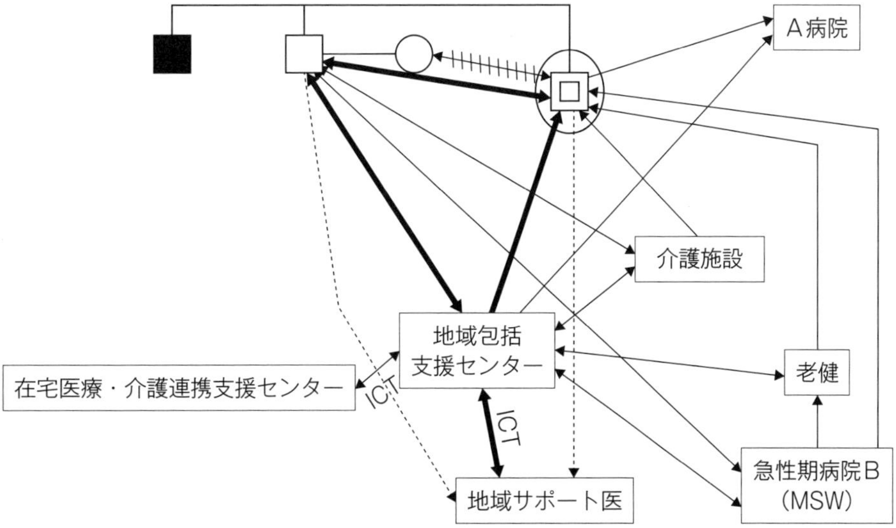

MSW（医療ソーシャルワーカー），老健（介護老人保健施設）

事例 高齢

03 生命に危機のある状態であったが医療につながらなかった認知症の事例

認知症

▶ Key word：行政への通報，成年後見制度，病院相談支援部門，現状を認識する力の欠如

▶ Point：
- 高齢者が「拒否」という表現型をとったとき，認知症である可能性を想起する。
- 病院は救急外来を受診した困難事例の情報を相談支援部門に集約し，次回の予定外来院に備える。
- 救急外来を受診した患者が，提案した必須の医療を希望しない，あるいは受け入れない，または強く拒否するために，やむを得ず帰宅させる場合，病院は本人に同意を得て行政（高齢者：地域包括支援センター，若年者：健康部門の行政担当課）に通報する。生命に危機のある場合は，本人の同意が得られなくても通報する。

【事例の概要】

家賃を滞納し強制退去の勧告を受けた夫婦について，保証人となっていた本人（夫）の妹が不動産会社から連絡を受けて自宅を訪問した。本人は身だしなみが乱れ，妹を認識することもできないため，同行していた姪が心配して地域包括支援センター（以下「包括センター」）に連絡した。速やかに自宅を訪問した包括センター職員は，応対の様子から本人は認知症ではないかと疑った。また，本人の鼻腔からは腫瘤が飛び出ていた。後日，医師アウトリーチを実施したが，夫婦とも拒否が強く，適切な医療につながることはなかった。「厳重モニタリング」を実施していた包括センター職員が，本人が転倒して救急搬送されたことを覚知した。搬送先の病院で，鼻腔の腫瘤は上顎洞《じょうがくどう》がんと診断された。がんから出血が続いており，緊急入院を強く勧めたが本人は断固拒否を貫いた。やむなく帰宅としたが，帰宅途中に再び転倒して救急搬送され，搬送中に心肺停止した。心肺蘇生により心拍は再開したが意識は戻らず，翌日に死亡した。心肺停止の原因は上顎洞がんからの出血や崩れた腫瘍塊による窒息と考えられた。

在宅医療・介護連携支援センターが覚知するまでの経過

対象者：80 歳代，男性

15 年前，A 市に転居した。転居してすぐにガス器具の故障によりガスが止まったが本人が再開を拒み，その後ガスは再開されていない。

⬇

1 年前から家賃（口座引き落とし）を滞納するようになり，6 カ月前まで保証会社によ

る家賃の支払いが行われたが滞納が続いた。不動産会社が電話をしてもつながらず，文書を発出したが数カ月間返信がないため，不動産会社社員が訪問した。しかし，対面での言葉のやり取りはまるで要領を得ない会話であった。不動産会社は裁判所に申し立てる準備を始めた。
3カ月前，不動産会社は保証人であった妹に家賃滞納と裁判申立ての予定であることを連絡した。

⬇

1カ月前，妹と姪（妹の娘）が自宅を訪問したが，本人は妹を見ても自分の妹だとわからなかった。また，妹や姪の知る限り，近所への散歩ですら，ハットにスーツを着用して出かけるほど身だしなみに気を遣っていた本人が，今ではひげが伸び放題，着衣はくたびれている。この様子を見ておかしいと思った姪が，包括センターに連絡した。
連絡を受け速やかに，包括センター職員と不動産会社社員が本人宅を訪問した。カーテンは閉められ，窓はガムテープで目張りされ，門扉のドアノブはひもでぐるぐる巻きにされていた。不動産会社社員が本人に家賃滞納について説明しても，「支払っている」と言い張り，聞く耳をもたなかった。右の鼻腔に「できもの」があることに包括センター職員が気づいた。
その後1カ月間で4回訪問したが，毎回「はじめまして」という雰囲気で既視感はなく，この時点で包括センター職員は認知症を疑った。また，右の鼻腔の「できもの」が急激に増大する様子はなかった。
不動産会社は裁判を申し立てるしか手段がないとしながらも，成年後見相当の認知症であるならば……と冷静な対応であった。認知症が疑われ，医療への接続が必要であるとの判断から，包括センターは在宅医療・介護連携支援センターに医師アウトリーチを依頼した。

医師アウトリーチ

1 緊急性の判断

包括センターから在宅医療・介護連携支援センターが相談を受けた当日，早急な医療職訪問の必要性があると判断し，訪問に向けた調整と健康状態の把握を依頼した。同時に，早急な医師アウトリーチが必要であるとも判断した。

2 課題整理に向けた情報収集

住環境	一軒家。賃貸。1年前から家賃未納

世帯構成	妻と二人暮らしだが，家庭内別居状態であった。 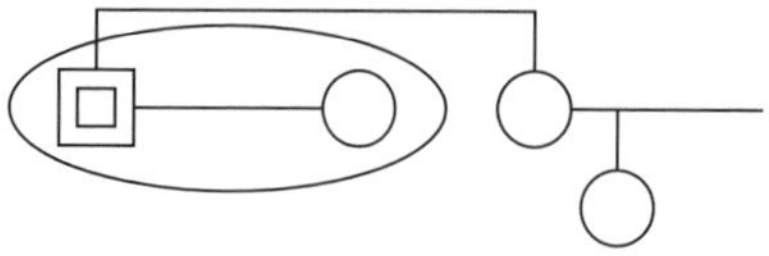	
家庭背景	妻とは両親の反対を押し切って結婚し，両親・妻と暮らしていた。妻は本人側の親族のことをよく思っておらず，妹と会うとき妻は顔を出すことはしなかった。 15 年前に同居の父が亡くなったことをきっかけに妹がいる A 市へ転居してきた。姪が当時不動産で働いていたため，現住居は姪が紹介した物件（本人と姪との関係はもともと良好であった）。 転居当初から他者との関わりを好まず，財産のことで兄弟ともめ，そこから A 市に住む妹以外とは関係を断ち切った。妹は A 市内に居住しているが 5~6 年間，交流が途絶えていた。	
学歴	不詳	
既往歴・入院歴	10 年以上前，転倒して頭部を打ったかもしれない。 5~6 年前，妹が会ったときに「頭痛が増えた」との発言があった。	
現症	①医師アウトリーチ時：認知症が疑われた。右鼻腔にがんを疑う腫瘤を認めた。 ②医師アウトリーチ実施後，第 1 回救急搬送時：歩行可能。頭痛なし。右鼻腔から易出血性の腫瘤がせり出していた。左鼻からじんわりとした出血が続き，左鼻腔内にも腫瘤が疑われた。CT 検査で骨破壊を伴う上顎洞がんと考えられた。また，脳の CT 検査では両側海馬が中等度に萎縮しており，アルツハイマー型認知症に矛盾しない所見であった。 ③第 2 回救急搬送時：心肺停止状態。心肺蘇生を 18 分間施行し，心拍が再開したが意識は戻らなかった。腫瘍による出血，または腫瘍塊が気道閉塞の要因となり，窒息から心肺停止に至ったと考えられた。 ④入院後経過：2 日後，妻・妹・姪の立ち会いで死亡確認。	
意思疎通の問題	□無　☑有	☑認知症　□高次脳機能障害　□精神障害 □知的障害　□構音障害　□難聴　□視覚障害
心理状態	把握できなかった。	
生活の様子 （食事・移動・排泄・清潔・睡眠）	訪問による家屋内の現認はできなかった。 15 年前の転居後，すぐにガス器具が壊れ，料理はできない状況のため，食事は購入してきたものを電子レンジで温めて食べていた。 買い物は近隣のスーパーに本人がいっていた。 洗濯物は定期的に干されている様子は確認できていた。	
アルコール・薬物依存，嗜好	飲酒が好きで，10 年前には健康のために自主的に運動していた。	
ライフライン停止	□無　☑有	□電気　□水道　☑ガス ☑固定電話：物理的に線が抜かれていた ☑携帯電話：解約済み，本体はほこりをかぶっていた ☑チャイムは電源が切れていた
経済状況	本人	①家賃滞納（口座振替） ② 3 つの口座を使用 （1）年金が入り生活費を引き落とす口座 残金は十分あったが，カードローンの引き落とし口座でもあり，家賃が引き落とせなくなっていた。通帳の記帳は 2 年前で止まっていた。 （2）100 万円以上の残金があるが，ほとんど使用されていない口座 （3）ほとんど残金がない口座

		③複数のクレジットカードを所持 ④本人・妻とも非課税 ⑤小銭が5万円分くらい部屋に置かれている	
	世帯	妻と二人暮らし。家賃滞納	
社会とのつながり		もともと他者と関わることを好まず，社会とのつながりが薄い。常にカーテンを閉め，室内の様子が見えない状況で，門扉のドアノブにひもを何重にも巻きつけ，他者が簡単に入れないようにしていた。民生委員に世帯への関わりを聞いたが，関わりはなかった。 就労に関して，職種は不明だが頻繁に海外出張を多くしていたらしい。	
介護認定		☑無　□有	□要支援（□1　□2） □要介護（□1　□2　□3　□4　□5）
障害認定		☑無　□有	□身体　□療育　□精神障害（　　級）□自立支援医療
関わりのあった機関		地域包括支援センター，不動産会社	

【本人の状況理解・受け入れ状態】

完全に支援を拒否している。なお，同居の妻にも医療介護拒否があったため，本人と同時に医師アウトリーチを行うこととなった。

3 支援の方向性を決定する

身体的問題	#1　悪性腫瘍疑い（右鼻腔の腫瘤） #2　認知症疑い
心理的問題	#3　拒否が強く課題を把握しきれない
社会的問題	#4　家賃滞納 #5　強制退去が予定された #6　支援拒否 #7　ライフライン停止（ガスが止まっている） #8　地域からの孤立

【抽出した課題のリスト】

＃1～3	医療とのつながりが途切れていることから，適切な医療へとつなぐ必要がある。
＃4～8	成年後見制度利用が必要と考えられる。
＃4・5	家賃に関する裁判に進む可能性が高い（賃貸問題の期限）。

【アセスメント】

【プラン】

- 医師アウトリーチの実施。
- 成年後見制度（【用語解説】p.251 参照）の利用。
- アドバイザリー事業（Column「市顧問弁護士との協働」p.169 参照）を活用して法律家（弁護士）に助言を求める。

4 初期介入

1. 医師アウトリーチによる介入

包括センターからの依頼を受けて８日後，妹・姪同席のもとに実施した。しかし，本人の拒否が強く，玄関の門から妹や職員を追い出そうとする姿があった。本人は妹を見て「知らない人まで連れてこないで」と発言しており，自身の妹であることを認識できていなかった。本人は怒ってすぐに自宅内に戻っていき会話ができなかった。

妹からの聞き取りから，約20年前，父の死別後に引っ越した当初から，周囲の人との関わりを拒む様子があったことが明らかとなった。しかし，その原因が性格や生い立ちによるものか，未診断の精神疾患等があるからかなどについては，本人との接触がごく短時間であったためわからなかった。一方で，家賃が支払えなくなったこと，これまでの包括センター職員との関わり，妹への反応などから認知症を疑った。また，右鼻腔にある「できもの」（腫瘍）は，本人と2mの距離でも視認することが可能な大きさであったが，医師アウトリーチ前の１カ月間で明らかに増大しているようには見えなかった。

同じく医師アウトリーチ対象であった妻は買い物に向かうところであったが玄関先でアウトリーチに応じてくれた。妻への診察の様子を本人は２階の窓から見ていた。

本人・妻とも拒否が強く，保険診療にはつながらなかった。

2. 医師アウトリーチ後の「厳重モニタリング」

医療にも包括センターの介入にも拒否があり，成年後見人の申立ては困難であった。包括センター職員により２週間に１回，訪問して現認する「厳重モニタリング」を行うこととした。

介入できるタイミングは強制退去時となる可能性が高いと考えられたため，強制退去日を把握し，退去日に合わせた精神科医による専門アウトリーチを予定することとした。

アドバイザリー事業を活用し法律家（弁護士）へ相談したところ，たとえば，成年後見人の申立てがなされれば，強制退去のための裁判手続きはいったん止まることなどの具体的な助言を得た。市役所と今後起こり得る事象への対応方法や役割分担などあらかじめ決めておくことになった。

医師アウトリーチの実施から１カ月後，本人宅近隣で救急車が止まっていることを包括センター職員が覚知した。即時訪問し，妻および消防隊員から，本人が自宅近くで転倒し救急搬送されたという情報を得た。

本人は搬送先の病院で「上顎洞がんステージⅣ」の疑い診断となり，転院して精査加療を受けることを病院医師から説得されたが，本人は断固として拒否した。宛名なしの診療情報提供書を手渡され，一人で帰宅することとなった。しかし，その道中で再度転倒した。倒れて動けなくなったところを通行人が発見し，再び救急搬送されたが，搬送中に心肺停止となった。心肺蘇生が行われ，搬送先で心拍は再開し，人工呼吸器を装着したが意識は戻らず，2日後に永眠された。

なお，救急搬送されてから亡くなるまでの間に，病院の医療ソーシャルワーカー（medical social worker：MSW）と包括センター職員が妻と丁寧に関わったことで妻の信頼を得ることができ，妻は訪問診療につながった。

事例の包括的検討

1. ライフヒストリーの振り返り

約20年前，父の死別後に引っ越した当初から，周囲の人との関わりを拒む様子があったことが妹からの聞き取りで明らかとなった。しかし，この事例のライフヒストリーの詳細を把握しきるには至らず，危機的ライフイベントや介入のタイミングは，図に示したもののほかにもあった可能性がある。

2. 早期覚知・早期介入ができた可能性がある時点の例

ガスが止まったが再開を本人が拒否したときが1つの介入のタイミングであった。

後に，2年ほど前，ある医療機関でがんの診断を受けていたことがわかった。医療機関への受診が途切れたときが，もう1つの覚知のタイミングであったと振り返ることができる。

3. 課題の再整理

医療	#1 医師アウトリーチ後も適切な医療につながっていない #2 認知症疑い #3 悪性腫瘍疑い（右鼻腔の腫瘤）
地域　行政	#4 ライフライン停止（ガスが止まっている） #5 家賃滞納 #6 強制退去の予定 #7 地域からの孤立 #8 支援拒否

- 少なくとも医師アウトリーチの時点において一定程度進行した腫瘍を疑い，認知症があると大まかに診立てることはできた。また，包括センター職員が，現認による「厳重モニタリング」を続けたことで，少なくとも救急搬送が生じたことを速やかに覚知することはできた。
- 救急外来で出会う困難事例について，医師や看護師が覚知したら，医療機関における相談支援部門のMSWや退院調整看護師に情報を集約する。すなわち，当該支援困難事例の予定外来院に備えて，たまたま診療を担当した医師や看護師だけが事例の情報を知っているというのではなく，情報を集約しておき，次に適切な対応が行えるよう備えておく必要があるからである。

- 対象者が高齢者の場合，病院は担当圏域の包括センターへ情報共有し，「厳重モニタリング」を依頼する。本人の同意を得ることが原則であるが，生命に危機のある場合はその限りではない。また，心配な対象者が若年の場合には，行政の担当課（健康部門）へ報告する。そして，対象者が児童で，親の意向や拒否により，必要な医療を受けさせずに帰宅させようとする場合は，虐待に相当することは自明であり相応の対応が必要である。

Column

「拒否」という表現型の背景に認知症を疑う

本事例のように診療や入院を拒否する事例に出会ったとき，認知症である可能性を一度は疑いたい。拒否の背景には多様な要因（後述）があり得ることを把握しておき，年齢ごとの認知症有病率も考慮して，疑いをもって事例をアセスメントしたい。80～84 歳の男性の約 17%，女性の約 24%が，85～89 歳の男性の約 35%，女性の約 44%が認知症であるという報告もある[1)]。

「拒否」の背景には，認知症，精神疾患，発達障害，知的障害がある場合や，明らかな精神病理のない場合もある。本書の事例 8 は精神疾患，事例 5 および事例 6 は明らかな精神病理はないと考えられる事例である。

文献

1）厚生労働科学研究費補助金認知症対策総合研究事業，研究代表　朝田隆：都市部における認知症有病率と認知症の生活機能障害への対応，平成 21～24 年度，総合研究報告書．

（沼沢 祥行）

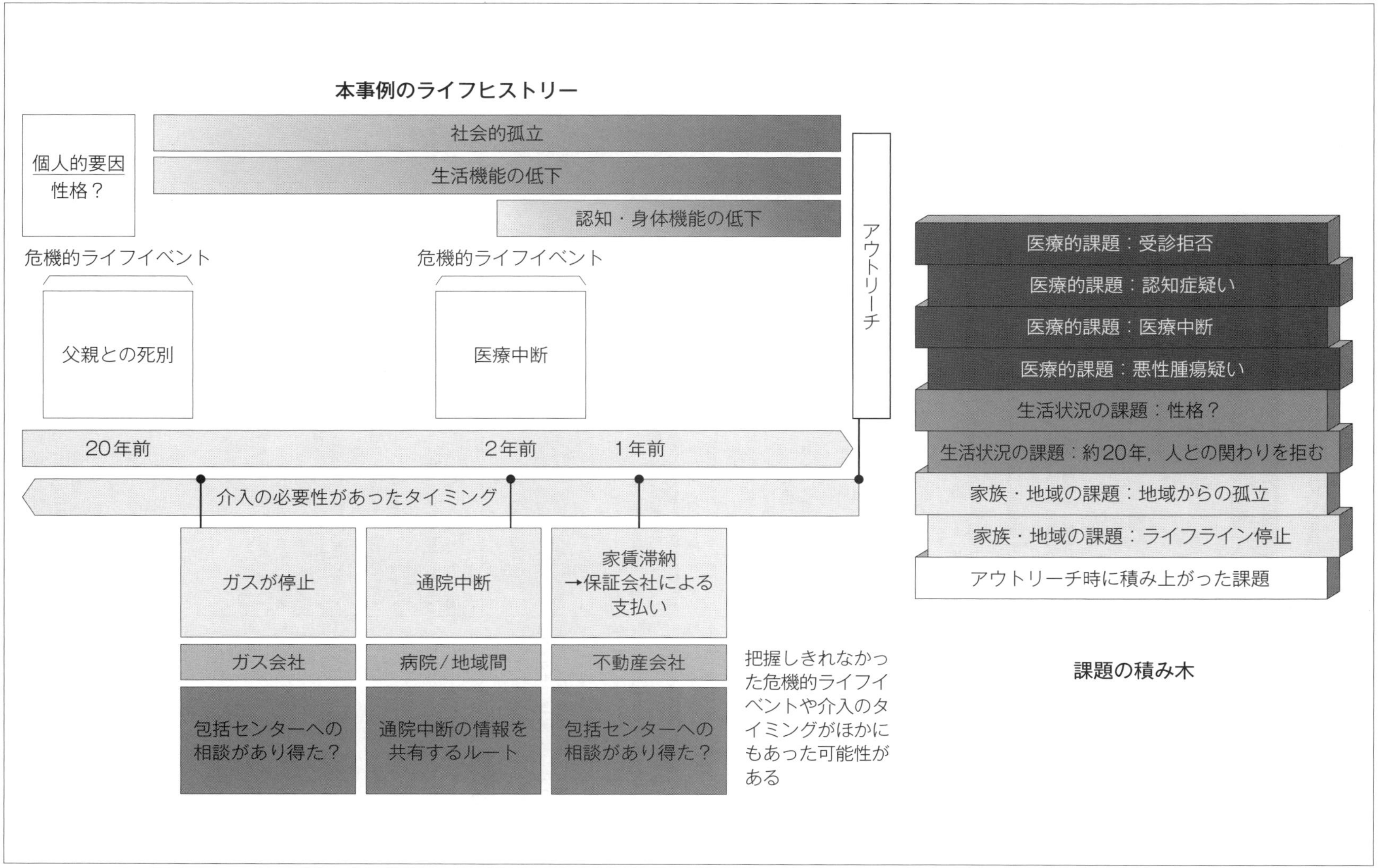
本事例のライフヒストリー
個人的要因
性格？
社会的孤立
生活機能の低下
認知・身体機能の低下
危機的ライフイベント
父親との死別
危機的ライフイベント
医療中断
アウトリーチ
20年前
2年前
1年前
介入の必要性があったタイミング
ガスが停止
ガス会社
包括センターへの相談があり得た？
通院中断
病院／地域間
通院中断の情報を共有するルート
家賃滞納
→保証会社による支払い
不動産会社
包括センターへの相談があり得た？
把握しきれなかった危機的ライフイベントや介入のタイミングがほかにもあった可能性がある
医療的課題：受診拒否
医療的課題：認知症疑い
医療的課題：医療中断
医療的課題：悪性腫瘍疑い
生活状況の課題：性格？
生活状況の課題：約20年，人との関わりを拒む
家族・地域の課題：地域からの孤立
家族・地域の課題：ライフライン停止
アウトリーチ時に積み上がった課題
課題の積み木

包括センター（地域包括支援センター）

事例の経過状況

経過	在宅医療・介護連携支援センター	相談機関等	その他専門職の関わり	家族・親族，地域（住民）の状況
アウトリーチ前			[不動産会社] ●本人宅へ家賃滞納について電話および文書送付するも返信がないために訪問。本人に滞納の説明をするが要領を得ない会話であった ●緊急連絡先の本人の妹に状況を説明し，協力を依頼 ●包括センターにも支援を依頼	[妹家族] ●妹が賃貸住宅の緊急連絡先であった。不動産会社から家賃滞納の連絡を受け，自宅を訪問。本人は妹を見ても自分の妹だとわからない。身なりのだらしない姿が気になり，包括センターに相談 [地域] ●地域とのかかわりなく孤立 ●民生委員が情報収集するも支援に至らず
		[包括センター] ●姪からの相談と不動産会社から長期家賃滞納で提訴予定であるとの情報を受ける ●不動産会社の訪問に同行し，自宅を訪問 •「家賃は払っている」と不動産会社の説明が理解されていない様子 •窓のカーテンを閉め，ガムテープで目張りをし，門扉はひもでぐるぐる巻きにしている •本人は介入拒否。妻は家庭内別居状態で「家賃滞納については本人に任せている」と，妻も介入拒否を示し，支援困難となる •包括センターは本人の右鼻に「できもの」があることに気づく		
	●包括センターの社会福祉士から支援困難の相談あり •認知症が疑われることと鼻の腫瘤からアウトリーチ対象と判断し，包括センター医療職の訪問にてアセスメントを依頼 ●家賃滞納については強制退去の可能性を視野に，弁護士に相談準備を依頼 •成年後見制度利用も視野に入れた支援が必要であることを助言 ●アウトリーチに向け地域サポート医の調整	[包括センター医療職] ●本人の認知症を疑うが介入拒否。妻はバイタルチェックに応じる。妻は大腸がん手術後の医療を中断していることが判明。妻も支援拒否 •夫婦ともにアウトリーチの対象であることから，基幹型包括センター地区担当者に相談（セルフネグレクト）		
			[不動産会社] ●地域サポート医による医療の診立てまで，提訴の動きを待ってくれることになる	[妹] ●アウトリーチに立ち会うことになる
医師アウトリーチ				
アウトリーチ後	●医師アウトリーチに同席 •妻のアウトリーチにも同席（医療・支援拒否状態である）	[包括センター] ●医師アウトリーチに同席 •医療，介護拒否で厳重モニタリングの方向性 •不動産会社と情報共有 •強制退去について司法（弁護士）に相談 •入院等も視野に支援策を検討 •介入困難事例として基幹型包括センターへの報告		[妹・姪] ●医師アウトリーチに同席 •金銭面での支援はできないものの夫婦への支援協力をすることになり，包括センターと情報共有をする
	●司法（弁護士）への相談・助言と包括センターに同行 •家賃滞納と裁判の関係 •預金口座の残高確認について •強制退去について •強制退去前に専門サポート医（精神科医）のアウトリーチについて	●司法（弁護士）への訪問 •弁護士の助言を受け，不動産会社に相談	[弁護士] ●家賃滞納については裁判での審判を待つ 「家賃滞納」と「退去」について1つの裁判で審議される →強制退去になる ●強制執行に向けて不動産会社と連携 ●強制執行後，本人は精神科医の診立て ●入院の準備をしておく	
	●厳重モニタリングで専門サポート医によるアウトリーチが必要と判断 •専門サポート医の調整と実施日調整	[包括センター] ●専門サポート医のアウトリーチについて基幹型包括センターと検討 •厳重モニタリング継続 •右鼻の状態が悪化 •専門サポート医依頼書作成		
	●包括センターから連絡が入る。救急搬送された病院のMSWに連絡し，対応を依頼（支援の経過報告）	●本人が転倒を繰り返しているところを住民が発見，救急車要請したことを聞き取り，救急搬送病院に連絡	[緊急搬送先MSW] ●包括センターと連絡	

経過	在宅医療・介護連携支援センター	相談機関等	その他専門職の関わり	家族・親族，地域（住民）の状況
アウトリーチ後	●包括センターに支援依頼（本人が勝手に病院を出た） ●救急搬送病院 MSW から本人再搬送，心肺停止の連絡 ・包括センターに支援依頼（妻へのサポートが必要と判断） ●入院病院 MSW と連携 ・本人死亡の連絡を受ける ・包括センターに，妻の医療，介護サービスへつなぐ支援を依頼	・本人が治療拒否。救急搬送病院では治療困難で，紹介状を渡している ●本人一人では帰宅できないと判断し警察に相談 ●包括センターが自宅訪問，妻への支援開始 ・妻が入院手続き行う際のサポートや病院から自宅まで送っていくなどの支援を開始 ・妻への支援をきっかけに妻は包括センターを信頼してくれるようになり，自身の抱える金銭問題などを打ち明ける ●入院病院 MSW と連携 ・本人死亡の連絡を受け，妻の支援を継続 ・葬儀後，妻を医療につなぎ，介護保険サービス導入（地域サポート医の医療機関が訪問診療対応してくれることになった）	［緊急搬送先 MSW］ ●在宅医療・介護連携支援センターに，本人の再搬送を連絡 ［入院病院 MSW］ ●在宅医療・介護連携支援センターに，本人死亡を連絡 ［地域サポート医が訪問診療］ ●訪問診療対応（妻）	［妻と妹の関係］ 妻は夫の妹のことをよく思っていないため，妹による支援を拒否。妹の支援は受けないことになる

包括センター（地域包括支援センター），MSW（医療ソーシャルワーカー）

エコマップ

【アウトリーチ前】

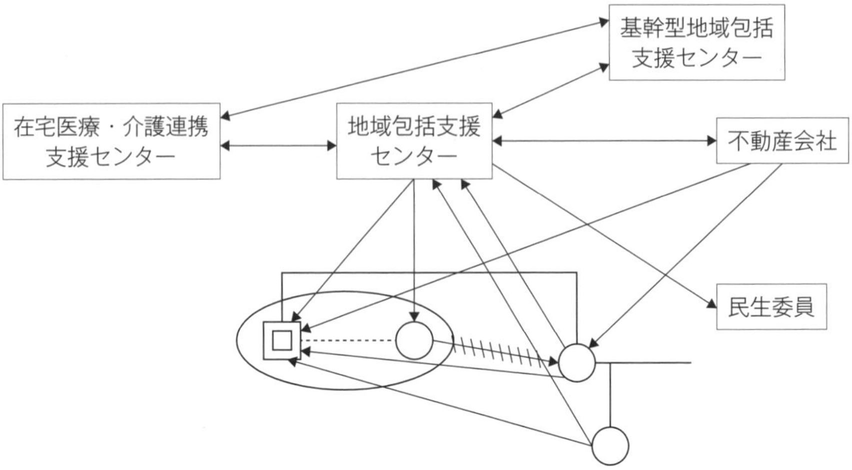

【アウトリーチ後】

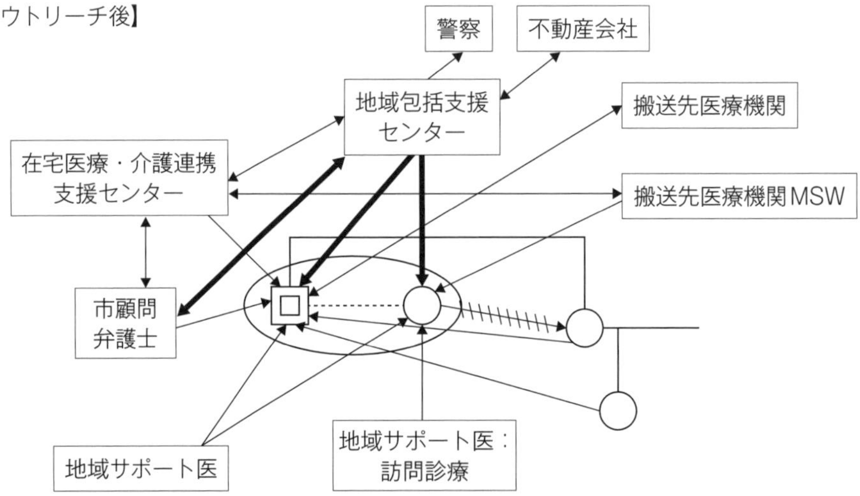

MSW（医療ソーシャルワーカー）

事例 高齢

04 高次脳機能障害に気づかれず，適切な支援を受けられていなかった事例

気づきづらい障害

▶ Key word：高次脳機能障害，失語症，障害者差別解消法，病態の啓発不足

▶ Point：
- 高次脳機能障害は多岐にわたるため，対象者に高次脳機能障害がある可能性を想起する（例：コミュニケーションに難がある場合には，認知症や精神疾患に加えて失語症である可能性も考える）。
- 特に麻痺のような身体機能障害がない，または軽度である脳血管障害患者の場合には，医療機関であっても高次脳機能障害に気づきにくいことがあり，相談支援者は事前情報にとらわれることなく，障害像に違和感をもった場合には医療者に改めて相談する。
- 高次脳機能障害のある方の障害像と残存能力を把握し，残存能力を活かした支援を行う。

【事例の概要】

生活保護受給者である70歳代女性が脳梗塞を発症し，麻痺を伴わない失語症が残った。本人は退院後もコミュニケーションに難を感じていたが，医療機関側が次々と医療機関を紹介し，4つ目の医療機関は次の通院先を探すよう市役所生活保護担当課に依頼した。医師アウトリーチを経て訪問診療につながったときには，互いが伝えたい大略を把握できれば，ある程度は言語によるやり取りが可能であった。一方で，「入居者指導を守らない」，「迷惑ごとが多い」として，残念ながら大家は失語症に対する理解が進まず家賃契約更新を拒否，本人は転居を余儀なくされた。相談支援者は，周囲に理解されにくい障害に配慮し，ヘルプカードの利用を促した。また，転居に際して障害者に配慮した不動産（県独自事業）の活用をサポートした。引き続き，障害者手帳の申請や意思疎通支援事業，高次脳機能障害の方のための通所介護（デイサービス）施設利用の開始へ向けて支援を継続している。

在宅医療・介護連携支援センターが覚知するまでの経過

対象者：70歳代，女性

主訴：病状を理解・伝達することができず，医療機関を転々としている。

5年前，うまく意思疎通ができないと自覚し総合病院Aを受診し，脳梗塞（部位：左脳の側頭葉から頭頂葉にかけて）と診断された。その後，回復期リハビリテーション病院Bに転院し，同院にて「高次脳機能障害」と診断された。回復期リハビリテーション病院Bを退院後，内科系のCクリニックに通院していた。

２年前，やはりうまくコミュニケーションがとれないことからＣクリニックからの紹介で心療内科のＤクリニックを受診したところ，脳神経内科での治療を継続するよう助言され，総合病院Ｅの脳神経内科を受診した。本人は，相手の話を聞いてある程度は理解できているようであったが，本人の話していることを相手（聞いている人）が理解するのは極めて難しかった。精神疾患ではなく脳梗塞後遺症としての「認知障害」との診断であった。また，脳梗塞再発予防のための内服継続が必要と判断され，同院への通院を継続した。

２カ月前，言語によるコミュニケーションの難しさを改善したいと本人が希望し，総合病院Ｆを受診した。しかし，医師による説明を本人が十分に理解できないため，診療継続は困難であると判断された。同病院が生活保護担当課に，「理解力が低く，病状の説明が伝わらない。別病院を受診してほしいと本人に伝えても理解されず，治療が進まない」と連絡した。また，総合病院Ｅは「病状について何度も同じ質問を繰り返し，医師の説明に時間がかかり，診療に支障をきたしている。通院先を検討してほしい」と生活保護担当課に連絡を入れていた。このような連絡を受け，生活保護担当課が在宅医療・介護連携支援センターに相談した。

医師アウトリーチ

1 緊急性の判断

緊急性はないと判断した。本人に医療拒否はないが，複数の医療機関から受診継続困難の判断がされ，適切な医療につなぐ必要がある。脳梗塞の再発予防が必要であり，総合病院Ｆから直近に処方された薬がなくなる１カ月後までに医師アウトリーチを実施する。

2 課題整理に向けた情報収集

生活保護担当課と地域包括支援センター(以下「包括センター」)，および受診歴のある医療機関から情報を得た。

住環境	アパートの２階。固定電話，携帯電話はない。
世帯構成	一人暮らし 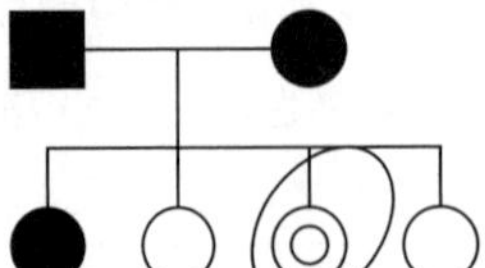

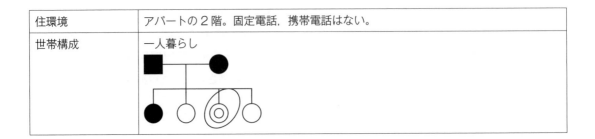

家庭背景		両親は死去。姉妹はいるが絶縁状態だった。結婚歴なし，子どもなし。	
生活歴		都内Ｘ区で生まれ育ち，高校卒業後に就労。7年勤務したが，母親の看病のため退職。母親の他界後に再就職するも，数カ月単位で職を転々とした。 10年前に姉を頼り，他県Ｙ市に引っ越した。アルバイトをしながら貯金を崩して生活したが，生活困窮状態となり，アパートを追い出され，ネットカフェで過ごしていた。 約1年後，生活保護担当課の支援で隣県のNPO法人の運営する自立支援施設に入居し，生活保護を申請した。その後，現在のアパートに移り一人暮らしとなった。	
学歴		高校卒業	
既往歴・入院歴		脳梗塞：総合病院Ａ（診断と急性期治療，急性期リハビリテーション） 回復期リハビリテーション病院Ｂ（回復期リハビリテーション）	
現症		高次脳機能障害，失語症	
意思疎通の問題		□無　☑有	□認知症　☑高次脳機能障害　□精神障害 □知的障害　□構音障害　□難聴　□視覚障害
心理状態		不安そうである。	
生活の様子（食事・移動・排泄・清潔・睡眠）		一人でスーパーまで買い物にいっている。 整容は保たれている。	
アルコール・薬物依存，嗜好		飲酒あり。以前は喫煙していたようだが詳細不明。	
ライフライン停止		☑無　□有	□電気　□水道　□ガス
経済状況	本人	脳梗塞発症の6年前から生活保護受給者	
	世帯	一人暮らし	
社会とのつながり		市内に友人はいない。近所付き合いもない。	
介護認定		☑無　□有	□要支援（□1　□2） □要介護（□1　□2　□3　□4　□5）
		入院時から介護保険認定申請を拒否している。	
障害認定		☑無　□有	□身体　□療育　□精神障害（　　級）　□自立支援医療
関わりのあった機関		地域包括支援センター，生活保護担当課，総合病院Ａ，回復期リハビリテーション病院Ｂ，内科系Ｃクリニック，心療内科Ｄクリニック，総合病院Ｅ，総合病院Ｆ	

【医療機関から収集した診療情報】

5年前の脳梗塞発症時，市役所にいき「何かがおかしい」と訴えたところ病院受診を勧められ，一人で総合病院Ａを受診した。「2日前の夜くらいから」，「なんだか変なおかしになっちゃって」，「こういう雰囲気が自分のうまくやりたいようになったり……」など，正しく伝わらない日本語が混在する発話であった。頭部MRI[*1]を撮像し，脳梗塞と診断された。脳梗塞により左脳の側頭葉から頭頂葉と呼ばれる部位が障害されていた。言語の症状は脳梗塞による「自分の発言している言葉を自分で十分に

[*1] CT検査に比べて詳細な脳の情報を得ることができるが，検査（撮影）に時間がかかる。

理解することができない」という失語症*2の症状であった。聞いたことに対する理解，相手の言ったことを繰り返して言う復唱，物の名前を言う物品呼称，書字，読字が高度に障害され，錯語（実際に存在する言葉とは異なる言い間違い）や文法の乱れが強く，発症当初は言語による意思疎通がほぼ不可能であった。時間経過とともに錯語は徐々に改善し，言い間違えても自分で間違いに気づいて修正しようとするようになるなど，症状はある程度改善してきた。また，物品呼称，復唱，読字も改善してきた。そして，聞き手が，本人が話そうとしているテーマや大略を理解できれば，日常生活において言語によるコミュニケーションはおおむね可能なレベルまで改善し，さらなる改善を目的に回復期リハビリテーション病院Bへの転院となった。

3 支援の方向性を決定する

在宅医療・介護連携支援センターの保健師と医師が下記のように課題を整理した。

【抽出した課題のリスト】

身体的問題	#1　失語症（コミュニケーション障害）を中心とした高次脳機能障害 #2　脳梗塞の既往
心理的問題	#3　医療機関への不信感 #4　自覚的に困っている感覚や体調不良感があるが支援者と適切につながっていない
社会的問題	#5　主治医機能を担う医療機関につなぐ必要があるが医療機関が継続受診を受け入れない #6　支援が必要であるが一人暮らし #7　地縁欠如 #8　介護保険認定未申請 #9　通信手段がない

【アセスメント】

#1～5	継続した医療への接続が必要である。適切な脳梗塞再発予防を行う必要がある。
#1・4	本人の希望するコミュニケーション障害改善への支援，高次脳機能障害についての支援が必要か検討する。
#6～9	失語症，高次脳機能障害ゆえに，これらの課題を自力で解決できない。

【プラン】

- 圏域担当の包括センター職員と，生活保護担当課の担当者に同行訪問してもらい，現状の把握を依頼する。
- 本人は受診を拒否しないが，医療機関側が受け入れ困難と判断しているため，医師アウトリーチを行い適切な医療につなぐ。
- 介護保険認定申請を行い，介護サービス利用につなげる。

*2 専門的には，「感覚性失語」と呼ばれる失語症の一つ。

- 高次脳機能障害対応可能な通所リハビリテーション（以下「デイケア」）の利用を検討する。

4 初期介入（医師アウトリーチ）

相談から20日後に医師アウトリーチを実施した。医師の診察や，質問，採血に拒否なく応じた。本人からは「うまくしゃべれるようになりたい，そのためには診療や検査は受けたい」という意向が確認できた。

失語症によるコミュニケーション障害，一人暮らしで社会とのつながりがないこと，自覚的な“困っている感覚”や“体調不良感”はあるものの医療機関と適切につながっていないということとそれを本人が自覚していないこと，医療機関を転々としたため，原因診断*3や治療経過などの医学的情報が分散して包括的に把握できていないことなどが課題として把握された。また，失語症のみならず，左右を理解する能力や単純な計算能力の低下など，いくつかの高次脳機能障害があると判断された。

5 支援の方向性（医師アウトリーチ後）

医師アウトリーチで得られた情報を受け，①生活現場での問題点をよく把握するために訪問診療を利用する，②急性期医療機関，回復期リハビリテーション病院における医療情報を改めて収集・確認する，③上記を情報収集したうえで治療薬の最適化をはかり，かかりつけ薬局と連携しながら服薬状況（アドヒアランス）の確認を進める，④介護保険を申請し，まずはデイサービスの利用を開始することを勧める，⑤その過程で信頼関係を構築しつつ，今後の生活の場について話し合いを進めることが提案された。

事例の包括的検討

1. 早期覚知・早期介入ができた可能性のある時点の例

各専門医療機関に入院や受診したとき，医療・福祉専門職が実際に関わった，または関わることができた可能性がある。高次脳機能障害が与える生活障害や支援について，各医療機関における相談支援者（医療ソーシャルワーカーなど）の理解を深めておくことで，早期に適切に介入できた可能性がある。

2. 課題の再整理

医療	#1　脳梗塞（塞栓源不明の脳塞栓症疑い） #2　失語症，高次脳機能障害

*3 脳梗塞の発症原因は“塞栓源不明の脳塞栓症”に相当すると考えられ，心房細動という不整脈を原因として生じる脳梗塞と同様の再発予防が必要であると診立てられた。なお，心房細動による脳梗塞を含めた合併症発症率は年率約4.5%と報告されている。

地域　行政	#3 #4 #5 #6 #7	医療機関への不信感 主治医機能を担う医療機関につなぐ必要がある 支援が必要であるが一人暮らし 通信手段がない（電話をもっていない） 介護保険認定未申請
福祉	#8	地縁欠如

【アセスメント】

医療機関の高次脳機能障害への理解不足により，適切な医療につながらず，必要な脳梗塞再発予防がなされておらず，必要な介護保険認定申請や相談支援にもつながっていない。また，本人の医療機関への不信感が増している。

【プラン】

- 訪問診療を開始し，必要な医療・介護資源の調整を行うための課題把握をさらに進める。
- 過去に入院歴のある病院で頭部 MRI などの検査を予定する。脳梗塞再発予防薬を開始する。
- 診療にはつながったものの，一般的な会話ができないこと，入居者指導を聞き入れないことなどを「迷惑ごとが多い」として大家がアパートの賃貸契約更新を拒否した。大家の失語症に対する理解は進まなかった。転居に伴うリロケーションダメージ（生活環境の変化によるストレスにより，心身に悪影響を及ぼすこと）が懸念されたが，現アパートのままでは，風呂修理を依頼しても数カ月にわたり対応してもらえないなど，本人への不利益が大きいと判断し，転居を選択することにした。

また，転居に関連して，高次脳機能障害に対する配慮の観点から，次の２つの対応を行うこととした。

- 本人の負担感を軽減するため，自治体独自の事業として存在する「高齢者や障害者に優しい不動産」*4（あんしん賃貸住宅協力店）を活用する。
- ヘルプマーク・ヘルプカードの活用を勧める。

賃貸契約拒否をきっかけに支援者として工夫できることは何かを改めて考え，包括センター職員と在宅医療・介護連携支援センター職員が訪問し，本人のかばんに

*4 民間賃貸住宅の市場において，さまざまな居住支援サービスの提供を促すことにより，高齢者や障害者などの住宅確保要配慮者への居住の安定確保と安心できる賃貸借関係の構築を目的とし，実施されている賃貸支援事業である。各自治体で制度名は異なっているが，ホームページなどでは高齢者や障害者に優しい不動産仲介業者のリストが掲載されてる。
参考・千葉県：千葉県あんしん賃貸支援事業について．https://www.pref.chiba.lg.jp/juutaku/chintai/koureisha/anshin/（閲覧日 2022/12/3）
・東京都：安心居住パッケージ事業．https://www.juutakuseisaku.metro.tokyo.lg.jp/bunyabetsu/jutaku_fudosan/anjyujigyo.html（閲覧日 2022/12/3）

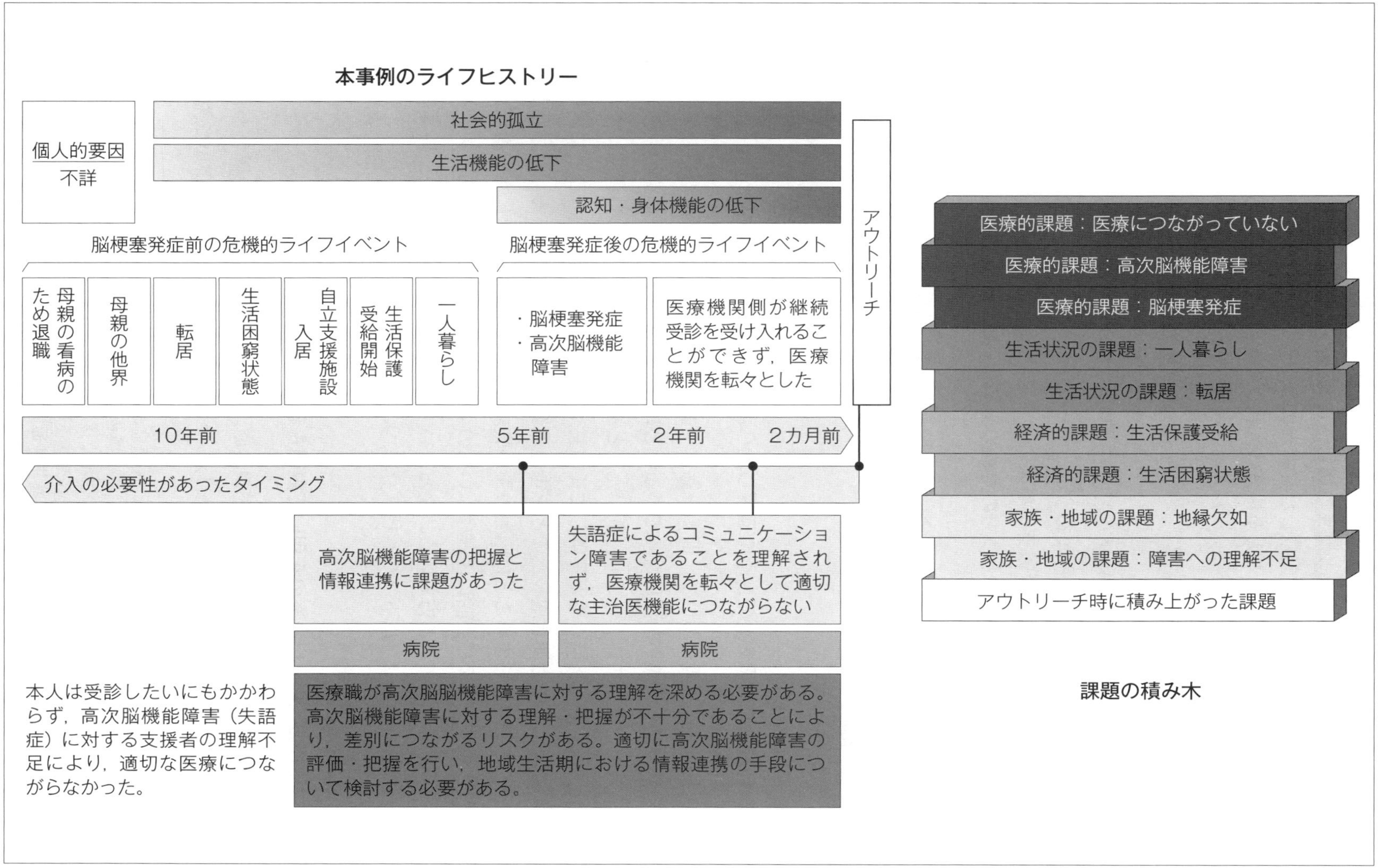
本事例のライフヒストリー
個人的要因
不詳
社会的孤立
生活機能の低下
認知・身体機能の低下
脳梗塞発症前の危機的ライフイベント
母親の看病のため退職
母親の他界
転居
生活困窮状態
自立支援施設入居
生活保護受給開始
一人暮らし
脳梗塞発症後の危機的ライフイベント
・脳梗塞発症
・高次脳機能障害
医療機関側が継続受診を受け入れることができず，医療機関を転々とした
アウトリーチ
10年前
5年前
2年前
2カ月前
介入の必要性があったタイミング
高次脳機能障害の把握と情報連携に課題があった
失語症によるコミュニケーション障害であることを理解されず，医療機関を転々として適切な主治医機能につながらない
病院
病院
本人は受診したいにもかかわらず，高次脳機能障害（失語症）に対する支援者の理解不足により，適切な医療につながらなかった。
医療職が高次脳脳機能障害に対する理解を深める必要がある。高次脳機能障害に対する理解・把握が不十分であることにより，差別につながるリスクがある。適切に高次脳機能障害の評価・把握を行い，地域生活期における情報連携の手段について検討する必要がある。
医療的課題：医療につながっていない
医療的課題：高次脳機能障害
医療的課題：脳梗塞発症
生活状況の課題：一人暮らし
生活状況の課題：転居
経済的課題：生活保護受給
経済的課題：生活困窮状態
家族・地域の課題：地縁欠如
家族・地域の課題：障害への理解不足
アウトリーチ時に積み上がった課題
課題の積み木

ヘルプマークのストラップを取りつけることを提案した。ヘルプカードには氏名，住所，主治医，連絡先（担当地域包括），支援すべき障害の要点として「脳梗塞で言葉が不自由です」と記載した。本人には，道に迷ったらこのヘルプカードを見せてくださいと説明し，本人からは「これで大丈夫ね」と安心の言葉が聞かれた。実際にその後，警察保護があったとき，ヘルプカード，ケアプラン（介護サービス計画書），鍵ホルダーストラップを見て，警察官がケアマネジャーに連絡を入れ，自宅まで送ってくれた。

その他，障害者手帳の申請などの制度利用支援を引き続き行っていくとともに，本人に症状回復に向けた意欲があることから支援者以外の人との会話を楽しむ機会として，失語症者向け意思疎通支援事業*5として開催されている「失語症カフェ」への参加や高次脳機能障害をもつ方のためのデイサービスの利用を促している。

Q & A

Q　失語症の障害像をどのように理解したらよいか？

A　人間は成長過程において，聞く→話す→読む→書くの順で言葉を習得しており，書き言葉は話し言葉が前提になっていることに思いをはせると，失語症の人の障害像を大きくとらえやすい。つまり，聞いたことを理解することが難しい状態にある話し手が発する言葉は，聞き手が理解しにくい言葉となる。一方で，話すことに困難を抱えている話し手でも聞き取ったことを十分理解できている場合がある。聞いたことを理解することや話をすることに困難のある失語症の人は，読み書きにも障害がある。失語症がなく，ゆえに会話に困難はないものの，読みや書きに障害のある失読や失書という障害を抱えている方もいる。なお，いずれの障害にも程度があり，時間経過やリハビリテーション（以下「リハビリ」）により変化し得る。

Q　失語症の人に書いたものを用いて説明すると伝わるのか？

A　残念ながら上手に伝わらないことが多い。失語症者は読み書きにも障害がある。話してもこちらの言っていることが伝わらないからといって，文字で書いて説明しても，

---

*5 失語症者向け意思疎通支援事業は，失語症のある人の社会参加を進めることを目指し，2018（平成 30）年度から各自治体において支援者養成研修が始まり，2019（令和元）年度からは失語症のある人が参加する会議等での現地支援や病院受診等での外出同行支援など，意思疎通支援が必要な場面に，養成した支援者を派遣する事業として開始された。
参考・千葉県：千葉県失語症者向け意思疎通支援事業. https://chiba-st.com/st/ishisotuu-shien（閲覧日 2022/12/3）

理解の助けにはなりにくい場合が多い。一方で，絵や図を用いると伝わりやすいことがある。

Q 失語症患者はどのような医療機関で診療を受けているのか？

A 失語症に，一定程度以上の片麻痺を伴う場合は，回復期リハビリ病院への転院（リハビリ転院）が選択されることが多い。一方で，麻痺がない，または，麻痺が軽く失語症のみの患者の場合，急性期病院で入院加療を行った後，リハビリ転院せず，急性期病院の外来でフォローされる。

リハビリ転院しない場合，外来（他院に紹介される場合もある）で低頻度に言語聴覚士がフォローする「外来リハビリ」につながる場合，言語聴覚士のいるデイサービスにつながる場合，いずれにもつながらず医師だけの外来フォローとなる場合がある。

Q 失語症をはじめとした高次脳機能障害の評価は誰が行っているか？

A 入院中の詳細な高次脳機能障害の評価はリハビリ専門職が中心となって行っている。入院という環境下では，高次脳機能障害により実際に生活にどのような障害が生じるかを完全に予測しきれない面もあるが，専門職による評価は今後の経過予測に役に立つ。高次脳機能障害の原因となった脳血管障害*6 の主治医が，脳神経内科または脳神経外科の医師であっても，医師の診療情報提供書には必ずしも高次脳機能障害に関する詳細は書かれていないことがある。一方，看護師による病棟での観察が障害像を的確にとらえている可能性がある。

Q 高次脳機能障害の方が取得できる障害者手帳とは？

A 高次脳機能障害によって日常生活や社会生活に制約があると診断された場合，「器質性精神障害」として精神障害者保健福祉手帳の申請対象となる。精神科医，リハビリテーション科医，脳神経内科医，脳神経外科医などが申請に必要な診断書を記載できる。しかし，医師がこのことを知っているとは限らない。なお，診断書の作成は，初診日から６カ月以上経過している必要があり，かつ作成日から３カ月以内の申請手続きが必要である。

（沼沢 祥行）

---

*6 脳梗塞，脳出血，くも膜下出血の３つの疾病を合わせて「脳血管障害」と呼ぶ。

事例の経過状況

経過	在宅医療・介護連携 支援センター	相談機関等	その他専門職の関わり	家族・親族, 地域（住民）の状況
アウトリーチ前	●生活保護担当課CWから相談を受け，本人の医療情報など詳細を聞き取り ●包括センターに，医師アウトリーチを前提に生活保護担当課と訪問してほしいと支援を依頼 ●前病院へ診療情報提供書，画像データの提供を依頼（地域サポート医へ提出）	[生活保護担当課 CW] ●医療機関からの依頼を受け，在宅医療・介護連携支援センターに相談 [包括センター，生活保護担当課 CW] ●本人のもとを訪問し，医療受診状況，困りごとなど情報収集を行う。医師アウトリーチが必要と判断し，在宅医療・介護連携支援センターに依頼	[総合病院 F および E（MSW）] ●生活保護担当課 CW に，意思疎通困難で診療に支障があるため，他の医療機関への調整を依頼	
医師アウトリーチ				
アウトリーチ後	●担当者会議同席 ●包括センターからの相談を受け，県の広域専門指導員に対応依頼 ●転居支援 • 県の住宅確保要配慮者（高齢者，障害者等）の住まい探しをサポートする事業（あんしん賃貸住宅協力店）を利用 ●包括センターと本人宅を訪問 ●援助を得やすいように工夫，本人に説明 • ヘルプマークおよびヘルプカードの所持，鍵の所在確認（首ストラップ）	[包括センター，生活保護担当課 CW] ●医師アウトリーチ同行 [生活保護担当課 CW] ●訪問診療決定を受け医療券を発行，CM と連携 [包括センター] ●対応および検討 • 介護保険認定申請 • 介護保険認定調査立ち会い • CM の選任および支援 • グループホーム検討 [包括センター，生活保護担当課 CW] ●担当者会議同席 [包括センター] ●生活保護担当課 CW からの相談を受け，障害者差別に該当しないか在宅医療・介護連携支援センターに相談 ●県の広域専門指導員と一緒に不動産会社に相談 [生活保護担当課 CW] ●転居に関し，生活保護法に基づく病状調査を主治医に相談 ●包括センターに賃貸住宅契約に必要な情報を提供（生活保護で支給される金額等） [包括センター] ●転居支援 • 本人の物件見学に同行，契約に至る ●転居後，道に迷い，警察に保護されたことを把握し，在宅医療・介護連携支援センターに相談，同行訪問 ●訪問ごとに，ヘルプマーク，ヘルプカード，鍵の所在を確認することとした	[CM] ●サービス利用支援 • 訪問診療開始 • 訪問看護（1 回 / 週）導入 • 訪問薬剤（2 回 / 月）導入 • 訪問介護，デイサービスの利用は本人の同意が得られず，検討となる ●担当者会議開催 • 本人の訴えに対し，訪問診療時に関係者と話し合う場面を設定 •「もっとうまく話せるようになりたい」との希望があり，主治医から訪問リハビリテーションが提案され，本人も希望したことから訪問リハビリテーション（言語訓練）を導入 • 訪問介護導入	[不動産会社] ●生活保護担当課 CW に賃貸借契約の更新拒絶について連絡 ●失語症に関し大家の理解を得ることはできなかった

[医療・介護関係者]
※地域 ICT システムで情緒共有

包括センター（地域包括支援センター），CM（ケアマネジャー），CW（ケースワーカー），MSW（医療ソーシャルワーカー），地域 ICT（医療・介護連携地域 ICT システム）

エコマップ

【アウトリーチ前】

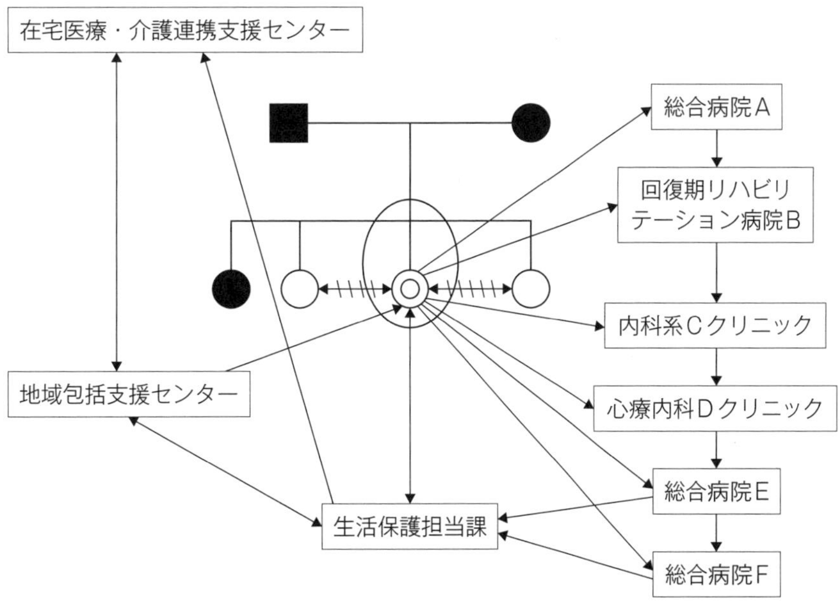

【アウトリーチ後】

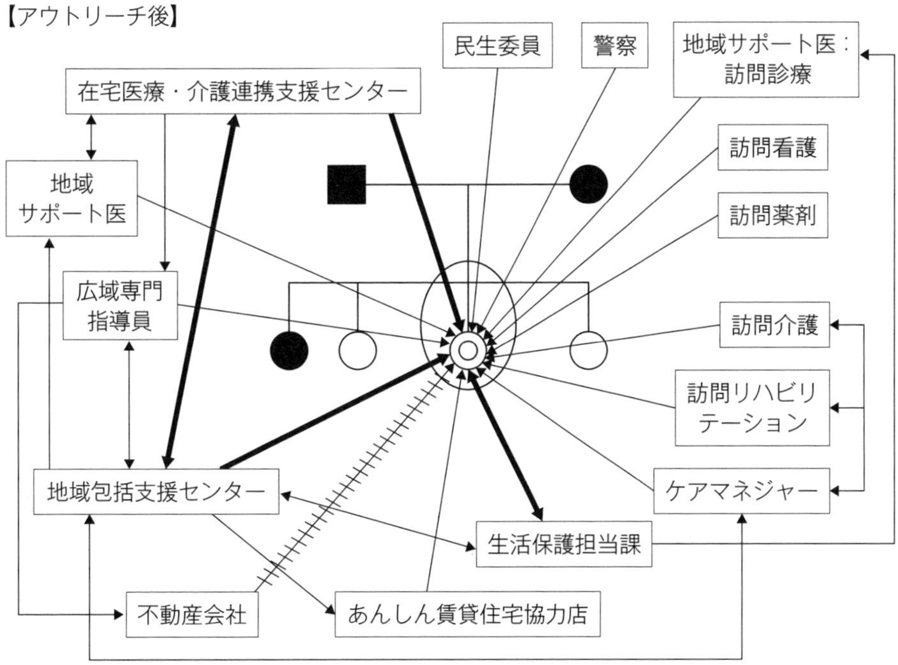

Column

コミュニケーションに障害を抱える方に対して「障害者差別解消法」に基づく対応を

平成28（2016）年に施行された「障害を理由とする差別の解消の推進に関する法律」（障害者差別解消法）は，国・独立行政法人・地方公共団体・民間事業者に対して，障害者の「不当な差別的取扱い」の禁止，障害者に対する「合理的配慮の提供」を行うことを規定している。とりわけ民間事業者に対しては，障害者から求めがあった場合に，過重な負担とならない限りで，サービスの提供にあたり障害の特性に応じた情報提供を行うことやコミュニケーションツールを活用するなどといった合理的な配慮を行うことが求められている。

医療分野における合理的配慮の具体例には，診察等で待つ場合，順番がきたら電話で呼び込むといった対応や，コミュニケーションの方法として手話や筆談など用いる等の配慮を行うことなどが考えられる。これらのほか，コミュニケーションに障害を抱える方に対しての合理的配慮の具体例等については「障害者差別解消法 医療関係事業者向けガイドライン」[1]にその内容が示されているので参照されたい。

文献

1）障害者差別解消法 医療関係事業者向けガイドライン—医療分野における事業者が講ずべき障害を理由とする差別を解消するための措置に関する対応指針，平成28年1月，厚生労働大臣決定.
https://www.mhlw.go.jp/seisakunitsuite/bunya/hukushi_kaigo/shougaisha-hukushi/sabetsu_kaisho/dl/iryou_guideline.pdf（閲覧日 2022/12/3）

（小山 宰）

事例 高齢

05 有害動物飼育で集合住宅の強制退去勧告となっていた事例

孤独・孤立

▶ Key word：集合住宅，有害動物飼育，近隣からの苦情，不衛生な住環境，社会的関係の醸成

▶ Point：
- 医療に対する不信・曲解，処方薬への自己判断，頻繁な医療中断の経緯あり。夏場に食事が摂れず体重減少があるものの，適切な医療につながらないことから，医師アウトリーチ相談を受け，地域サポート医の訪問につながった。
- ネズミやスズメなどの飼育で近隣から苦情を受けるも，管理会社の指導に従わず，集合住宅強制退去の可能性が高かった。
- 訪問診療・訪問看護・地域包括支援センターの関わりにより信頼関係を築くことができ，有害動物駆除へと方針が進んだ。

【事例の概要】

高齢一人暮らしの生活状況で，繰り返す医療中断と体重減少により身体状況が悪化するなか，集合住宅で許可されていない動物飼育を頻繁に行い，近隣トラブルが頻発していた事例である。初回医師アウトリーチ時には，餌付けや飼育により，室内外で非常に多数の野生動物が発生しており，生活環境は不衛生，生活維持に問題を発生させていた。安全に訪問することにも対策や注意を要する状態であった。本人は地方の出身で，元来野生動物が好きであり，配偶者との死別や一人暮らし生活となったことが問題の背景として考えられた。継続的な関わりにより，医療への信頼を得られることができ，身体的問題も徐々に整理され，施設入所による一定の課題解決へと至った。

在宅医療・介護連携支援センターが覚知するまでの経過

対象者：80歳代後半，女性

10年前まで認知症の夫を介護サービスなどは利用せずに在宅介護をしていた。集合住宅在住。
5年前頃，野生動物の飼育や餌やりが目立つようになり近隣住民からの苦情が入るようになる。
4年前，夫が死去して集合住宅での一人暮らし生活となる。

⬇

数年前より，医療機関にかかる必要性が増えているにもかかわらず，医療に対する不信感や曲解があるほか，処方薬の必要性についての自己判断，医療機関に対する本人の思い込み・偏見があって，繰り返し医療機関への通院を中断するようになる。

繰り返し医療機関とつながらない経過より，在宅医療・介護連携支援センターからの依頼でアウトリーチ依頼となる。

医師アウトリーチ

1 緊急性の判断

地域包括支援センター「以下（包括センター）」がこれまでに把握している支援経過を整理した。この数年来，繰り返し医療機関につながっていない状況があることを確認したが，シルバーカーで近くのスーパーまで屋外移動でき食事摂取が可能で過ごせている点などより，緊急性はあまり高くないと判断した。本人に確認を行い，訪問予定を組み対応を開始する方針とした。医師アウトリーチ実施について，本人には「自治体の健康相談」として本人の様子を確認しに訪問するということで説明している。

2 課題整理に向けた情報収集

住環境	集合住宅１階：3LDK を借家として居住。エレベーターなし 住宅改修として手すりの設置がある。 住居内ではネズミが多数目撃されており室内は動物糞や食残で汚染されている。 ベランダでも本人が野鳥（スズメ・カラス）に餌やりを行っていたため，鳥の糞や羽による汚染がひどい。
世帯構成	一人暮らし 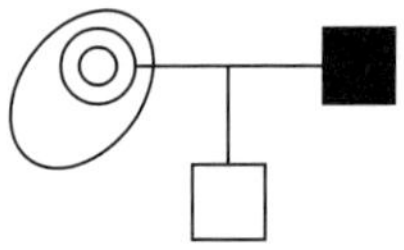
家庭背景	夫は 10 年以上の認知症の経過の末に 4 年前に死去。 近県在住の長男がいるが，良かれと思って本人に助言をしても本人は全く聞き入れないことから，「好きにすればよい」と疎遠となった。長男は「自分の言葉には耳を貸さないので，公的サポートからのアプローチは有り難い」と話している。
学歴・職歴	東北の出身。小学校高学年になると素行が悪く補導されることがある。20 歳代に単身上京し，弁当店や飲食店などさまざまな職に就いた。20 歳代半ばで結婚し長男を授かる。結婚後は会社事務職として働いた。
既往歴・入院歴	高血圧，脳梗塞，カンジダ食道炎，胃潰瘍（入院歴あり）
意思疎通の問題	□無　☑有 ｜ □認知症　□高次脳機能障害　☑精神障害疑い □知的障害　□構音障害　□難聴　□視覚障害
心理状態	支援機関による訪問に対し拒否はない。医療介入・服薬管理および施設利用には拒否を示す。

<table>
<tr><td colspan="2">生活の様子
（食事・移動・排泄・清潔・睡眠）</td><td colspan="2">食事：自立（スーパーで買ってきた弁当総菜など）
移動：屋内・屋外とも自立
•市販のシルバーカーを押して近所のスーパーや市場へ食料を買いに出かけている。
•隣県に，最近まで好んで通っていた薬局がある（交通手段の利用可）。
清潔：日中夜間ともトイレ自立可
•訪問診療導入時，入浴を含め保清行為は長らく行っていなかった様子。
•爪も伸びており 1 年以上切っていなかった。
•訪問診療導入後も入浴は「たまにする」と本人は発言するが，実際の状況や頻度不明。
睡眠：時折中断がある
喜び：野鳥やネズミに餌をあげることを楽しみにしていた（訪問診療導入後はやめたと話す）。「タバコ以外にすることがない」と話し，1 日 10～20 本程度吸っている。</td></tr>
<tr><td colspan="2">アルコール・薬物依存，嗜好</td><td colspan="2">喫煙歴：1 日 10～20 本，飲酒習慣不明</td></tr>
<tr><td colspan="2">ライフライン停止</td><td>☑無　□有</td><td>□電気　□水道　□ガス　□電話</td></tr>
<tr><td rowspan="2">経済状況</td><td>本人</td><td colspan="2">収入：年金生活，貯蓄として約 600 万円所持。</td></tr>
<tr><td>世帯</td><td colspan="2">－</td></tr>
<tr><td colspan="2">社会とのつながり</td><td colspan="2">地域での交流はほとんどない。同集合住宅内に友人が一人いる。
4 年前に夫が死去し一人暮らしとなる。長男は近県に居住しているが，本人への助言を一切聞き入れてくれないために疎遠となっている。
集合住宅のベランダや窓辺で野鳥に餌を与えることを日課にしていることより，近隣からの受け入れは不良で，近隣住民より住宅管理会社へ苦情が入っている。</td></tr>
<tr><td colspan="2">介護認定</td><td>□無　☑有</td><td>□要支援（□1　□2）
□要介護（☑1　□2　□3　□4　□5）</td></tr>
<tr><td colspan="2">障害認定</td><td>☑無　□有</td><td>□身体　□療育　□精神障害（　　級）□自立支援医療</td></tr>
<tr><td colspan="2">関わりのあった機関</td><td colspan="2">地域包括支援センター，ケアマネジャー，福祉用具貸与事業所，A 病院，B 病院，C クリニック，D 医院，住宅管理会社</td></tr>
</table>

医療に対する不信感や曲解があるほか，処方薬の必要性自己判断，医療機関に対する思い込み・偏見があり，繰り返し医療機関への通院を中断している。過去に受診していた医療機関として，A 病院，B 病院，C クリニックなどがある。本人は「A 病院であればまた通院する」と話す一方で，「検査は嫌。○○という胃薬だけ出してほしい」などと訴える。医師からは「検査拒否により診断ができない。診断ができないので治療もできない。かかりつけ医を受診するように……」と言われ，中断に至っている。

その後，A 病院からの診療情報提供書交付を受け，D 内科医院を受診するが，脳梗塞の既往ゆえに専門外である理由として断られる。こうした経緯より受診に対する本人の意欲が衰退したと考えられる。脳梗塞の既往のほか，昨夏は食欲低下から食事がほとんど摂れず，体重が 4kg 減少するといったエピソードも認めていた。

【家族関係】

4年前に死去した夫（配偶者）は10年以上認知症の状態にあった。介護サービスを利用することなく本人が在宅で介護を続けた。長男は県外に居住するが，本人が息子の助言等を受け入れないため，疎遠となっていった。

【本人の状況理解・受け入れ状態】

本人が繰り返し医療機関を中断させていて，かかりつけ医がいない状況があった。最近の介護保険認定申請では以前に入院歴があったB病院の意見書が提出されていたが，その後通院は中断され，同病院からは通院継続が難しいと判断されていた。前医で介護申請をしたが通院につながっていないことから，包括センター職員より，「介護保険の更新目的で今後は訪問での診察をされてはどうか」と勧められると，はじめは「別に来てもいいよ」と話すものの，別の日には「やっぱり散らかっていて汚いからイイヤ」と拒否的と受け取れる発言をすることもあった。実際のところ，包括センター職員の訪問時にはむしろ話をしたがり歓迎的な様子であったため，「自治体の健康相談」ということで訪問させていただき，医師が診察することへの同意を得た。

その後，医師アウトリーチでの訪問の際，本人への面接・診察を実施し，自宅の生活環境などの状況も確認した。

3 支援の方向性を決定する

包括センターの支援経過や医師アウトリーチ訪問の際に得た情報と，今までの医療機関への中断経過より，大まかに下記のような課題について支援が必要であると考えられた。支援を必要とする理由として「不衛生な住環境」，「身体の不衛生」，「繰り返す医療中断」が挙げられる。

【抽出した課題のリスト】

身体的問題	#1　高血圧 #2　脳梗塞後遺症 #3　胃潰瘍・カンジダ食道炎既往⇒くり返す医療中断
心理的問題	#4　本人の動物に対する訴え 「ネズミが布団を運んでくれて生活を助けている」，「カラスが○○をしてくれて……」，「小鳥がお金をくれて……」など
社会的問題	#5　不衛生な住環境 #6　不適切な野生動物飼育 #7　多数の医療機関の中断歴，要介護1

【アセスメント】

#1～3，7	現在，適切な医療につながっていないため，地域サポート医の訪問を予定した。
#5・6	事前に確認した情報では，自宅は極めて不衛生な環境で本人の身体の不衛生も顕著な様子である。ネズミや鳥が室内で増えているという情報があり，初回医師アウトリーチ時には使い捨てシューズカバーを準備し，必要な対策も初回訪問で確認する方針とした。

【プラン】

繰り返し医療を拒否していた経過があることから，

①当面は訪問診療が続けられるようにすること

②本人の困りごとを確認しながら徐々に必要な介入を考えていくこと

を初期導入時の方針とした。また，処方される薬への不信感が強いために，本人が希望する薬の中から選択・対応していくように配慮し，無理な介入から本人が医療を中断させることのないように注意した。

本人の有する複数の基礎疾患はそれぞれ医療機関を中断しており把握しきれていない状況にあるが，把握されている高血圧，脳梗塞後遺症，胃潰瘍，カンジダ食道炎などの現在の身体状況を再評価し，少なくとも採血程度の全身状態評価は検討・実施する方針とした。

4 初期介入

1．医師アウトリーチによる介入

1）医師アウトリーチ当日

相談から3週間後に初回訪問を実施した。まず，本人の住環境を目視で確認した。生活環境としては，非常に不衛生な住環境と身体状況にあり，事前の経過確認のなかで報告があったとおり，住居近くの電線には大量のスズメが止まっており，本人宅のベランダにはカラスに餌やりをしていたと思われる痕跡が確認された。

本人の訴えとして，「診療所を知っています。駅の近くの診療所ね。前はあっちのほうへも歩いていました」，「今も外は歩くしスーパーもいきます。息は上がりやすいです」，「米を10kgくらいのものまでは持ちますよ」，「夜中によく起きます」などと話をされた。

以前の通院経過について，本人は医療中断したことを認識しており，胃潰瘍の治療経過で体重減少して，B病院に入院精査となったが，本人が嫌とふりきって点滴がついたままタクシーを呼んで勝手に自己退院した経緯などについても話をされた。

- 診察所見

 意識清明，全身状態問題なし，室内歩行自立・シルバーカー使用，眼瞼結膜貧血なし，眼球結膜黄染なし，口腔湿潤，胸部：肺音清，心音異常なし（Ⅲ音・Ⅳ音），腹部所見平坦軟，腸蠕動音良，軽度下腿浮腫を認めた，左上肢に微細な麻痺があり（上肢バレー徴候で左手が回内する程度），下肢MMT（manual muscle test：徒手筋力テスト）も左足 4/ Ⅴで左右差を認めた。

• 本人の困りごと

「身体のかゆみが大変」と訴えている。本人の解釈モデルとして「昔からダニには強く，よくダニにくわれてきたために抗体をもっているのに最近はアトピーで身体がかゆい」とのこと。ステロイド軟膏開始を勧めたが「薬は全般に嫌い」と拒否し，「家にある薬以外は受け付けない」と言う。自宅には過去の処方薬剤の説明書が置かれており，副作用欄にマーカーを引いて「これらの薬で身体は悪くなった」とも話していた。採血には大きな抵抗はなく応じ，実施可能であったが，処方は行わず，初回訪問を終了した。

2）医師アウトリーチ導入期

訪問診療開始後 1～2 カ月の間に，医療面で可能な介入と環境面のアセスメントが可能であった。

#1 #2	高血圧 脳梗塞後遺症	高血圧・脳梗塞後遺症の既往があるが治療中断。一般的な維持期治療としてアスピリンなど抗血小板薬による再発予防，危険因子（高血圧，糖尿病，脂質異常症，喫煙）などの管理が推奨される。過去の繰り返す医療中断，処方薬への自己判断・不信感の経過より，本人に可能なものを検討した。初回の採血では糖尿病・脂質異常は認めなかった。
#3	皮膚掻痒・ 全身皮疹	本人が困りごととなる症状である。両腕を中心に全身皮疹・紅色丘疹を広く認める。「アトピー性皮膚炎」という本人の訴えであるが，在宅環境と皮疹所見からはノミダニ刺咬症が最も考えられた。ノミダニ刺咬症の症状としては，遅延反応がメインで，浸潤性紅斑紅色丘疹，刺点中心から数 mm～数 cm の紅斑，水疱が生じる。本人は掻痒感が強く，治療として抗ヒスタミン薬内服やステロイドが炎症に効果があり一般的に推奨されるが，「病院の薬は身体を悪くする」と処方薬に対し強い拒否を示している。一方，自宅にある市販薬は好んでおり，掻痒感には市販で抗ヒスタミン成分の入っているものを適宜内服していただくこととした。近県にある薬局で買ってきたという薬剤には以下のものがあり，必要時はその処方内容より適宜使用していく対応とした。 ビタミン B_1 製剤，レスタミン錠剤，抗ヒスタミン薬，カルシウム製剤，漢方薬，補酵素薬
#4 #5	胃潰瘍既往 カンジダ食道炎既往	初回往診時には，本人はスーパーで買ってきた総菜や弁当を食べているようで，腹部症状は認めなかった。一般に消化性潰瘍はヘリコバクター・ピロリ感染のほか，ストレス・喫煙・非ステロイド性鎮痛薬などが要因となって生じる。再発防止としては胃潰瘍の維持療法〔H_2 受容体拮抗薬（常用量の半量）〕やピロリ除菌が有効である。規則正しい生活，ストレスの軽減，タバコなど刺激物を控えること，長時間の空腹を避け，アルコールは胃酸分泌を促進させるためにごく少量とするなどの注意点があるが，当面は特に処方はせず経過観察していく。

#6・7	不衛生な住環境＋不適切な野生動物飼育が指摘されている	訪問時に目視確認を行った。かなり多数のネズミが，診察中も室内や床や壁を走る状況であった。ネズミ用に買ってきているパンや，弁当の残りに卵をのせてカラスに与えているなど，不衛生な住環境の原因には本人の行動に問題があり，不適切な野生動物飼育が原因となっていることを確認した。室内にネズミが多数発生するのはネズミの習性により夕方以降での訪問に多いと考えられ，午前中の訪問時間帯では発生が少なかった。このため，医療者の安全確保の観点からも靴にシューズカバーを使用し訪問時間は午前中に訪問する対策を行った。
#8～10		医療不信による多数の医療機関の中断歴があり，まず身体状況の確認を行い，さらに，長男との疎遠で断絶している家族状況も勘案して，対応することにした。初回往診では全身状態，生活状況，栄養状態など全体的な経過を確認することができ，高血圧・脳梗塞の既往歴はあるが後遺症はあまり生活に支障のない範囲であった。血圧はやや高かったが，事前情報どおり，医療や処方への不信感は強い。薬についての本人の理解は，今までに受診した複数の医療機関で「身体に合わない薬のせいで，医療機関のせいでこのような身体状況になった」と話しており，処方箋での処方はしばらく行わない対応とした。

3）訪問診療開始３カ月目

訪問看護の導入についても同意を得ることができた。訪問看護師には，「いつも来てくれて気にかけてくれてありがとう」という受け答えをするようになり，徐々に関係性が構築され，足浴などのプランも開始となった。しかし，足浴中にネズミが訪問看護師の頭上に落ちてきたというトラブルが生じたこともあって，安全確保のため，足浴などの対応が自宅内で困難な場合には，訪問看護の車内で行うなど工夫が必要であった。

4）訪問診療開始４カ月目

これまで処方は受け付けていない。訪問時血圧は 144/94mmHg，172/94mmHg，164/94mmHg と高値を示していた。４カ月目の訪問の際には本人の受け入れがよく，処方まで可能となり，アムロジピンベシル酸塩 5mg 1 錠（分 1，朝）で開始した。「内服でふらふらと目まいがするのと 1 日中眠ってしまうのは薬が原因ではないか」との訴えがあるものの内服は維持する。その後，血圧は 140～160/60～80mmHg 程度を維持している。皮膚掻痒に対してもエピナスチン塩酸塩 20mg 1 錠（分 1，朝）の定時内服，皮疹に対してはステロイド軟膏などの処方も開始でき，処方介入により症状管理がしやすくなった。降圧薬はアドヒアランスが悪いものの，おおむね内服可能で経過した。

5）訪問診療開始５カ月目

ネズミとりマットの設置を行うなど，本人に駆除意識が生じた。“訪問の人を迎える”考えをもつようになった可能性が考えられた。包括センターで駆除費用を見積もったところ，20～30 万円/回の費用がかかる見込みであった。実際，1 回ネズミの駆除を実施した。

6）訪問診療開始８カ月目

訪問診療で身体問題と環境面への介入を行いながら，多職種会議では以下の点など，さまざまな討議がなされた。

• ネズミ駆除の方法と費用への検討
• 徐々に通所介護（デイサービス）や看護小規模多機能型居宅介護の利用につなげられないかの検討

ネズミ駆除に合わせて，ネズミの発生予防のために室内の環境整備と不要物の撤去が検討されたが，撤去には約50万円が必要となる計算となった。このため，転居したほうが費用面でもよいのではないかとの指摘が出された。しかし，本人は今のまま集合住宅での生活を続けたい意向を示した。本人は「ここで最期を迎えたい」と話し転居の意思はない。

その本人の意向について，深く話を聞いていくと，長男と連絡がとれなくなることを心配して今の住居にこだわっている可能性があることが考えられた。「この場で生活していれば息子とまた連絡がとれる」と本人は考えているようであった。多職種会議での討議をふまえ，賃貸借契約書上の顕著な違反であり（【用語解説】p.253参照），不適切な野生動物飼育は「鳥獣の保護及び管理並びに狩猟の適正化に関する法律」（鳥獣保護法）に違反している（【用語解説】p.253参照）ことを再確認し，支援の必要性についても再認識することとなった。

7）訪問診療開始1年目

本人の状態はおおむね安定している。訪問時には，自宅内に“動物飼育に関する注意勧告と強制退去の可能性について”という貸主（住宅管理会社）からの勧告メモが残されていることが確認できたため，本人と話し合いを行った。本人は「3年前より強制退去の勧告を受けている」と言うが「全然鳥には餌をやっていない」などとも話している。同じ頃に住宅管理会社から特定記録郵便で長男のもとへも文書が送付されているが，返答がないために転居も進まず経過していた。

8）訪問診療開始1年4カ月目

ケアハウスの見学を予定することにした。本人は「施設」という言葉に対し大変な抵抗を示し「私は行かん。ずっとここにいる」と話していたため，見学するのは「高齢者専用の住まいで，個室にて食事だけ提供される」ところであると説明すると，見学に同意が得られた。それまでの包括センターや訪問診療・訪問看護の関わりが信頼関係の構築につながり，見学同意につながったものと考えられる。実際にケアハウスを見学したところ，本人が気に入り，「この部屋がいい。いつ入れる？」と入所を希望することとなるが，入所には身元保証人が必要であり，長男と連絡をとる必要性が再度生じることになり，時間はかかるものの長男と親戚の協力を得て，入所手続きを進めることとなった。

9）訪問診療開始1年7カ月目

ケアハウス入所となる。本人は「周りの人も親切でいいわね」，「何を置いていいかわからないほど」と話され，また「前の家から持ってきたいものがあったのに……気になって不眠がちである」という訴えはあったものの，無事，入所につながり生活維持している。

事例の包括的検討

1. ライフヒストリーの振り返り

東北地方の出身。幼少期より調理など教育を受けた。豊かな自然のなかでの生活により小さい頃から動物好きであった。弁当屋調理や飲食店などさまざまな職に就き，結婚後は会社事務職として働いた。10年以上の認知症介護の末に夫は死去。介護サービスを使わずに自宅介護をしていた。近県在住の長男が良かれと思い関わろうとしても本人は息子の助言を聞き入れないことから長男は疎遠となり，集合住宅の1階で一人暮らしをしている。地域での交流はほとんどなく，友人は同住宅内に一人いるのみ。ベランダや窓辺で野鳥に餌を与えることを日課にしており近隣からの受け入れが不良で，頻繁に苦情が入っていた。

元来の野生動物好きで，趣味や嗜好性は個人の好みであるが，集合住宅での契約違反となる住居での飼育が始まった時点ですでに問題があり早期に介入できたタイミングであった。また，包括センターが介入した際には，認知症介護後の死別という生活変化より，有害動物飼育を悪化させており，さらに強い介入が必要な時期であったと考えられる。

2. 課題の再整理とまとめ（考察）

身体的問題	医療	#1 高血圧 #2 脳梗塞後遺症・軽微な左麻痺 #3 全身皮疹：ノミダニ刺咬症疑い（「アトピー性皮膚炎でつらい」という本人の訴え） #4 胃潰瘍既往 #5 カンジダ食道炎既往	介入され始めた課題（#1～5）
心理的問題		#6 動物に対する不可解な発言 「ネズミが布団を運んでくれて生活を助けている」，「カラスが○○をしてくれて……」，「小鳥がお金をくれて……」など	残された課題（#6～9）
社会的問題	地域 行政	#7 不適切な野生動物の飼育・繁殖 #7-1 近隣住民からの苦情 #7-2 集合住宅からの強制退去の可能性	
		#8 医療に対する拒否や曲解・医療不信による多数の医療機関での中断歴	
	福祉	#9 家族（息子）とは疎遠で断絶状況 #10 介護保険要介護1	

本事例における強制退去勧告は鳥獣保護法と住宅契約違反に基づくものである。ペット飼育などで軽微に住宅契約違反につながるものは訪問診療でも散見することがあるが，ここまで顕著な例で強制退去となったものは類を見ず，医学的な対応以外の知識も求められた点で困難さがあった事例である。全体的な解決として，環境の改善，または施設入所が早期より検討されたが，医療中断が頻繁であった点より医療・

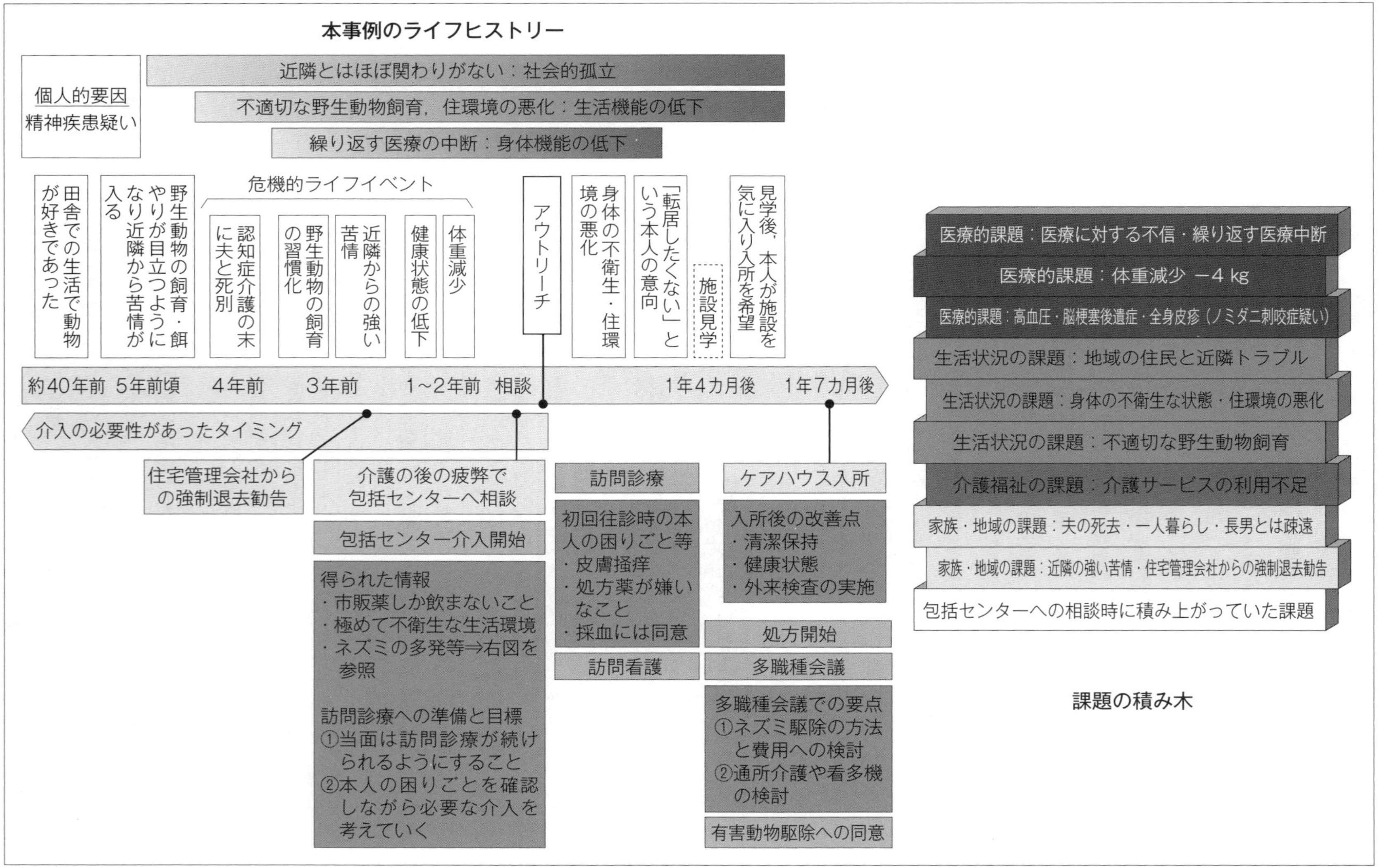
本事例のライフヒストリー
個人的要因
精神疾患疑い
近隣とはほぼ関わりがない：社会的孤立
不適切な野生動物飼育，住環境の悪化：生活機能の低下
繰り返す医療の中断：身体機能の低下
田舎での生活で動物が好きであった
野生動物の飼育・餌やりが目立つようになり近隣から苦情が入る
危機的ライフイベント
認知症介護の末に夫と死別
野生動物の飼育の習慣化
近隣からの強い苦情
健康状態の低下
体重減少
アウトリーチ
身体の不衛生・住環境の悪化
「転居したくない」という本人の意向
施設見学
見学後，本人が施設を気に入り入所を希望
約40年前
5年前頃
4年前
3年前
1～2年前
相談
1年4カ月後
1年7カ月後
介入の必要性があったタイミング
住宅管理会社からの強制退去勧告
介護の後の疲弊で包括センターへ相談
包括センター介入開始
得られた情報
・市販薬しか飲まないこと
・極めて不衛生な生活環境
・ネズミの多発等⇒右図を参照
訪問診療への準備と目標
①当面は訪問診療が続けられるようにすること
②本人の困りごとを確認しながら必要な介入を考えていく
訪問診療
初回往診時の本人の困りごと等
・皮膚掻痒
・処方薬が嫌いなこと
・採血には同意
訪問看護
ケアハウス入所
入所後の改善点
・清潔保持
・健康状態
・外来検査の実施
処方開始
多職種会議
多職種会議での要点
①ネズミ駆除の方法と費用への検討
②通所介護や看多機の検討
有害動物駆除への同意
医療的課題：医療に対する不信・繰り返す医療中断
医療的課題：体重減少 −4 kg
医療的課題：高血圧・脳梗塞後遺症・全身皮疹（ノミダニ刺咬症疑い）
生活状況の課題：地域の住民と近隣トラブル
生活状況の課題：身体の不衛生な状態・住環境の悪化
生活状況の課題：不適切な野生動物飼育
介護福祉の課題：介護サービスの利用不足
家族・地域の課題：夫の死去・一人暮らし・長男とは疎遠
家族・地域の課題：近隣の強い苦情・住宅管理会社からの強制退去勧告
包括センターへの相談時に積み上がっていた課題
課題の積み木

包括センター（地域包括支援センター），看多機（看護小規模多機能型居宅介護）

介護職への信用を得るために時間をかけて関係性を築き対応していくことが特に重要であったと考えられた。

事例の経過状況

経過	在宅医療・介護連携支援センター	相談機関等	その他専門職の関わり	家族・親族，地域（住民）の状況
アウトリーチ前	●包括センターからの相談に対応，主治医意見書作成に向け医師の確保などの調整を行う	[包括センター] ●介護保険更新申請支援 ・受診拒否・中断により主治医意見書の記載が得られず，所管課に説明 ・認定調査同席 ・在宅医療・介護連携支援センターへ相談し，A 病院への受診同行。主治医意見書を記載してもらえることとなる（今回に限り） ・更新後，要支援から要介護となり，CM 選定，引き継ぎ ●受診再開への支援 ・自宅訪問，傾聴 ・訪問診療導入説明 ・生活状況などの情報収集 ・長男に連絡 ●在宅医療・介護連携支援センターへ医師アウトリーチを依頼	[A 病院（脳神経外科）] ●過去に 2 度，脳梗塞の診断で入院を勧めたが，本人拒否 [B 病院] ●胃潰瘍・カンジダ食道炎で入院。本人が検査中に暴れたことに対する病院側の対応に不信感を抱き，勝手に退院 [C クリニック] ●処方された薬で体調不良をもたらしたと思い込み，受診を中断 [A 病院（消化器内科）] ●本人が指定する薬の処方のみを希望し受診，検査は拒否。診断・治療ができないとして近医受診を勧め，診療情報提供書を交付 [D 医院] ● A 病院から診療情報提供書の交付を受け，受診。脳梗塞の既往をもとに，専門外との理由で断られる [福祉用具] ●ベッド脇の手すり，市販のシルバーカー，住宅の改修（手すりの取りつけ，トイレ扉交換） [CM] ●要介護となり，包括センターより引き継ぎ，担当	[夫] ● 4 年前に他界。認知症。介護サービスを利用することなく，本人が 10 年以上に渡り介護 [長男] ●別居。もともと交流は乏しい。父が他界後，一人暮らしとなった母（本人）に助言を聞き入れてもらえず，疎遠となる [兄弟・親族] ●交流はない [近隣住民] ●居住する集合住宅は近く取り壊し予定で入居者はまばら。近隣との交流はほとんどない。友人が一人いて，時々立ち話する ●野生生物への餌やりに関する苦情を訴えている [住宅管理会社] ●近隣住民からの苦情により，3 年ほど前から本人に再三指導
医師アウトリーチ				
アウトリーチ後	●医師アウトリーチ（継続的に訪問診療を実施）	[包括センター] ●訪問診療利用について長男と連絡をとる ●長男と不通のため訪問診療契約に立ち会い。訪問診療時，CM とともに同席 ●地域ケア会議の開催 ●住環境改善，住まいの確保 ・ネズミ駆除に向けた本人との話し合い，費用見積もり ・住宅管理会社との連絡，情報共有 ・転居先の情報収集，ケアハウス見学同行 ●長男と連絡をとり，ケアハウス契約時の身元保証人について相談 ●ケアハウスへの引っ越し，集合住宅の退去支援 ●地域 ICT で随時情報共有	[CM] ●長男への連絡（電話・手紙）をくり返すが返答なしの状態が続く。訪問診療に同席 ●訪問看護導入調整 [訪問看護] ●ネズミ，ごみにより保清スペース確保困難。車内で足浴 [福祉用具貸与事業所] ●手すりレンタル [CM] ●ケアハウス見学・入居日程調整。必要な書類の取り寄せ ●ケアハウスへの引っ越し，集合住宅の退去支援（ライフライン使用停止，住民票移動手続き支援など） [ケアハウス] ●入居の受け入れ	[長男] ●包括センターから訪問診療利用について連絡を受けた後，不通となる [住宅管理会社] ●退去，住宅の明け渡しに向け，包括センター，CM と調整 [長男] ●ケアハウス契約時に身元保証人として立ち会い，本人と十数年ぶりに再会。同時に，集合住宅の保証人として退去手続きを行う

包括センター（地域包括支援センター），CM（ケアマネジャー），地域 ICT（医療・介護連携地域 ICT システム）

エコマップ

【アウトリーチ前】

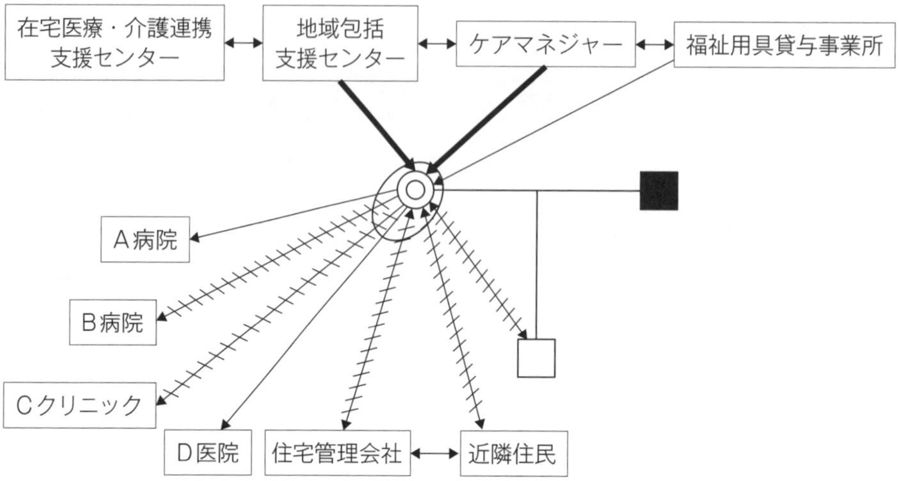

【アウトリーチ後】

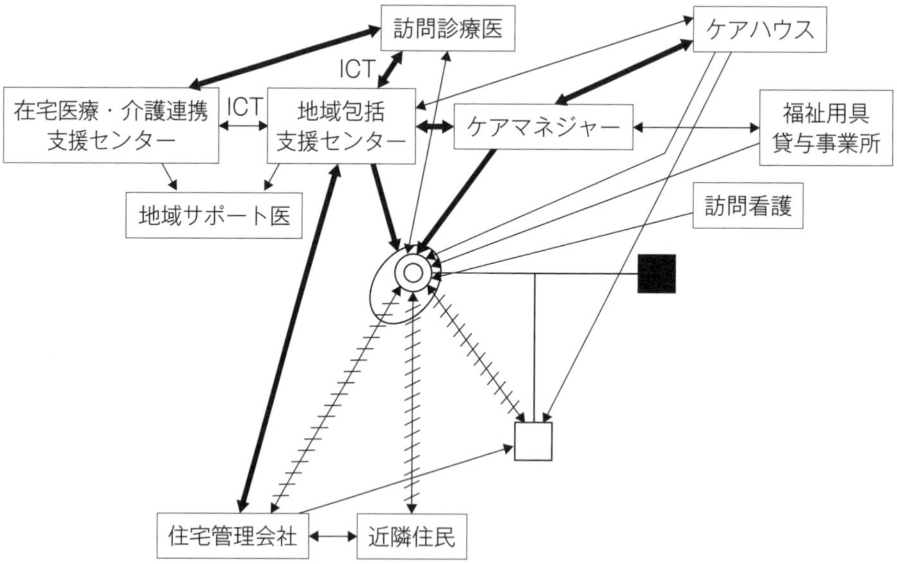

事例 高齢

06 ベランダからの訪問診療により「厳重モニタリング」を継続した事例

孤独・孤立

▶ Key word：人間不信，ごみ出し支援，コンビニエンスストア店員，厳重モニタリング

▶ Point：
- 人間不信で他者の介入に拒否があっても，社会とのつながりを維持できるよう，地域で継続的な支援を行い，本人がSOSを発信しやすい関係が構築されるように努めた。
- ベランダからの入室による往診，診療中の買い物支援，ごみ出し支援などを行い，医療への信頼を得る工夫をした。民生委員，地域包括支援センター（以下「包括センター」）職員によるアプローチと並び，訪問診療は「厳重モニタリング」の重要な立ち位置にあった。
- コンビニエンスストア（以下「コンビニ」）店員や出前の配達員は，本人の必要に応じてその生活を支えた「身近な支援者」であった。

【事例の概要】

身体機能の衰えによって日常生活が困難となった一人暮らしの高齢者に，骨折をきっかけとして医療・介護支援介入するが，そこには人間不信からの他者介入拒否が強く存在していた。本人の意向で，いったんすべての医療・介護支援が中止になるが体動困難になったため，緊急アウトリーチを行い，訪問診療が再開された。その後，信頼関係が築けるようさまざまな工夫（通常では行わない対応を含めて）を行いながら，2年間にわたり定期的な訪問診療を続けた。その間に併存する慢性疾患の命に関わる病態変化に対応するなど，地域と訪問診療による厳重モニタリングのできた事例である。

医師アウトリーチを実施するまでの経緯

対象者：70歳代，女性

本事例は時系列が複雑なため，A～Hの期間に分けて，本文および経過図（p.111）に示す。

A

60歳代前半まで介護施設に勤務していた。在職中から狭心症のため病院に通院していた。

6～7年前，要支援1と認定され，訪問介護（買い物，掃除）を利用する。

2～6年前，ケアマネジャー，ヘルパーに対する不信感や被害妄想によりサービスを中断する。通院も中断，介護保険利用なし。

B

2年前，本人と連絡がつかないと民生委員から包括センターに連絡があり，それ以降本人とは電話や訪問でモニタリングを行っていた。
1年半前，転倒をきっかけに体動困難であることを本人みずから包括センターに連絡してきた。本人の了解を得て，病院に救急搬送したところ，胸椎圧迫骨折の診断で入院となった。介護保険認定申請を行い，要介護2の認定を受ける。

↓

C

退院後から医療機関Aが訪問診療に入るほか，訪問介護と福祉用具レンタルを開始する。

↓

D

7カ月前，本人の意向にて訪問診療を11カ月目で中止することになった。介護認定更新できずに，その後失効となった。

↓

E

労作時の息切れが認められ，移動が困難になったことがわかり，包括センター職員が救急要請するも本人はかたくなに搬送を拒否。医療介入が必要と判断され，医療機関Aが緊急アウトリーチを行う。

医師アウトリーチ

1 緊急性の判断

包括センター職員が訪問すると，体動による息切れあり，ベッド上で坐位をとるのも苦痛な状況であった。腰部から背部の痛み，四肢筋力低下があり，歩行器での移動が困難になっていた。そのため救急搬送を要請，その際に不整脈もみられたため救急隊からも受診勧奨をされた。しかしながら，本人がかたくなに拒否したため救急隊はその場を引き上げた。身体状況および狭心症の既往を考え医療介入の必要性あり，と判断したため緊急のアウトリーチ実施となった。

2 課題整理に向けた情報収集

包括センター職員からの情報，および胸椎圧迫骨折で退院後に導入した訪問診療の診療録をもとに，医師アウトリーチまでの経緯，本人の状況理解・受け入れ状態などについて情報収集を行った。

住環境	集合住宅
世帯構成	一人暮らし 婚姻歴なし，子どもはいない。 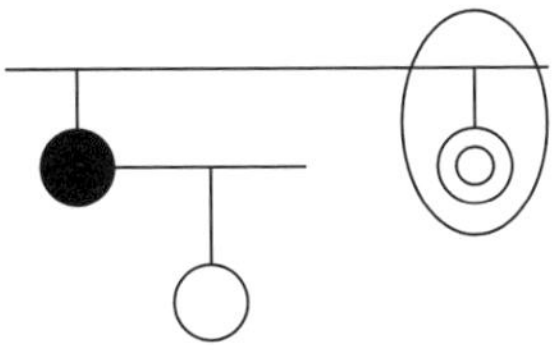
家庭背景	同胞の３女，同胞との付き合いはなし。 姪（２女の娘：近県在住，会社員）夫婦が数年前まで支援していたが，本人の物盗られ妄想で疎遠になった。姪は介護保険の契約などの手続き関係以外の積極的関与をするつもりはない。
学歴・職歴	学歴不詳 60歳代前半まで介護施設にて介護職として勤務
既往歴・入院歴	30歳代で胃潰瘍手術 狭心症で通院（期間は不明）
現症	身長164cm・体重不明だが肥満，やせはない。 血圧（BP）130/80mmHg，測定拒否をすることが多い。
意思疎通の問題	☑無　□有 ｜ □認知症　□高次脳機能障害　□精神障害 □知的障害　□構音障害　□難聴　□視覚障害
心理状態	易怒性　人間不信　被害妄想
生活の様子（食事・移動・排泄・清潔・睡眠）	食事：出前かコンビニ商品の宅配でまかなう。 移動：歩行器使用 排泄：トイレで排泄 清潔：入浴なし，髪の整容はしている。 睡眠：睡眠障害の訴えはなし，介護ベッド利用
アルコール・薬物依存，嗜好	飲酒習慣なし。喫煙：５本～/日，喫煙歴：50年
ライフライン停止	☑無　□有 ｜ □電気　□水道　□ガス
経済状況　本人・世帯	収入：なし，年金：不明 本人の貯金：あり（詳細は不明だが郵便貯金あり） 本人は手元に現金を多く所持していたものと思われる。
社会とのつながり	付き合いのある友人なし。近隣付き合いなし。むしろ疎遠。 民生委員，包括センター職員，コンビニ・出前店の店員とのやり取りあり
介護認定	☑無　□有 ｜ □要支援（□１　□２） □要介護（□１　□２　□３　□４　□５）※認定切れ
障害認定	☑無　□有 ｜ □身体　□療育　□精神障害（　　級）　□自立支援医療
関わりのあった機関	地域包括支援センター，ケアマネジャー，民生委員，訪問介護，訪問診療：医療機関A，訪問看護，訪問薬剤師，福祉用具貸与事業所，コンビニ店員，出前配達員

【アウトリーチに至るまでの経過】

A　包括センター職員とつながる前の経過

60歳代前半で退職後，旅行にはよくいっていたという。旅行に加えてボランティアもしたいと思っていたときに狭心症で入院（詳細は不明）。70歳頃の約２年間，要支援1，ヘルパーに買い物や掃除などの生活支援をしてもらうようになった。しかしながら，ボランティアと詐称してデイサービスに連れていかれるなどして，ケアマネジャー，ヘルパーへの不信感が生じ，介護サービスを利用しなくなった。狭心症で通院していた病院も担当医がすぐ変わってしまうという理由もあって受診中断していた。

71～76歳の5年間，医療・介護の介入形跡はない。

B 転倒，緊急入院

ちょうど77歳になった頃，民生委員から「緊急通報装置の機器交換が必要だが連絡がつかない，体調もよくない様子で健康状態が危惧されるが介入が困難な状況にある。何かサービスにつなげられないだろうか」と包括センターに連絡があった。包括センター職員が自宅訪問し，以降電話や訪問によるモニタリングをした。

77歳5カ月，「転倒をきっかけに動けなくなった」と本人から包括センターに電話連絡があった。包括センター職員がいざり状態（座ったまま上肢と下肢を使って，はっている状態）の本人を確認し，説得のうえ病院へ救急搬送した。

救急搬送先病院での経過：第11胸椎圧迫骨折の診断。整形外科的には保存的治療（手術など侵襲的な治療ではない），疼痛範囲内の安静度制限なし（疼痛範囲内で動き，痛みの程度に応じて少しずつ活動度を上げていく治療方針）と判断された。鎮痛薬による痛みのコントロールができると考えられ，明白な医学的入院適応はなかった。しかしながら，高齢一人暮らしであることを考慮し，現状での自宅生活は困難と考えられ，社会的理由およびリハビリテーション（以下「リハビリ」）目的での入院となった。約2週間後の退院時は歩行器にて自立歩行可能となった。入院中に診断された2型糖尿病〔Hb（ヘモグロビン）A1c 7.3%〕は食事療法で経過観察とされた。心疾患については特に指摘されず，治療はなかった。バイタル測定や内服への拒否，易怒性，易興奮性，スタッフに対し攻撃的行為があった。精神科医師コンサルト（1回の診察）にて，軽度認知症〔HDS-R（改訂長谷川式認知症スケール）測定不可〕，器質性気分障害と診立てられた。内服薬〔バルプロ酸ナトリウム，抑肝散，ロゼレム®（睡眠薬）〕を処方され，易怒性が軽減するも医療介入には非協力的であった。退院後，自宅に戻ると精神状態は落ち着き，処方された薬は早期に中止できた。入院中に要介護認定申請し，要介護2の認定を受けた。

C 訪問診療開始

退院後から訪問診療，訪問看護・介護，薬剤師による居宅療養管理指導および介護用品レンタルが開始された。退院当初はヘルパーとの外出（病院に入院費の支払い，スーパーに買い物）もできるようになっていたが，ヘルパーの交代についての不満，物が盗られたなどの被害的な発言が多く聞かれた。訪問診療を開始してまもなく，心不全を疑う体動時の軽度息切れ，下腿浮腫を認め，少量の利尿薬を処方されることがあったが，内服できていた期間はごく短く，「薬を売ってお金をもうけようとしているんだろ。だまされないよ！」と内服拒否がみられ，介入していた薬剤師による服薬管理を受け入れなくなった。訪問診療開始5カ月目頃からは診療日も居留守を使うようになった。訪問診療開始6カ月目頃には電話した際に，「鍵を開けに玄関まで移動することは時間がかかって容易ではない」という発言があった。そこで，住居が集合住宅の1階であったことから，鍵を閉めていないベランダからの入室許可をもらい，診療を行うことにした。訪問看護も当初導入されたが，内服や日常生活についての指導や助言について「強制されている。上からものを言われている」と本人の発言があり，訪問看護師が訪問できたのは期間中わずか2回だけであった。

D 訪問診療中止

各々の医療・介護サービスの受け入れ拒否に続き，訪問診療も本人の診療終了の申し出があり，診療開始11カ月目に終診とせざるを得なかった。しかし，中止した翌日には，「お金のない人は診ないんでしょ。寒い……」と，冬の寒さで困っていることを電話で訴えた。また「お金が勝手に引き出されている」（＝口座引き落とし手続きが踏まれていた福祉用具レンタル費用）を訴え，ヘルパーへの不満などを話していた。本人が，介護保険更新のための認定調査を拒否した結果，介護保険が更新されず認定切れとなったため，福祉用具レンタル（車いす，歩行器と介護ベッド）料は全額自費（10割負担の金額）の引き落としに移行していた。介護保険を利用した費用に戻すため，介護保険更新に同意してもらう必要があったが，なかなか本人が納得されず，包括センター職員と民生委員の繰り返しの説得で何とか同意してもらった（認定切れとなっていたため更新ではなく新規申請となった。サインを取りつけ，実際に要介護再認定を受けるのは医師アウトリーチ後18カ月経ってからのことである）。

訪問診療中止から7カ月後の医師アウトリーチまで，医療・介護介入は一切受け入れず，ごみ出しをしてくれる民生委員，食料や日用品を配達してくれるコンビニ店員や出前の配達員が必要最低限の生活を支えていた。

【家族・交友関係】

一人暮らしで近隣に友人はいない。連絡のできる唯一の血縁関係者は近県在住の姪夫婦で，数年前まで支援していたが，本人の物盗られ妄想により疎遠になっていった。姪は入院の保証人，介護保険申請などにまつわる署名に限って関わった。

【本人の状況理解・受け入れ状態】

包括センター職員と民生委員は月に1回ずつ，交互にモニタリングを続けていた。

包括センター職員との会話で，訪問診療やヘルパーに対し「説明もなくて何もしてくれない」，「お金がどんどん引き落とされる」，「印鑑を勝手に使われた」，「人を信じられない，人の温かさを感じるときもあるけど，人が来ることが煩わしい」，「もう嫌になっちゃった」と発言し，医療・介護介入は必要ないという意向を示していた。

しかし，次第に身体が自由に動かせなくなっていることを自覚されてか，「院長先生のアドバイスなら受けてよい」と，訪問診療受け入れの意向を医師アウトリーチ3

日後の包括センター職員の聞き取りにて示した。

3 支援の方向性を決定する

医師アウトリーチ前の訪問診療の経過と包括センター職員の情報をもとに下記のように課題を整理した。

【抽出した課題のリスト】

身体的問題	#1　サルコペニアの進行 #2　慢性心不全（狭心症の既往） #3　２型糖尿病
心理的問題	#4　人間不信・被害妄想 #5　医療・介護介入拒否
社会的問題	#6　身体が不自由な状態での一人暮らし

【アセスメント】

#1	外出することはなく室内生活のみであり，医師アウトリーチ前の訪問診療当時から支援者によるリハビリの提案に耳を貸さなかった。 食生活には偏りがあり，栄養状態は決してよくなかった。筋肉量が減少し筋力が低下したため体動困難になった。
#2	狭心症（虚血性心疾患）で通院および入院歴がある。心機能評価はできていない。出前やコンビニ食ばかりで，含有塩分量が概して多く，偏った食生活が長期にわたっていた。それは心不全発症のリスクを有するものであった。
#3	入院時以外の血糖評価ができていない。いわゆる食事療法のできる生活環境ではない。
#4・5	#4 人間不信・被害妄想がベースにあり，#5 医療・介護拒否が強い。どうしても困ったときは助けを呼べる心理状態，能力をもち合わせていた。 自身の職歴から気になるのか，ヘルパーへの不満が多く，その評価が厳しい。また，とかく金銭面に関わる不信感を表出していた（この点は後述する「ライフヒストリー」を知る必要があった）。 認知症は，本人との会話の内容，経過からみて現段階では可能性が否定される。
#6	食事や日用品などの買い物はコンビニ配達をみずから電話で依頼していた。時に（手元の残金に不安を覚えて），それもせずに食料が足りなくなることがあった。食料調達，体力的に困難なごみ出しに関して問題が生じていた。

【プラン】

- 医療介入，診療を継続する。往診医（かかりつけ医）が中心となり，多職種による見守りをする。本人が困ったときに連絡できる体制を作っておく。
- サルコペニア進行予防のためには，適切な栄養摂取と運動が必要となる。
  その機会をもてるようにデイサービス，訪問リハビリの利用を勧め，本人が納得したうえで利用してもらえるように説明する。
- ごみ出し支援事業を利用する（Column にて，自分でごみ出しができない世帯に対する支援事業として千葉県松戸市の例を挙げるので参照していただきたい）。

- 食料調達が定期的にできるよう，改めてヘルパー介入を勧める。
- 身体能力の衰え，病状進行にもかかわらず，医療・介護拒否があれば一人での生活は困難となるため，施設入所も将来的視野に入れる。本人の同意が困難であれば，家族（姪）への連絡，協力を依頼する。
  →本人を「厳重モニタリング」対象とする。

Column

千葉県松戸市家庭ごみ訪問収集事業（松戸市環境業務課）―ふれあい収集

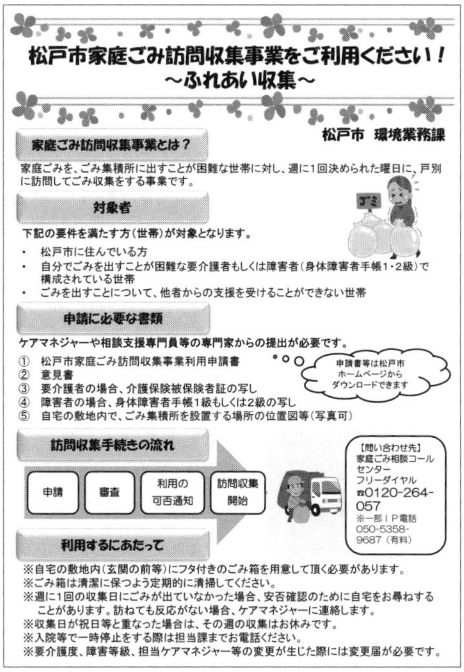

松戸市家庭ごみ訪問収集事業をご利用ください！
～ふれあい収集～

松戸市　環境業務課

家庭ごみ訪問収集事業とは？

家庭ごみを、ごみ集積所に出すことが困難な世帯に対し、週に1回決められた曜日に、戸別に訪問してごみ収集をする事業です。

対象者

下記の要件を満たす方（世帯）が対象となります。

- 松戸市に住んでいる方
- 自分でごみを出すことが困難な要介護者もしくは障害者（身体障害者手帳1・2級）で構成されている世帯
- ごみを出すことについて、他者からの支援を受けることができない世帯

申請に必要な書類

ケアマネジャーや相談支援専門員等の専門家からの提出が必要です。

① 松戸市家庭ごみ訪問収集事業利用申請書
② 意見書
③ 要介護者の場合、介護保険被保険者証の写し
④ 障害者の場合、身体障害者手帳1級もしくは2級の写し
⑤ 自宅の敷地内で、ごみ集積所を設置する場所の位置図等（写真可）

申請書等は松戸市ホームページからダウンロードできます

訪問収集手続きの流れ

申請 → 審査 → 利用の可否通知 → 訪問収集開始

【問い合わせ先】
家庭ごみ相談コールセンター
フリーダイヤル
☎0120-264-057
※一部ＩＰ電話
050-5358-9687（有料）

利用するにあたって

※自宅の敷地内（玄関の前等）にフタ付きのごみ箱を用意して頂く必要があります。
※ごみ箱は清潔に保つよう定期的に清掃してください。
※週に1回の収集日にごみが出ていなかった場合、安否確認のために自宅をお尋ねすることがあります。訪ねても反応がない場合、ケアマネジャーに連絡します。
※収集日が祝日等と重なった場合は、その週の収集はお休みです。
※入院等で一時停止をする際は担当課までお電話ください。
※要介護度、障害等級、担当ケアマネジャー等の変更が生じた際には変更届が必要です。

出典：松戸市ホームページ（https://www.city.matsudo.chiba.jp/kurashi/gomi_shinyou/keikaku/houmonshuushuu.files/2021chirashi-fureai.pdf）より転載

家庭ごみ訪問収集事業とは？

家庭ごみを，ごみ集積所に出すことが困難な世帯に対し，週に１回決められた曜日に，戸別に訪問してごみ収集をする事業である。

対象者

下記の要件を満たす方（世帯）が対象となる。

- 松戸市に住んでいる方
- 自分でごみを出すことが困難な要介護者もしくは障害者（身体障害者手帳１・２級）で構成されている世帯
- ごみを出すことについて，他者からの支援を受けることができない世帯

申請に必要な書類

ケアマネジャーや相談支援専門員などの専門家からの提出が必要になる。

- 松戸市家庭ごみ訪問収集事業利用申請書
- 意見書
- 要介護者の場合，介護保険被保険者証の写し
- 障害者の場合，身体障害者手帳１級もしくは２級の写し
- 自宅の敷地内で，ごみ集積所を設置する場所の位置図など（写真可）

訪問収集手続きの流れ

申請⇒審査⇒利用の可否通知⇒訪問収集開始

利用するにあたって

- 自宅の敷地内（玄関の前など）にフタ付きのごみ箱を用意していただく必要がある。
- ごみ箱は清潔に保つよう定期的に清掃する。
- 週１回の収集日にごみが出ていなかった場合，安否確認のために自宅を尋ねることがある。訪ねても反応がない場合は，ケアマネジャーに連絡する。
- 収集日が祝日等と重なった場合は，その週の収集はお休みになる。
- 入院等で一時停止をする際は担当課まで連絡をする。
- 要介護度，障害等級，担当ケアマネジャーなどの変更が生じた際には変更届が必要になる。

“ごみ捨て”という家事に含まれる日常的生活行動[1]を一連の“作業”として還元してみると，片付ける，分別する，指定のあるごみの種類を認識している，曜日を認識している，朝という時間帯を認識している，ごみ袋や段ボールをしばる，集積所にごみを運ぶ，などの要素の組み合わせと考えられる。つまり，ごみを捨てられない背景には，たとえば，統合失調症の陰性症状の一環として片付けることができない，認知症に伴う遂行能力障害で分別できない，見当識障害で曜日や時間帯がわからない，気分障害による意欲低下で家の外に出ることができない，身体機能の低下でごみを運ぶことができない，などのさまざまなパターンが存在し得る。このように，どの作業段階が障害されているのかを把握すると，支援対象者の困りごとに対する理解やごみを捨てられない背景病理に関するアセスメントが深まり，支援の糸口になり得る。アセスメントに基づいて本事業の活用や介護保険サービス・障害福祉サービスの利用を検討することが望ましい。

文献

1）平澤則子・飯吉令枝他：山間豪雪地域における高齢者のIADLの変化と日常的生活行動との関連性，日本地域看護学会誌，13（2），31-37，2011.

（住谷 智恵子，井上 スエ子）

4 初期介入

1. 医師アウトリーチによる介入

E 医師アウトリーチ・訪問診療再開

本人の意向によって訪問診療が終了した7カ月後，医師アウトリーチ・訪問診療が再開された。

サルコペニア，および下肢筋力低下は7カ月前に比べ，明らかに進行しており，手すりなどにつかまり何とか坐位から立ち上がることができ，歩行器でごくゆっくり，トイレや玄関までの歩行が辛うじてできた。体動で息が上がりやすいが，動脈血酸素飽和度（SaO_2）低下はなかった。リハビリの必要を考え訪問看護やデイサービスを勧めたが実現せず。デイサービスでの入浴を勧めてみても「商売」と警戒された。訪問看護，ヘルパーについても「お金のかかるものは利用しない」と契約に至らず，ケアマネジャーとの関係も良好に保てないため，包括センターでモニタリングを継続することとなった。家族（姪）とはこの頃，電話が不通になっており，医師からも包括センター職員からも姪に相談ができなかった。医療・介護は実質訪問診療のみの介入となった。

訪問診療は月に2回ペースで行った。玄関を開けてもらえず，玄関扉ポストからのぞいて生存確認を行うだけのときもあれば，玄関が閉まっていても電話で拒否の意向が明示されなければ，1回許可されて入室以降，必要に応じて開いているベランダからの入室を行った。また，普段の食事やタバコを含む日用品の買い物はコンビニ配達を利用しており，玄関にたどり着くことが容易でないことから，配達を頼んだときはあらかじめ玄関の鍵を開けるようにしていたため，たまたまそのタイミングでの訪問診療の際には玄関からの入室が可能であった。

当初は部屋の掃除もある程度自身で行い，トイレにもいくことはできていたが，次第に室内尿臭，床の汚れが目立つようになった。「トイレに間に合わない」と言うものの「援助を受けるのは嫌だ」と言う。包括センター職員が提供したリハビリパンツを利用し，それを洗濯し再利用している状態も確認された。

診療の際に誘って，本人の気分が乗れば，診療車に同乗して買い物にいくことも3回ほどあった。診療としては異例でありながら，信頼醸成や社会参加意欲を引き出す目的で，特段の対応として行った。スリッパなどの日用品，パンやトマトなどの食品に加えて，「目が見えない」と老眼鏡を購入した。福祉用具レンタル負担軽減のために必要な介護保険申請を再三提案していたが，医師アウトリーチ1年半経過した時点で，購入した老眼鏡を使い，ようやく申請書に自筆サインをもらうことができた。

F 要介護認定

改めて要介護2が認定された。これで全額自費引き落としされていた車いす，歩行器と介護ベッドのレンタル料が介護度に見合った料金に戻るはずであった。ところが，そのために必要なケアマネジャー選定を行うも「断った！」と福祉用具レンタルの全額自費引き落とし問題は結局解決しないままになった。

医師アウトリーチ後も包括センター職員と民生委員がそれぞれ月に1回ずつ，訪問によるモニタリングをしていた。玄関ポストからのぞいて生存確認のみ行うこともあったが，民生委員は対面できないとき，手書きの手紙をポストに残していき，本人はそれを読んでいた（後日談によると「その手紙がうれしかった」とのこと）。

また，包括センター職員は，日々配達をしているコンビニの店長に本人の様子に変化などがあれば連絡してほしいと頼んでいた。実際，コンビニ店員にはテレビのリモコンの電池交換など，本人の困りごとに対応してもらっていた。ごみ出しについては，主に包括センター職員と民生委員が，あるいは訪問診療の訪問時に手伝うことが常態化していた。

G 訪問診療（最終段階・心不全）

医師アウトリーチから23カ月，ベッド上には食べ物と雑貨が散乱し，小バエが飛ぶようになった。次第に労作時の息切れ，食欲低下などの体調不良がみられるようになり，アウトリーチ後，初めての採血の許可をもらった。採血から2週後，「胸が苦しい」とみずから電話連絡をしてきた。臥床での呼吸苦，四肢浮腫が顕著で，これらは心不全症状と考えられた。容易に歩けないことから膀胱留置カテーテルを挿入したうえで利尿薬治療を始め，いったんは軽快した。しかし，この状況でいつまでも一人暮らしでの自宅療養を続けることは困難であると推測され，緊急ショートステイ（【用語解説】p.248参照）利用を視野に居宅サービス計画書の作成を進めたが，本人からは同意（署名）をもらえなかった。このときは家族（姪）と連絡がとれたため，同意のサインをお願いした。姪にはさらに，壊れたポットと冷蔵庫の新規購入を本人に代わって行っていたが，購入代金の口座引き落としについて本人の了解をもらうようお願いした。後に「判子を勝手に使われて，冷蔵庫を買わされた」，「アイスを5個買ったのに，1個しかない。誰かが食べたんだろ」などと人間不信，被害妄想と思われる発言が再三聞かれた（この時期にようやく新規選定されたケアマネジャーには「長年，介護の仕事をしてきたから利用者がどんなことを望んでいるかわかる。だから適当なことをしてほしくない」，「本当はシルバーカーを押して郵便局や買い物にいって，自分でほしいものを選びたい」，「これまでも一人で頑張ってきたので，これからも自分のことは自分でやっていきたい」と話している）。

H 訪問診療（最終段階・熱中症）

利尿薬による治療を開始してから1カ月後，コンビニ最終配達からは1週間が経過していた時点で，緊急通報装置のセンサーに動きがないことで自動通報があり緊急往診することになった。真夏の部屋はとても暑く，ポータブルトイレは尿で満杯，ハエが飛んでいる。本人はベッド上で動かず，失禁状態であるが，多弁で，下腿浮腫はなかった。心不全ではなく，熱中症による脱水と判断した。病院受診，あるいは緊急ショートステイを勧めるが，本人はそれらの提案を断固拒否した。そこで，着替えを手伝い，食事，水分補給ができるように用意して，その日は引き上げた。

翌日，包括センター職員が様子をみにいくと，本人は足をベッドに残したかたちで床に倒れていた。緊急往診すると，本人の意識は清明，多弁で，「早く起こしてよ！」と言う。複数名でベッドに戻した。右大転子部を痛がるも，動かしても痛みの増悪はなく骨折は否定的であった。このまま一人で暮らすのは難しいのではないかと話すと「私はここがいい！」と施設入所について拒否を示す。しかし現実的には，本人は食べ物や水を手にすることが容易ではなくなっており，施設入所が嫌ならば毎日手伝ってくれる人（ヘルパーなど）に来てもらうことを強く提案した。包括センター職員が姪に電話して，この日の経緯と医師から孤独死の可能性もあることを説明すると，「自分（姪）の同意でよければ何としてもショートステイに入れてほしい」という意向を示された。ケアマネジャーの尽力により，その日のうちにショートステイ利用の運びとなった。

2. 経済的問題へのアセスメント

本人は生活を営むために現金を所持していた（コンビニ配達や出前には現金払いができていた）。ただし，現金が底をつくことをおそれて，食事摂取量を減らす傾向にあった（「ATM（現金自動預け払い機）で現金をおろしたい」という発言は度々聞かれたが，実際に包括センター職員，ヘルパー，訪問診療中の外出でATMにいくことはなかった。頻度は限られていたが，手元の所持金が減ると姪に引き出しを頼み，届けてもらっていたと思われる）。

訪問診療，福祉用具レンタル，もともとの介護保険料の口座引き落としについては，契約当初に，姪同席のもと本人からサイン，捺印をもらっている。

口座引き落としである光熱費，マンション管理費と自治会費の滞納はない（ただし，かつて管理費と自治会費が現金払いであった頃，「何のために使われているのかわからない」，「会計も上がってこないから信用できない」と，滞納期間があり，マンション自治会・住人との関係はよくなかった）。

事例の包括的検討

1. ライフヒストリーの振り返り

本人が他人の関与を極端に嫌がるなか，訪問診療で信頼関係を築くよう心がけたが，「今日はこの点でお互いが理解しあえた，納得してもらえた」と思っていても，次の訪問では，あっという間に，もともとそのような歩み寄りはなかったことのように，もとに戻ってしまう状態であった。不平不満が多く，こちらの伝えたことが異なった解釈で聞き入れられることがほとんどで，そのようなやり取りの際に，本人の生い立ちや高齢者施設勤務での思い出などを聞き出すことはできなかった。

ケアマネジャーとのやり取りのなかで，「過去に人を信じてだまされ，お金を盗られたこともあり，人を信じるのが怖い」という聴取がある。何らかの金銭のトラブルが後の人間不信に関係していったことは十分に考えられる。

2. 課題の再整理とまとめ（考察）

#1	サルコペニアの進行と慢性心不全の悪化
#2	強い人間不信と被害妄想による医療・介護を含む他者の介入拒否
#3	日常生活困難（買い物，ごみ出しから掃除・洗濯，排泄・整容に至るまで）

サルコペニアの進行や慢性疾患（心不全）の悪化を自他共に目の当たりにするが，本人の強い人間不信によって一般的な介入だけでは信頼関係を構築することが困難で難渋した事例である。身体的な衰えがあって日常生活に困っていても，人を頼りたくないという高いプライドと自分で何とかしていきたいという本人の強い気持ちが根底にあり，医療・介護を含む周囲の支援を容易に受け入れなかった。経済的に困窮していたわけではないが，過去の金銭トラブルによるトラウマ（心的外傷）を抱えていたと考えられ，振り返ってみれば，それが他人の介入に困難を深めた要因の一つと推察できた。

玄関を開けられないという事情から，やむを得ず始まったベランダから入室しての往診，本人が社会との接点を回帰できるよう診療中の買い物同行など，特別な対応を行いながら信頼関係を築くよう努めてきた。工夫をしながら，あきらめず定期的に訪問したことは，おのずと訪問診療（往診）による厳重モニタリングを行っていたということになるであろう。

医療を届けることができたその土台には，民生委員や包括センター職員をはじめ，コンビニ店員や出前配達員を含む「地域」での継続的支援があり，波乱ずくめではあったが最悪の孤独死は避けられた。

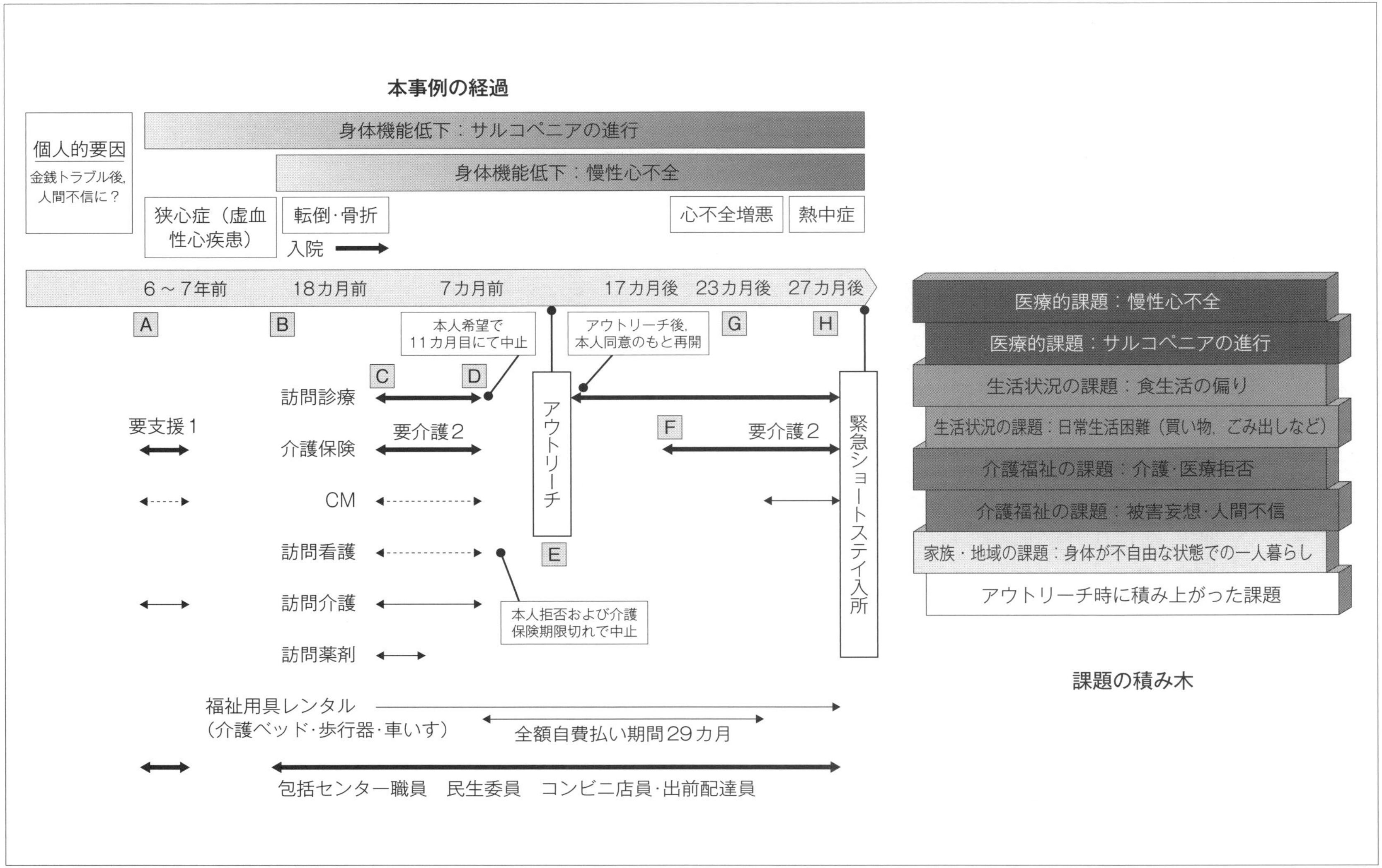

包括センター（地域包括支援センター），CM（ケアマネジャー）

Column

コンビニエンスストアや配達業者というアンテナを早期覚知・早期介入に活かす

個別事例の検討から把握された地域課題を話し合う地域ケア会議で，「孤独・孤立」をテーマに議論が展開された。コンビニエンスストア店員から，“様子がおかしい”と感じる客の例として，異臭や衣類の汚れがある，会計に時間がかかる，怒りっぽい，季節外れの服を着ている，いつも同じものを買う，やせてきた，ライフラインの支払いにおいて滞納・期限切れに気づかない，イートインスペースに会計前の物を持っていってしまう等が挙げられた。また，配送業者からは，家の中がひどく散らかっている等の自宅状況を心配になった，水の購入や電球交換，湿布の張り替えなどを頼まれた経験がある，という話が聞かれた。

たとえば，異臭や衣類の汚れの背景にはセルフケア能力の低下，会計に時間がかかる背景には遂行能力障害，滞納・期限切れに気がつかない背景には見当識障害が存在するかもしれない。コンビニエンスストアの店員や配達業者は，日常的に課題を抱えた方にすでに出会っているかもしれないが，様子のおかしさが“何を意味するのか”まではわからない，心配な状況だと感じたとしてもどのように対応すればわからないと考えられる。地域において，まずは地域包括支援センターという存在を知ってもらうことから取り組むとともに，民間事業者や地域住民等の気づきによる早期覚知や，必要な支援による介入に活かしていく方法を検討する意義があるだろう。

（住谷 智恵子）

事例の経過状況

経過	在宅医療・介護連携支援センター	相談機関等	その他専門職の関わり	家族・親族，地域（住民）の状況
アウトリーチ前	●包括センターからの情報，訪問診療の診療録等の情報収集	[包括センター] ●２年前。本人と連絡がつかないと民生委員から連絡あり。以降，電話と訪問でモニタリング ●１年半前。転倒で体動困難と本人から連絡入る。病院に緊急搬送 ●介護保険認定申請，要介護２ ●本人からの電話連絡時の随時訪問と定期訪問によるモニタリング ●食の確保 ●ごみ出し支援 ●CMや医療機関との連携 ●備蓄品であったポータブルトイレの貸し出し ●担当者会議 ●介護申請・認定調査同席（本人調査終了後，調査員とともにコンビニ店を訪問し，情報聞き取り） [訪問診療：医療機関A（MSW）] [CM] [包括センター] ●訪問時，息切れ，腰背部の痛み，四肢筋力低下，移動困難な状態のため救急要請。本人の拒否があるが，医療介入の必要性ありと判断し，在宅医療・介護連携支援センターに相談	【退院後から訪問診療・訪問看護・訪問介護・薬剤師による居宅療養管理指導，福祉用具レンタル等の開始】 [訪問介護] ●ヘルパーによる買い物や金融機関への外出同行支援，家事支援 [訪問薬剤師] ●居宅療養管理指導 [福祉用具貸与事業所] ●介護ベッド，車いす，歩行器 [訪問診療：医療機関A] ●診療（ベランダから入室して） ●車いすでの買い物同行 →支援介入拒否となってから，介護認定が切れ，福祉用具レンタルは全額自費になる [訪問診療：医療機関A] ●200X年秋頃：本人が拒否的となる。ADL低下により訪問時にベランダから入ってくれと本人が求め，ベランダから入室することもあった。 その後，電話連絡を入れるが出ない ●200X年12月頃：訪問しても居留守を使うようになる ●200X＋1年２月：本人の終了の申し出によって訪問診療は終了とする ●訪問診療終了後も本人から電話で訴えを受ける ●定期訪問終了後も包括センターと連携	[民生委員] ●定期訪問，安否確認 ●ごみ出し支援 [近隣寿司屋] ●出前 [近隣コンビニ店] ●配達（通常は電話注文での配達は扱わないが特例） ●包括センターからの連絡に訪問時の様子を情報提供 ●介護認定調査員への情報提供 ●本人は，このコンビニ店の店長に信頼を寄せていた [民生委員] ●安否確認訪問，ごみ出し支援，24時間緊急通報システム導入支援 [姪] ●緊急時連絡先。キーパーソンとしての位置づけにあるが，積極的介入は得られず
医師アウトリーチ				
アウトリーチ後		[包括センター] ●リハビリパンツなどの差し入れ ●定期モニタリング（ドアスコープ越し，ベランダからの入室） ●訪問診療に同席 ●ごみ出し支援 ●食の備蓄状況確認と確保 ●コンビニとの連携により食材の注文状況や支払い状況の把握 ●民生委員との情報共有 ●ごみ出しや安否確認の役割分担（毎月２回ずつ訪問） ●介護保険申請支援，認定調査同席 ●姪との連絡・調整（在宅生活中・SS利用開始後の自宅内片付け） ●SS・送迎同行 ●本人からのSOS受信・対応	[訪問診療：医療機関A] ●定期訪問，介護サービス利用への説得，ごみ出し支援，車いすでの買い物同行，臨時往診 [居宅介護支援事業所（CM）] ●姪・包括センター・SSとの連携，福祉用具入れ替え手配	[姪] ●冷蔵庫の買い替え，配達・設置の手配を行う。頻度は少ないが，本人から手元の現金が少ないと連絡を受けると，口座から引き出して届ける。CM契約時代理人・SS利用同意者となる [民生委員] ●安否確認訪問，ごみ出し支援，包括センターとの連携 [近隣コンビニ店] ●食材配達，エアコンのリモコンの電池交換など，訪問時には本人の小さな困りごとへの対応，包括センターとの連携

包括センター（地域包括支援センター），MSW（医療ソーシャルワーカー），CM（ケアマネジャー），SS（ショートステイ），ADL（日常生活動作）

エコマップ

【アウトリーチ前】

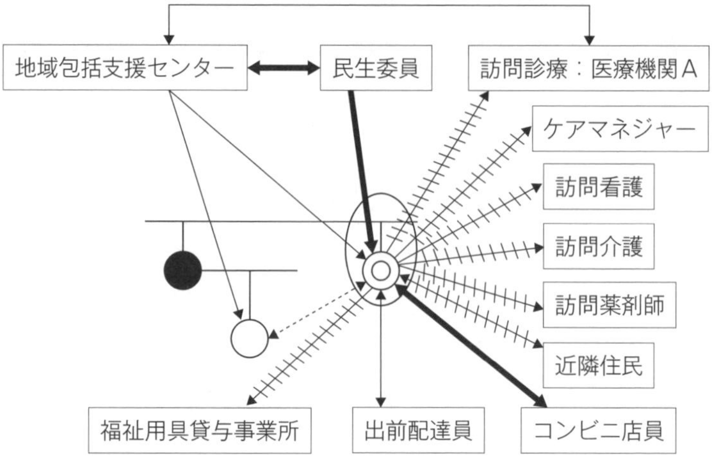

【アウトリーチ後】

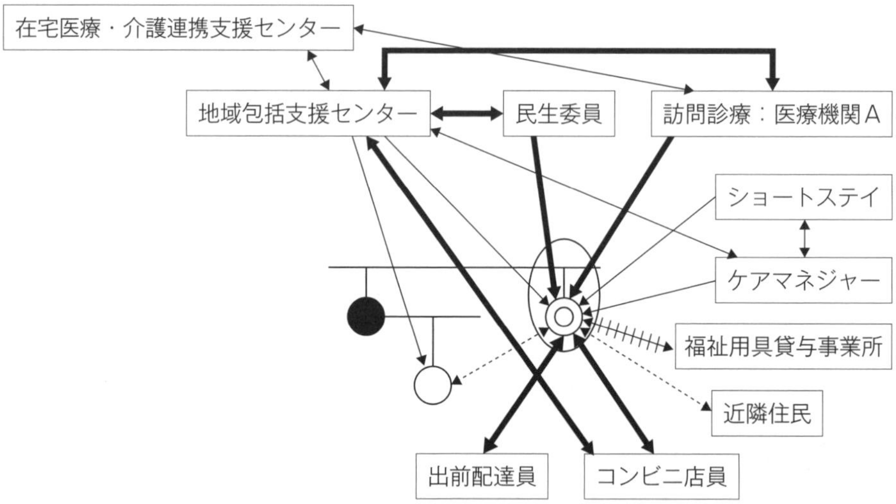

事例 青壮年

07 90歳代の主介護者の病状悪化により60歳代の重度心身障害者の親亡き後への対応を急いだ世帯

8050問題

▶ Key word：障害者の親亡き後，8050問題，権利擁護，成年後見制度，65歳問題

▶ Point：
- 障害者支援において，「本人と介護者（本症例では母親）の高齢化に備える」という視点が重要である。
- 介護者の認知症発症や死別により介護不能となった場合に備えた意思決定支援や準備（親亡き後のプラン）について，相談支援専門員はみずからの役割であると認識して支援にあたってほしい。
- 障害者本人が65歳以上になった際には，障害福祉サービスから介護保険サービスへと移行し，並行して本人の意思決定支援，権利擁護などを進めていくことになる。こうした支援をシームレスに行うために，障害福祉サービスの利用は家族によるセルフプランではなく，相談支援専門員が継続性をもって対応することが望ましい。
- さまざまな制度や支援機関が関わる課題について，患者が一括で相談でき，かつ異なる担当部署で円滑に連携して支援をするための総合的な相談窓口があるとよい。

【事例の概要】

本人は脳性麻痺[*1]のため，40歳代より歩行能力が低下し，転倒を契機に10年前から自宅内での生活となっていたが，母親が医療を含めた生活全般の面倒をみていたため，障害福祉サービスは利用していなかった。母親が90歳代になり，日常生活動作（activities of daily living：ADL）が低下したため，生活支援について地域包括支援センター(以下「包括センター」)に相談があり，本人の医療や介護の問題について覚知された。母親への生活支援，および本人への訪問診療介入により現状の整理をはかっていた矢先，母親ががんと診断され，予後数カ月と時間のないなかで親亡き後を見据えた支援に取り組んだ事例である。今後は介護保険へのスムーズな移行が課題となっている。親亡き後の障害者支援として，意思決定支援，権利擁護，成年後見制度の利用などについて早期から準備していく必要があり，相談支援専門員の重要な役割であることを認識してほしい。

在宅医療・介護連携支援センターが覚知するまでの経過

対象者：90歳代，女性（母親）
60歳代，男性（本人）

[*1] 脳性麻痺：母胎内～生後4週間の間に，脳への損傷によって起こる運動機能障害。程度はさまざまで，知的障害を伴うこともある。低酸素，感染など原因は多岐にわたる。

幼少期，脳性麻痺のため，歩行の獲得は３歳であった。就学前に脳性麻痺による体幹機能障害で身体障害者手帳３級を取得した。
高校卒業後，職業リハビリテーション施設を経て，共同作業所へ 20 年間電車で通勤していた。
15 年前，歩行困難となったため，作業所を退職し自宅周辺での生活となる。
10 年前，外出中に転倒したのをきっかけに，自宅内のみでの生活となる。母親が主介護者として生活全般や医療の面倒をみていた。

⬇

２カ月前，母親の高齢化による ADL 低下のため，買い物やごみ出しが困難となり，叔母が市役所環境業務課に相談した。相談を受けた市職員が他の支援の必要性を覚知し，包括センター，高齢者支援課，福祉総合相談窓口，相談支援事業所へと情報の共有を行った。
母親に対する介護保険認定申請を行い，要支援１で訪問介護（生活援助）を利用するようになった。

⬇

本人の身体状況から，身体障害者手帳の等級変更申請を行うのが望ましいと考えられたが，移行期医療（【用語解説】p.244 参照）が途絶えた状態であった。相談支援専門員と母親の付き添いのもと，本人が受診したクリニックでは，障害者手帳目的の診療は実施していなかったため，身体障害者手帳の等級変更に向けた支援について，在宅医療・介護連携支援センターへ相談することになった。

本人・母親への支援

1 緊急性の判断

連絡を受けた直後，在宅医療・介護連携支援センターから母親に電話して状況を確認した。緊急の医療介入を要する病態はなさそうであり，6 日後にセンター職員による自宅訪問を予定した。

本人はしばらく通院できておらず，90 歳代の母親が自身のかかりつけ医へ代理受診し，内服薬などの処方を受けていた。しかし，母親自身の ADL 低下により，通院が困難となってきていたため，訪問の 4 日後から訪問診療を導入し，本人に対する医療を継続させる運びとなった。この時点で，母親自身も訪問診療に移行することを提案したが，「何とか自分で通院できているため大丈夫」とのことから，訪問診療は本人のみの導入となった。

2 課題整理に向けた情報収集

母親・本人の双方と面談を重ね，訪問診療所と在宅医療・介護連携支援センターが共同で情報収集にあたった。

住環境	一軒家。自宅内は床面にも雑誌や荷物が積まれた状態であり，歩行できる場所は限られている。本人はものにつかまって，うまく伝い歩きをしている。
世帯構成	90 歳代の母親と二人暮らし。 父親はがんで 30 年前に，兄は心疾患で 20 年前に他界した。 父親の妹（叔母）が市内に在住で相談できる親族である。 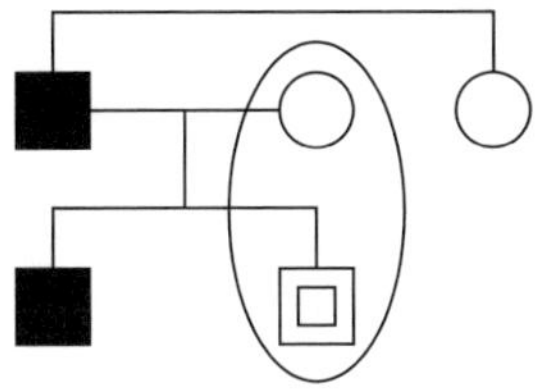
家庭背景	母親は狭心症，糖尿病で近隣の総合病院に通院中。
学歴	高校卒業。卒業後は職業リハビリテーション施設へ十数年前まで通所していた。
既往歴・入院歴	便秘症，腰痛症
現症	身長 170cm，体重 59kg 手指を含む上肢の固縮が強い。下肢の筋力低下あり，立ち上がりに時間を要する。 口腔内の状況：6 年前から通院困難で歯科受診中断し，不良
意思疎通の問題	☐無　☑有 ｜ ☐認知症　☐高次脳機能障害　☐精神障害　☑知的障害　☑構音障害　☑難聴（補助具なし）　☑視覚障害（補助具なし） フェルトペンで書いて見せないと伝わらないこともある。 突然，予想しないタイミングで怒り出すことがあり，家具の場所や行動パターンについてのこだわりが強いため，変更しにくい傾向がある。
心理状態	本人・母親ともに訪問に対する拒否はない。サービス導入については，これまで母親が全面的に管理できていたことから，本人・母親ともに若干の抵抗感がある。
生活の様子 （食事・移動・排泄・清潔・睡眠）	屋内の移動は本人が伝い歩きで可能。外出は車いす。日中はリビングのいすに坐ってテレビを見たり音楽を聴いたりして過ごす。食事は母親が用意し，1 日 2 回，補助具（曲がりスプーン）で軟らかいものを摂取。排泄は自立で，夜間は尿器を利用している。歯みがきは電動歯ブラシで本人が可能。入浴は月 1 回，手すりにつかまり浴槽をまたぐことができ，洗身も自立。
アルコール・薬物依存，嗜好	飲酒習慣なし，喫煙 10 本/日でやめる気はない。
ライフライン停止	☑無　☐有 ｜ ☐電気　☐水道　☐ガス
経済状況　本人	収入：障害基礎年金 1 級（月 9 万円），親亡き後のために母親が預金している。
経済状況　世帯	収入：父親の遺族年金（月 15 万円）
社会とのつながり	母親がすべて一人で面倒をみている。友人が定期的に散髪にきている。親戚の支援者とはメールでやり取りしている。
介護認定	☑無　☐有 ｜ ☐要支援（☐1　☐2） ☐要介護（☐1　☐2　☐3　☐4　☐5） 入院時から介護保険申請を拒否している。
障害認定	☐無　☑有 ｜ ☑身体（3 級）　☐療育　☑精神障害（手帳なし）　☐自立支援医療

関わりのあった機関	母親：地域包括支援センター，ケアマネジャー，訪問介護，総合病院（急性期病院），訪問診療医，訪問看護，市役所福祉総合相談窓口・高齢者支援課・介護保険課・環境業務課，弁護士，家政婦 本人：基幹相談支援センター，相談支援専門員，訪問介護，訪問診療医，訪問看護（リハビリテーション），訪問歯科，市役所障害福祉課・環境業務課，弁護士，知人（訪問理容）

【今回相談までの経過】

本人は高校卒業後，職業リハビリテーション施設を経て，共同作業所で就労できていたが，40歳代後半から歩行能力が低下してきたため，通所が困難となり，作業所を退職した。以降，徐々に活動範囲が狭まり，介入時は屋内を何とか伝い歩きができる程度のADLとなっていた。母親が医療を含めた生活全般の面倒をみていたため，障害福祉サービスは受けていなかった。医療についても，移行期医療は途絶えており，成人になってから本人のかかりつけ医はいない状態で，有症時母親のかかりつけ医による代理受診が続いていた。母親の高齢化・ADL低下に伴い，母親自身への生活支援が必要になったことから，親族（叔母）が家庭の問題を把握し，行政への相談につながった。

【家族関係】

父親は30年前にがんで他界，兄は20年前に心疾患のため他界しており，以降は親族との付き合いは希薄であった。母の身体機能の低下に伴い，他界した父の妹（本人の叔母）が生活を心配して各所へ連絡した。

【母親の身体状況・生活状況】

狭心症と糖尿病で近医へ通院，内服加療している。加齢によるADL低下があり，母親自身が通院困難になりつつあった。介入時点で，基本的ADLは自立しており，認知機能低下はなかった。

【本人と母親の状況理解・受け入れ状態】

訪問診療の開始当初，構音障害のある本人が言いたいことを伝える前に母親が話してしまう様子があり，自身の価値観や希望について，本人から十分な聞き取りが行えなかった。

介護用ベッドの導入や住宅改修，入浴サービスなどの福祉サービス導入について，これまで，母親が全面的に介助してまかなっていたため，本人・母親ともに抵抗感があったようである。

一方で，母親は介入当初より「今後，自分が亡くなった後の息子の生活が心配」と話していた。十分な貯金と持ち家があるため，「財産が息子に相続され，本人の望むとおり，現在住んでいる自宅での生活を，支援を受けながら続けられること」を希望していた。

3 支援の方向性を決定する

母親・本人との面談に基づき以下のように課題を整理した。

【抽出した課題のリスト】

身体的問題	#1　脳性麻痺 　# 運動機能障害　# 構音障害　# 知的障害 　# 視覚・聴覚障害 #2　廃用症候群 #3　便秘症
心理的問題	#4　母親が代弁・代行するため本人の意思や能力が確認できない #5　母親以外とのつながりが希薄で社会性に乏しい
社会的問題	#6　母親が介護不能となった場合の本人の支援方法が未定

【アセスメント】

#1・2	もともとの身体障害に廃用症候群やサルコペニアの要素が加わり，室内の伝い歩きでも非常に転倒リスクの高い状態となっている。身体障害者手帳の等級変更により適切なサービス導入を行う必要がある。サルコペニアや廃用症候群の要素については，リハビリテーションや栄養の介入により，本人の内在的機能を高められる可能性がある。
#3	医療を継続させる必要がある。移行期医療が途絶えていたが，訪問診療が導入され，再び医療につながったところである。
#4・5	第三者が介入するなかで，本人の内在的能力や価値観のアセスメントを行う必要がある。
#6	母親は超高齢であり，本人より先に他界する可能性が高い。親亡き後の支援，本人の権利擁護のための情報収集が必要である。

【プラン】
- まずは本人の身体障害者手帳の等級変更を行い，適切に障害福祉サービスを導入する。
- 本人への訪問診療を通じて医療の提供を続けるほか，リハビリテーション，栄養指導など，本人の内在的機能を高めるための多職種での支援を開始する。
- 母親と本人の希望を聴取し，本人の権利擁護のための準備を行う。

4 初期介入

1．身体障害者手帳の等級変更申請

訪問診療の主治医により，改めて等級変更申請を行い，身体障害者手帳２級を取得した。併せて重度心身障害者医療費助成制度*2 の申請，特別障害者手当*3 受給申請を行った。

2. 本人の内在的機能を高めるための多職種チームの介入

生活機能の維持・向上を目指し，訪問リハビリテーションを導入した。現在の身体機能のアセスメントを行い，生活リハビリテーションを継続的に行う方針となった。また，長く歯科へ通院できていない状態が続いており，口腔衛生が不良であったため，訪問歯科診療を導入し，定期的なケアを開始した。

3. 権利擁護のための情報収集

親亡き後の本人の生活についてどう考えているのか，在宅医療・介護連携支援センターが母親から聞き取りを行ったところ，親亡き後でも本人が一人で生活できるだけの生活費を預金していること，母親が蓄えた預金を本人に全部相続させたいこと，親戚に頼らず成年後見制度（【用語解説】p.251 参照）を利用していきたいということ（成年後見については，これまで本人と母親で何度も話し合ってきたため本人も了解している），母親が亡くなったときのためにすでにお寺と契約書を交わしていること，借地権で家を建てたこと（母親死亡後は契約変更が必要）などを話してくれた。また，母親のケアマネジャーや本人の相談支援専門員には，親亡き後の相談はしたことがないとのことであった。母親が元気なうちは誰にも頼りたくないと希望してこれまで頑張ってこられた様子がうかがえる。

5 母親の病状変化とその後の支援

介入から4カ月後，母親がみずからの身体不調を訴え，近隣の総合病院を受診したところ，末期がんで治療の方法はなく，余命数カ月であることが判明した。がんの性質から，週単位の急な病状変化や意識障害を生じることが予想されたため，週～ひと月単位で親亡き後の本人への支援，権利擁護の手続きを進める必要性が生じた。

1. 母親に対しての医療・介護体制の構築

末期がん診断後，母親に対しても本人と同一医療機関からの訪問診療を開始し，生活支援だけでなく身体介護を導入するなど，福祉サービスの調整を行った。母親の病状変化が生じたとき，本人が医療機関や訪問看護に連絡を入れることは難しいと思われ，数時間おきに誰かが見守りに入って病状変化について覚知可能な介護体制を整えた。診断から2カ月後，母親は在宅看取りとなり，本人の理解・受容も良好であった。

---

*2 心身に重度の障害がある方に医療費の助成をする制度。都道府県，市町村によって，対象となる障害の程度や，助成内容は異なるが，身体障害者手帳1級，2級いずれかの手帳所持者，精神障害者保健福祉手帳1級，療育手帳A（例：愛の手帳であれば1度，2度）の65歳未満の方を対象とする場合が多く，医療費負担が減額ないし免除される。

*3 特別障害者手当とは，上記に準じる方で，月額27,980円（令和5年4月現在）の助成金が支給される制度である。

2. 本人の権利擁護に向けた支援

母親の財産の整理を行った。本人が独力で母親の財産管理や借地権の契約変更をすることは困難であると予想されたため，まず，成年後見制度の準備を進めた。母親が病状悪化し，対応できなくなるなかでの本人の成年後見制度の利用に際して，弁護士に相談し，①母親の遺言書作成，②遺言執行者の選任，③母親との財産管理契約，④本人の成年後見の申立て（母親の健康状態が悪化しているため，弁護士による代理申立て）が必要になるとの助言を得た。なお，社会福祉協議会の日常生活自立支援事業にも財産保全・管理サービスがあるが，申請から県の審査までに約半年を要し，母親の予後に間に合わないと判断したため，成年後見制度の利用を優先した。

3. 親亡き後の支援のなかでみえた新たな課題

母親の病状悪化に伴い，徐々に母親による本人の代弁・代行が難しくなり，本人から自身の希望を確認させていただく必要性もあったため，医療・介護・福祉の担当職員が本人と直接コミュニケーションをとる機会が増えた。構音障害のため，会話で意思を伝達するのには時間がかかったり，支援者が内容を理解できなかったりすることもあったが，本人には携帯電話やメールを利用してコミュニケーションする能力がきちんとあることがわかった。これは母親が健在なときにはわからなかったことであった。一方，成年後見制度申立てのために認知機能評価を行っていると，「馬鹿にするな」と突然怒り出したり，明らかに合理的な提案に納得できず，不便な生活方法に強いこだわりを見せたりするなど，こだわりの強さや感情のコントロールの難しさも明らかとなってきた。こうしたコミュニケーションの難しさとともに，数 cm 前まで紙を近づけないと文字を読むことができない程度の視力低下があり，情報収集を適切に行えないことなども勘案して，総合的に支援が必要な状況と判断し，保佐開始の申立てを行った。

事例の包括的検討

1. ライフヒストリーの振り返り

幼少期に脳性麻痺の診断となり，以降，母親が本人の生活や医療を全面的に支えてきた事例である。子が成人しても，適切な移行期医療につながらないまま，加齢による身体機能の低下が生じ，生活機能が大きく低下した状態となっていた。また，母親が多くのことを代弁・代行していたために，本人の内在的能力が発揮されない状況になっていた。母親が超高齢になり ADL の低下が生じ，支援を必要とする状態になるまで，これらの問題が顕在化しておらず，結果的には母親の予後が差し迫っての対応を迫られることとなった。

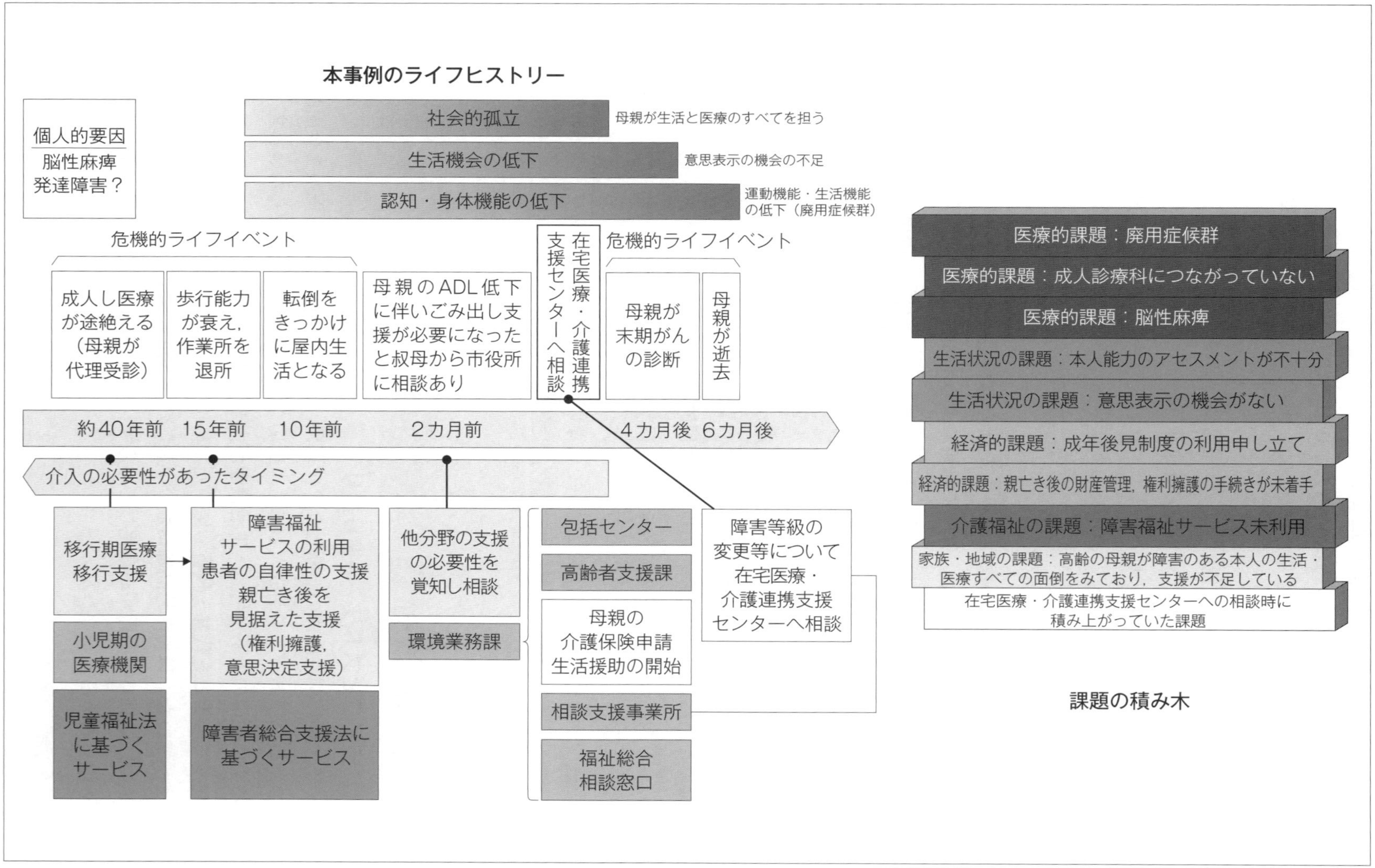
本事例のライフヒストリー
個人的要因
脳性麻痺
発達障害？
社会的孤立
母親が生活と医療のすべてを担う
生活機会の低下
意思表示の機会の不足
認知・身体機能の低下
運動機能・生活機能の低下（廃用症候群）
危機的ライフイベント
成人し医療が途絶える（母親が代理受診）
歩行能力が衰え，作業所を退所
転倒をきっかけに屋内生活となる
母親のADL低下に伴いごみ出し支援が必要になったと叔母から市役所に相談あり
在宅医療・介護連携支援センターへ相談
危機的ライフイベント
母親が末期がんの診断
母親が逝去
約40年前
15年前
10年前
2カ月前
4カ月後
6カ月後
介入の必要性があったタイミング
移行期医療移行支援
小児期の医療機関
児童福祉法に基づくサービス
障害福祉サービスの利用
患者の自律性の支援
親亡き後を見据えた支援
（権利擁護，意思決定支援）
障害者総合支援法に基づくサービス
他分野の支援の必要性を覚知し相談
環境業務課
包括センター
高齢者支援課
母親の介護保険申請
生活援助の開始
相談支援事業所
福祉総合相談窓口
障害等級の変更等について在宅医療・介護連携支援センターへ相談
医療的課題：廃用症候群
医療的課題：成人診療科につながっていない
医療的課題：脳性麻痺
生活状況の課題：本人能力のアセスメントが不十分
生活状況の課題：意思表示の機会がない
経済的課題：成年後見制度の利用申し立て
経済的課題：親亡き後の財産管理，権利擁護の手続きが未着手
介護福祉の課題：障害福祉サービス未利用
家族・地域の課題：高齢の母親が障害のある本人の生活・医療すべての面倒をみており，支援が不足している
在宅医療・介護連携支援センターへの相談時に積み上がっていた課題
課題の積み木

包括センター（地域包括支援センター）

2. 早期覚知・早期介入ができた可能性がある時点の例

障害者支援のなかで，本人と介護者（本事例では母親）の加齢・高齢化に備えておくという視点が必要である。最初の課題は，小児から成人の医療に適切につなぐこと，すなわち「移行期医療」に結びつけることであろう。また，脳性麻痺やダウン（Down）症候群など，幼少期からの身体障害がある症例では，加齢や廃用の影響が通常より若年で出ることが多く，できる限り内在的能力を維持する取り組み，すなわち，リハビリテーションや口腔・栄養の管理が早期より必要である。さらに，介護者が認知症発症や死別により介護不能となった場合に備えた意思決定支援や準備を必ず行う必要がある。相談支援専門員の役割として，親亡き後のプランを念頭において支援にあたってほしい。本人が65歳以上になった際には，今度は障害福祉サービスから介護保険サービスへと移行していくことになる。こうしたシームレスな支援のために，障害福祉サービスの利用は家族によるセルフプランではなく，相談支援専門員が継続性をもって対応することが望ましいと考える。

このような視点をもって，早期覚知・早期介入ができた可能性がある時点を考えてみると，母親を診療していた医療機関がもし「この高齢の親御さんが，障害をもつ子の主介護者である」と覚知していたなら，母親の身体機能の変化や介護申請の際に子の支援についても担当者に相談することができた可能性がある。

3. 事例からの課題の抽出

1）小児期からの障害について移行期医療につながっていないケースがあるが，自治体では全数把握できていない

医療の進歩とともに，小児期に発症した慢性疾患，それによる障害を抱えた方の多くが，成人期を迎えるようになってきた。発達，そして加齢に伴う心身の変化に適切に対応するためには，小児診療科だけが診療を継続するのでは理想的とはいえず，成人診療科の関わりが必須である。しかし，小児期医療と成人期医療の間には，医療・福祉に関わる制度の違いや，患者・介護者への接し方の違いなどから大きなギャップがあり，移行の難しい場合が多い。こうしたギャップを埋め，生涯を通じて適切な支援と医療を受けるための懸け橋となる医療が「移行期医療」，そしてスムーズな移行のための支援が「移行支援」である。

移行支援は，成長していく患者みずからがヘルスリテラシー*4 を獲得し自身の医療について自己決定権を獲得する自立支援と，医療体制整備の2軸からなる。専門的な関わりが必要であり，まずは広域自治体に必要としているケースを把握する取り組みが求められているが，全国的にも実態調査は進んでいない。支援を必要とする症

*4 ヘルスリテラシー：健康や医療に関する正しい情報を入手し，理解して活用する能力。移行支援では，その児の障害の程度やできることを把握し，最大限その人が自分の意思に沿った決断ができるよう，自身の疾病や障害について可能な範囲で理解できるような支援が必要である。

例を把握するために，たとえば，市内小児医療機関における当該年代の患者数把握や，相談支援専門員への移行期医療の周知から覚知につなげる取り組みが必要であろう。

2）医療・介護・福祉の各分野にまたがる複合的な課題を抱えた方へのマネジメント機関が少ない

小児期発症の慢性疾患をもつ児において，高校卒業後に支援が途絶え，障害福祉サービスを受けずに両親などの介護者が生活全体を抱え込んでしまうケースが一定数存在する。まずは上記の移行期医療，移行支援につながることが重要である。さらに，年を重ね 65 歳以上になると，障害福祉から介護保険への切り替え，意思決定支援，権利擁護などにシームレスに対応する，今度は「成人期から高齢者への移行支援」が必要になる。これらの各課題について，患者が一括で相談でき，かつ異なる担当部署で円滑に連携して支援するための，総合的な相談窓口があるとよいと思われるが，多くの市区町村で整備されていないのが現状である。

3）親亡き後を見据えた意思決定支援が十分に浸透していない

患者自身，あるいは養護者（多くは両親）の加齢に伴い，今後，親亡き後の支援が必要とされるケースはますます増えると予想される。意思決定支援が必要な場面では，意思決定支援責任者が主体となりアセスメントを行い，意思決定支援会議を経てサービス等利用計画・個別支援計画（意思決定支援計画）を作成し，サービス提供することが国のガイドラインで推奨されているものの，いまだ，早期から親亡き後を見据えた意思決定支援が必要であることは十分に認知されていない。介護サービスへの移行や，ケアマネジャーとの連携，権利擁護等に関する意思決定支援について，養護者が余裕をもって話し合いに参加できる段階から全例で検討できるよう，方法も含めて周知していく必要がある。

参考文献

1）日本小児科学会：小児期発症疾患を有する患者の移行期医療に関する提言.
http://www.jpeds.or.jp/modules/guidelines/index.php?content_id=54（閲覧日 2022/12/20）
2）小児期発症慢性疾患をもつ患者のための移行支援・自立支援情報共有サイト.
https://transition-support.jp/（閲覧日 2022/12/20）
3）厚生労働科学研究費補助金 難治性疾患等政策研究事業（難治性疾患政策研究事業）「小児期発症慢性疾患を持つ移行期患者が疾患の個別性を超えて成人診療へ移行するための診療体制の整備に向けた調査研究」班（研究代表　窪田満）：成人移行支援コアガイド（ver1.1），2020.
https://transition-support.jp/download/show/11/%E6%88%90%E4%BA%BA%E7%A7%BB%E8%A1%8C%E6%94%AF%E6%8F%B4%E3%82%B3%E3%82%A2%E3%82%AC%E3%82%A4%E3%83%89%EF%BC%88ver1.1%EF%BC%89.pdf（閲覧日 2022/12/20）
4）厚生労働省社会・援護局障害保健福祉部長：障害福祉サービスの利用等にあたっての意思決定支援ガイドラインについて，平成 29 年 3 月 31 日障発 0331 第 15 号.
https://www.mhlw.go.jp/file/06-Seisakujouhou-12200000-Shakaiengokyokushougaihokenfukushibu/0000159854.pdf（閲覧日 2023/5/2）

事例の経過状況

経過	在宅医療・介護連携支援センター	相談機関等	その他専門職の関わり	家族・親族，地域（住民）の状況
母親のがん診断前	【支援のきっかけ】 ●急性期病院MSWから身体障害者手帳診断書作成困難の相談（本人） ・相談支援専門員に連絡し，後日家庭訪問を実施。母親から成育歴，既往歴，ADL，IADL，趣味や楽しみ，親亡き後の希望などを聞き取り 【訪問診療導入とサービスの見直し】 ●アセスメントの結果 ・移行期医療が途絶えていること，本人のADLから通院は困難と判断 ・本人に訪問診療を提案し調整 ・本人の訪問診療が導入をきっかけに，訪問看護，訪問歯科導入 【障害者手帳等級見直し】 ●本人の身体障害者手帳等級変更申請支援 ・障害者手帳変更申請診断書依頼への支援 ・市役所の障害福祉課にて手帳代行申請手続き	［包括センター］ ●包括センターが母親の介護認定申請 ［相談支援専門員］ ●相談支援専門員が同行し，急性期病院の整形外科を受診できるよう調整（本人の障害者手帳等級変更のための診断書作成依頼）→診断書作成困難と告げられる ［基幹相談支援センター］ ●本人の障害区分認定申請 ［相談支援相談員］ ● CMと相談支援専門員で介護サービス，障害サービスのホームヘルプサービス（2回/週）の調整（生活援助）	［環境業務課］ ●叔母からの相談を受け，他分野での支援も必要であると判断し，各窓口に連絡 （包括センター，高齢福祉課，福祉総合相談窓口，相談支援事業所）	［親戚（叔母）］ ・市役所環境業務課にごみ出し支援の申請を行う ・母親の通院介助 ・買い物支援
母親への余命宣告後	【母親の訪問診療導入】 ●本人の訪問診療医から母親の体調不良の情報あり ・母親を急性期病院専門外来から訪問診療に移行支援（本人と同じ訪問診療医療機関で調整） 【親亡き後の支援】 ●余命3カ月との情報を受け，母親亡き後の支援を緊急に検討 ●本人と母親を交え意思決定支援の話し合い，以下を決定する ・弁護士に相談，支援を依頼する ・相続について；遺言書作成支援 ・借地権で家を建てたため親亡き後に名義変更が必要，これについても弁護士に相談 ・母親死亡後，お寺とお墓の契約 ・財産管理契約を弁護士に依頼 ・本人の成年後見申立て代理申請依頼 ・訪問診療医に診断書依頼 ・裁判所調査官訪問立ち会い ・在宅看取り支援 ※初回訪問時，親亡き後の話を聞いていたことでスムーズに対応できた	［包括センター］ ●包括センターが弁護士契約時の立ち会い（在宅医療・介護連携支援センターから公的な立場で包括センターへの立ち会いを依頼） ［相談支援専門員・CM］ ●母親，本人の意思決定支援（最期まで在宅で生活したい） ・CMと相談支援専門員で在宅サービス調整 ・終末期24時間介護で家政婦導入 ・在宅看取り支援		［親戚（叔母）］ ●母親の訪問診療が開始され，親戚の負担は軽減 ●母親の死亡には葬儀等手配支援を担うことになった

経過	在宅医療・介護連携支援センター	相談機関等	その他専門職の関わり	家族・親族，地域（住民）の状況
母親の死亡後	【経済的支援】 ●身体障害者手帳等級変更２級の通知を受け，重度身体障害者医療費助成，特別障害者手当の代理申請を市障害福祉課に行った 【成年後見保佐人決定】 ●成年後見保佐人が決定，本人との面接立ち合い，本人の希望に合わせ保佐人の支援が開始される 【その他支援】 ・本人からのメール相談に適宜支援 ・本人の意思決定支援 ・本人の希望で親族支援調整 ・担当者会議への参加 ・地域ICT活用で情報共有	［CM］ 終了 ［相談支援専門員］ ●在宅サービス調整（重度身体障害者一人暮らし在宅支援） ・訪問介護（2回/日）毎日支援 ・夕食は毎日配食サービス ・生協利用 ・訪問診療（2回/月） ・訪問看護（2回/月） ・訪問歯科（2回/月） ・訪問薬剤（2回/月）	［成年後見保佐人］ ・２カ月ごとに訪問（生活費を渡すなどの支援） ・相続手続き	［親戚（叔母）］ ●本人に成年後見保佐人が選任され，親戚の支援は終了（本人の希望） ［知人など］ ●本人の知人による訪問理容継続支援 ●母親の友人による声かけ訪問継続

包括センター（地域包括支援センター），CM（ケアマネジャー），ADL（日常生活動作），IADL（instrumental ADL：手段的日常生活動作），地域ICT（医療・介護連携地域ICTシステム）

エコマップ

【母親のがん発症後】

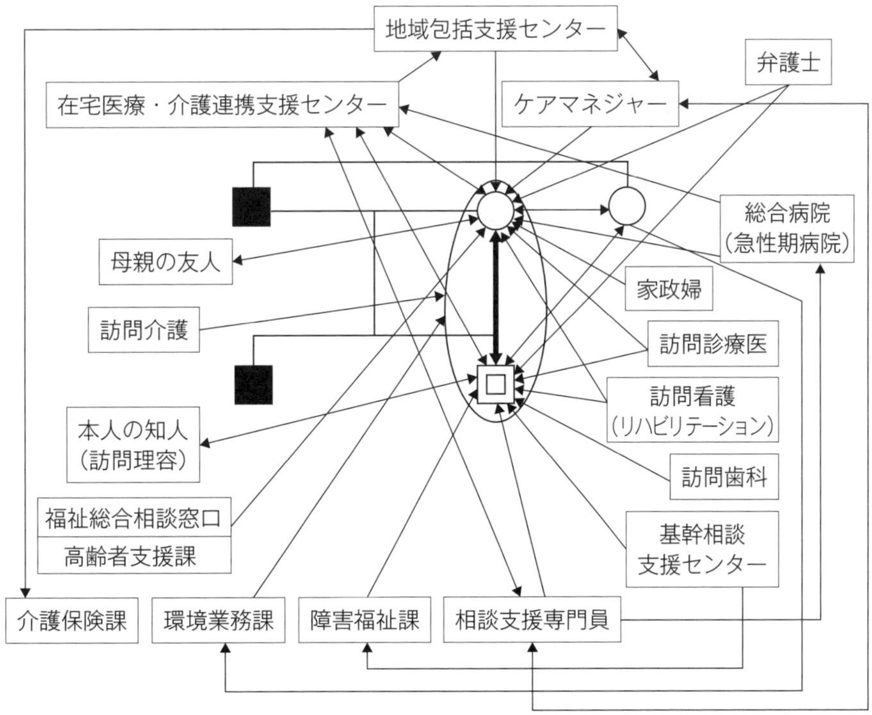

【母親の死亡後】

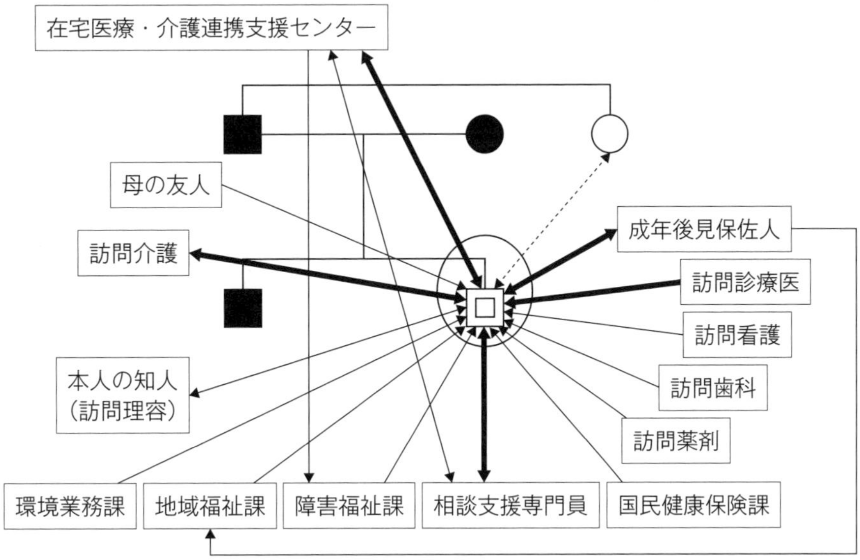

事例 青壮年

08 高齢者虐待の親子分離にあたり身体科医と精神科医が協働した事例

高齢者虐待

▶ Key word：高齢者虐待，共依存，精神障害，分離，GP-精神科医-多職種訪問チームモデル

▶ Point：
- 虐待案件として覚知されながら，被虐待者自身が分離の実行を拒むことは少なくない。共依存や精神障害の存在が拒否の背景にある場合，精神・心理の専門的評価や介入を必要とすることがある。
- 地域に根差した身体科医と精神科医が協働することで，心身両面にわたる介入の必要性，緊急性，優先順位などを的確にアセスメントし，介入の糸口とすることが可能になる。
- 精神障害が前景に立つ事例においても，身体面に支援の焦点を当てることで拒否の構えが解け，行き詰まっていた状況を打開できることがある。

【事例の概要】

80歳代前半の女性の事例である。9年前から「精神障害をもつ次女から目を殴られる」虐待事例として覚知されていた。殴られると病院や警察などに訴えるが，実際に受診や分離手続きを進めようとすると本人がみずから拒否してしまうことを繰り返していた。まず，地域サポート医によるアウトリーチを契機に訪問診療につながり，「身体的緊急性は低いが分離は速やかに実行すべし」との見解が得られた。次いで，地域サポート医と精神科専門サポート医が共同でアウトリーチを実施した。精神科専門サポート医が「晩発性の統合失調症で，支援拒否の背景にある被害妄想は次女の精神障害に強く影響されている。分離の実行そのものが精神科治療としての意義をもつ」との見解を示したことを契機に，分離に向け，長女や関係諸機関への働きかけをさらに強化した結果，分離を実行することができた。その後，本人は少量の抗精神病薬の処方を受けつつ施設で穏やかに暮らすようになった。

在宅医療・介護連携支援センターが覚知するまでの経過

対象者：80歳代前半，女性

約40年前，次女が10歳代後半で交通事故にあい，以後「脳挫傷による器質性精神障害」の診断のもとA精神科病院に入退院（主に措置入院）を繰り返すようになった。本人，夫で次女の面倒をみていた。

⬇

25年前，本人が「殺される」，「人に狙われている」，「見張られている」と訴えるようになり，B病院精神科を受診した。統合失調症の診断を受け内服薬処方されたが，数回の通院で自己中断した。

20年前，「夫と浮気をしただろう」と隣家に乗り込むようになる。
翌年，夫が他界。隣家への攻撃は消失した。しかし，「夫は生きている」と言ったり「夫は庭に埋まっている，長女が殺した」と長女を責めたりするため，長女とは疎遠になっていった。

↓

10年前，次女が市役所に「母（本人）が認知症で困っている」と電話相談をする。以後，基幹型地域包括支援センター，居住地の地域包括支援センター（以下「包括センター」），次女の通院先であるA精神科病院の精神科ソーシャルワーカー（psychiatric social worker：PSW）が連絡を取り合うようになる。

↓

9年前，次女に繰り返し顔（特に目）を殴られるようになる。本人も警察や保健所，市役所などに電話をかけ，C医療センター眼科を受診し「右眼瞼打撲，眼瞼腫脹」の診断書が発行されたこともあるが，刑事事件としての取り扱いや，次女との分離などの手続きを進めようとするとみずから拒否してしまう。継続的な医療受診，介護保険申請の勧めにも応じない。

↓

7カ月前，高齢者虐待事例として，市の虐待防止ネットワーク医師，A精神科病院PSW，次女の訪問看護師，保健所職員，包括センター職員で担当者会議を行う。初めて長女も参加し，有事に連絡を受けることは承諾するが，過去に本人の妄想対象となったこともあり「なるべく関わりたくない」との意向であった。

↓

5カ月前，次女との金銭トラブルが発生し，本人が身の危険を感じたことから家を飛び出し，警察に保護される。やはり目の周囲を殴られており，C医療センター眼科への予約が行われたが，当日になって本人が受診を拒否した。母子分離の勧めにも本人が応じないため，保健所がA精神科病院に働きかけ，次女が同院に任意入院となる。
約1カ月後，次女は退院するが，その後も関係性が変わることはなかった。

↓

覚知時，本人から「娘に目を殴られた」とC医療センター眼科受診の相談があったが，予約をとってもまた本人による直前の受診拒否が繰り返されることが予想されたため，同院医療ソーシャルワーカー（medical social worker：MSW）より在宅医療・介護連携支援センターに相談が寄せられた。

医師アウトリーチ

1 緊急性の判断

即日対応を要する緊急性まではないが，虐待が常態化している可能性があり，速やかに情報収集を行い，緊急虐待コア会議を開催する必要がある。それについて，基幹型包括センターに報告を行った。

2 課題整理に向けた情報収集

住環境	一戸建て（持ち家）。乱雑で不潔
世帯構成	50 歳代の次女と二人暮らし 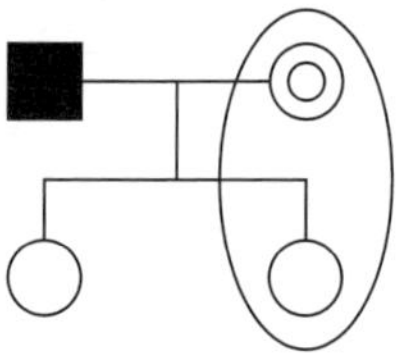
家庭背景	夫：60 歳代で急逝 長女：近県にて一人暮らし。連絡はとれるが「あまり関わりたくない」と発言している。 次女：器質性精神障害の診断で精神障害認定を受け，精神科外来に通院するほか，精神科訪問看護を受けている。就労はしていない。炊飯などは行い，本人とは基本的に仲良く暮らしているようであるが，浪費癖があり本人の所持金を持ち出そうとし，抵抗すると暴力を振るうということを繰り返している様子である。
学歴	定時制高校卒業
既往歴・入院歴	25 年前に統合失調症の診断を受けるもすぐに通院を中断する。受療拒否が続いている。
現症	かなり強い視力障害があり，次女からの暴力により引き起こされた可能性が高い。 一見，問題なく疎通がとれるが，健康問題・家族問題に話題が及ぶと妄想的な内容のことを話し出す。
意思疎通の問題	☐無　☑有 ／ ☐認知症　☐高次脳機能障害　☑精神障害 ☐知的障害　☐構音障害　☐難聴　☐視覚障害
心理状態	次女からの虐待を受けた当初は諸相談機関に訴えるが，分離をはじめとした介入を実施しようとすると拒否し，もとの関係性・生活に戻ってしまう。
生活の様子 （食事・移動・排泄・清潔・睡眠）	食事：簡単な調理は次女が担当し「食事は摂れている」と言うが不詳。 移動：視力障害のためおぼつかないが，無理に外出し，買い物やお金の引き落としを行っている。 排泄：おむつ使用。おむつの片付けはできない。 清潔：更衣，入浴はほとんどできていない。家も極めて不潔でごみが積み上がり乱雑である。 次女には家に落書きをするなどの奇行がある。ネコを 1 匹飼っているが，その世話にも手が回っておらず不衛生に拍車をかけている。 睡眠：不詳
アルコール・薬物依存，嗜好	なし

ライフライン停止		☑無　□有	□電気　□水道　□ガス
経済状況	本人	収入：国民年金・遺族年金で月額24万円。	
	世帯	収入（次女）：障害年金で月額6万5,000円。次女が本人の所持金を持ち出し，高額のバイクや音響機器を購入してしまうため困窮に陥ることがある。借金はない。	
社会とのつながり		親戚付き合い，近所付き合いもない模様。	
介護認定		☑無　□有	□要支援（□1　□2） □要介護（□1　□2　□3　□4　□5）
障害認定		☑無　□有	□身体　□療育　□精神障害（　級）□自立支援医療
関わりのあった機関		在宅医療・介護連携支援センター，基幹型地域包括支援センター，地域包括支援センター，保健所，基幹相談支援センター，措置入院・訪問診療：A精神科病院，任意入院・訪問診療：A精神科病院，訪問看護：A精神科病院，B病院精神科，C医療センター，総合病院（救急外来），警察	

【家族関係】

次女との二人暮らし。夫は約20年前に逝去。近県に長女が一人暮らししている。

【本人の状況理解・受け入れ状態】

次女から暴力を受けるとみずからSOSを出し，高齢者虐待と認定されてすでに複数の機関が関わっている。それらの職員との関係性は基本的には良好であるが，状況変化をもたらすような具体的な介入は拒んでしまう。

身体的には，両眼の極度の視力障害をはじめ複数の問題が関わっている可能性があるものの，医療機関受診を促して予約まではとれるが，受診の当日になって拒否を繰り返している。

これら拒否の背景には，自分や次女への被害妄想があるものと考えられ，それについての病識はない。

3 支援の方向性を決定する

【抽出した課題のリスト】

身体的問題	#1　虐待による打撲，極度の視力障害，尿失禁，ほかは未詳
心理的問題	#2　虐待を受けると助けを求めるが，状況変化をもたらす介入は拒否 #3　統合失調症と診断されたことがあるが数回の治療で中断
社会的問題	#4　8050問題，高齢者虐待 #5　不潔で乱雑な住環境

【アセスメント】

#1・5	早急に介入すべき医療的課題・生活上の問題である。
#2・4	長年高齢者虐待事例として複数の関係機関が関与してきたにも関わらず，受診も支援も拒否するため事態が行き詰まっている。
#3	拒否の背景として精神障害の存在が考えられるが詳細は不詳である。心身両面にわたる評価と介入が必要である。

【プラン】

まず，身体的問題に対するアセスメントを優先させ，地域サポート医によるアウトリーチを早急に計画する。そのアセスメント結果をふまえ，精神科専門サポート医の介入を計画する。その前段階として，在宅医療・介護連携支援センター職員による訪問を実施する。

4 初期介入

1．在宅医療・介護連携支援センター職員（保健師）による訪問

覚知後11日目に包括センター職員，基幹型包括センター職員とともに自宅を訪問した。家の内外にごみが積み上がり，外壁にはペンキによる落書きがあった（次女による）。居室には散乱した荷物やごみの隙間に次女が寝ていて，起きてこなかった。本人はふだんは台所にいるようだが，台所には木製のベッドが置かれ，マットレスは汚れがひどい状態であった。流し台には汚れた鍋類や食器が山積になり，ネコの餌と混在してドロドロに汚染されていた。

本人は職員らの訪問を歓迎し，「先日は転んで打撲したため（覚知時は娘に殴られたと言っていた），3日前に救急外来を受診して痛み止めをもらったがもう飲んでしまった，今も全身が痛い」と語った。視力は面前の訪問職員の顔の輪郭がわかる程度であった。血圧158/98mmHg。るい痩はなかった。皮膚は垢じみていた。室内ではゆっくりではあるが移動できた。医師アウトリーチの実施と，介護保険認定申請およびごみの整理について，本人の承諾を得た。

訪問終了後，さらに情報収集を行ったところ，C医療センター救急外来受診時には長女も同席したこと，顔面の骨折などはなく胸腹部診察にも異状なく胸部X線写真の所見も側彎のみであり，入院治療の必要はないとして次回の予約はなしで終了したことがわかった。

2．医師アウトリーチによる介入

1）医師アウトリーチ当日

覚知後12日目に地域サポート医によるアウトリーチを実施した。本人は「先代院長（地域サポート医の父君）にかかっていた」，「先生に診てもらいたい」とみずから診療を希望したため，保険診療に移行した。地域サポート医は血液検査を実施し，次

いで検査入院の提案を行った。本人は入院に一度は同意したが，すぐ「ネコの世話をしなくてはいけないから」と拒否を示し，その後は妄想的な内容の独語となってしまった。この日は地域サポート医による訪問診療の継続と介護保険認定申請のみ同意を得たかたちとなった。

2）医師アウトリーチ翌日

血液検査の結果からは特記すべき所見がなかった。地域サポート医からは，虐待事例として速やかに分離をはかる必要があるとの見解が得られた。

3）その後の経過

覚知後 20 日目，地域サポート医も参加しての高齢者虐待防止ネットワーク担当者会議が開催された。分離が必要との結論には至ったが，具体策は出ず継続検討となった。

その後は地域サポート医による定期訪問診療が行われるようになり，介護保険で要介護 2 の判定が得られた。

関係諸機関職員総出での家の片付けも遂行できたが，成年後見制度申立てについては，一度は同意した本人が拒否。次女からの暴力に備えて，いざというときに駆け込めるよう近隣にある看護小規模多機能型居宅介護の利用も開始したが，一度通所した後，利用が途切れた。地域サポート医からは，本人の精神状態の評価と成年後見の区分についての診立てを求めて精神科専門サポート医にコンサルトが行われ，日程調整のうえ，共同でアウトリーチに赴くこととなった。

3. 共同アウトリーチによる介入

1）地域サポート医，精神科専門サポート医らによる共同アウトリーチ

覚知後 2 カ月目に，精神科専門サポート医，地域サポート医，在宅医療・介護連携支援センター保健師による共同アウトリーチが実施された。

本人は終始礼節が保たれ，地域サポート医への信頼を語り，精神科専門サポート医からの質問にもよどみなく答えた。年齢や当日の年月日をただちに正答し，「目が見えないながら買い物やお金の引き落としはできている」こと，「娘にお金を持っていかれ大変だが家には愛着があり離れたくない」こと，「不自由はあっても幸せを感じて暮らしている」ことなどを語り，その内容には大きな逸脱を認めなかった。

しかし，次女の精神科治療に話題を向けると「娘は主治医から麻薬を使われている」，「自分が精神科病院入院中の娘を無理矢理退院させたから主治医に逆恨みされている」などと被害的な内容のことを語り出して止まらなくなった。

この日の精神科サポート医の見解は以下のとおりである。

「診断は晩発性の統合失調症を疑った。晩発性の特徴どおり，それなりの現実検討力は残されている。認知機能の低下はあり得るが，まだ記銘力はそこそこ保たれている。生活能力の低下は高齢化に加え視力障害が影響している可能性がある。一見，本人自身に非同意治療を施す必要性は低そうにみえ，これまでの関係諸機関がまず次女

の身柄を移すことによる分離を試みてきたこともうなずける。しかし，それらの試みはいずれも本人の拒否により頓挫しており，結果，本人・次女ともに極めて不衛生で危険な生活環境に置かれ続けている。拒否の背景には被害妄想があり，この妄想は次女の精神障害に大きく影響され，共生的な関係を形成するに至っている。分離の実行そのものが精神科治療としての意義をももつことから，機会があれば精神科入院の選択肢も排除せず分離を断行することが必要である。後見分類については，治療介入のうえで判定されることが望ましいものの，現状況下での評価は後見相当である」

この見解をふまえ，関係諸機関では改めて分離の実行に向けて調整が開始され，長女には成年後見制度申立て，および精神科医療保護入院が必要となった場合に同意者となってもらえるように働きかけを行っていった。

2）その後の経過

覚知後５カ月目，次女に頭部を殴られＣ医療センターに搬送されたことを機に，ただちに特別養護老人ホームへの緊急ショートステイ（【用語解説】p.248 参照）が実施された。当初，帰宅願望が強かったものの，地域サポート医による少量の抗精神病薬の処方を受け，妄想言動は減って次第に落ち着いて過ごせるようになった。長女の申し立てによる成年後見制度利用の手続き後，正式に特別養護老人ホームへの入所に至った。分離を契機とした次女への支援体制強化も進められた。

事例の包括的検討

1．早期覚知・早期介入ができた可能性のある時点の例

①統合失調症による精神症状が顕在化した時点

→約 25 年前の発症時には精神科を受診しているが，すぐに自己中断している。その後，嫉妬妄想で近隣に乗り込むなど，精神症状が顕在化し，トラブルが生じているにもかかわらず，夫は死去し，長女は疎遠となり，家族のキーパーソンが不在となっていった。理由は不詳であるが，この間，次女が通入院している精神科病院に相談した履歴はないようである。キーパーソンが機能しているうちに，すでに関わりがあった医療機関も交えて対応することで介入できた可能性があった。

②次女による虐待が覚知された時点

→虐待が覚知されてから，本人が関係諸機関に訴えるたびに何度となく介入が試みられてきたが，本人が一転してみずから介入を拒むために頓挫してしまっていた。この拒否自体が精神症状であり，介入を中断しないことが治療的であるという精神科的判断が必要であった。

2．虐待事例における支援拒否

本事例の次女は，趣味などの目的でのみ外出できる，いわゆる「準ひきこもり」の

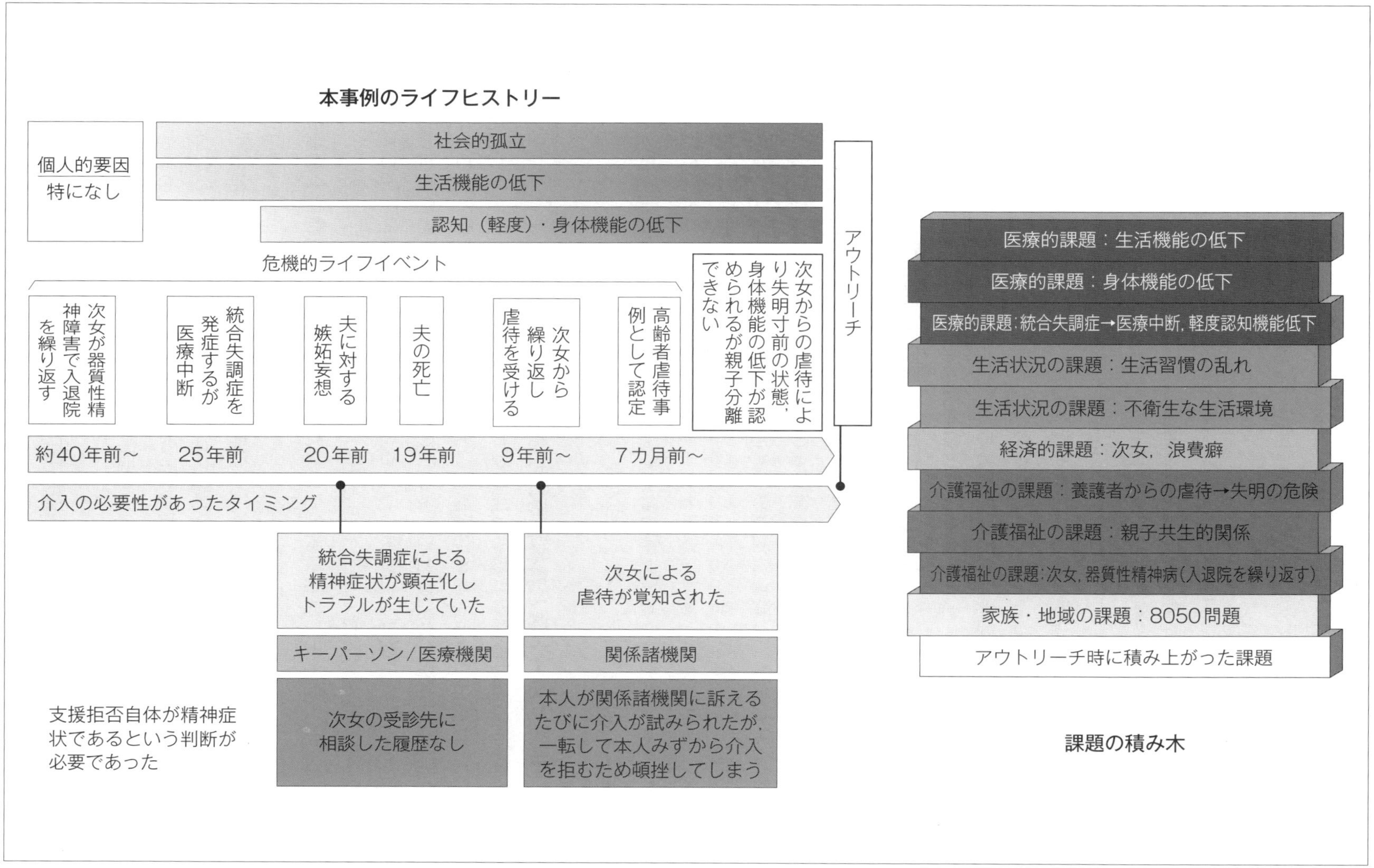
本事例のライフヒストリー
個人的要因
特になし
社会的孤立
生活機能の低下
認知（軽度）・身体機能の低下
危機的ライフイベント
次女が器質性精神障害で入退院を繰り返す
統合失調症を発症するが医療中断
夫に対する嫉妬妄想
夫の死亡
次女から繰り返し虐待を受ける
高齢者虐待事例として認定
次女からの虐待により失明寸前の状態，身体機能の低下が認められるが親子分離できない
アウトリーチ
約40年前～
25年前
20年前
19年前
9年前～
7カ月前～
介入の必要性があったタイミング
統合失調症による精神症状が顕在化しトラブルが生じていた
キーパーソン／医療機関
次女の受診先に相談した履歴なし
次女による虐待が覚知された
関係諸機関
本人が関係諸機関に訴えるたびに介入が試みられたが，一転して本人みずから介入を拒むため頓挫してしまう
支援拒否自体が精神症状であるという判断が必要であった
医療的課題：生活機能の低下
医療的課題：身体機能の低下
医療的課題：統合失調症→医療中断，軽度認知機能低下
生活状況の課題：生活習慣の乱れ
生活状況の課題：不衛生な生活環境
経済的課題：次女，浪費癖
介護福祉の課題：養護者からの虐待→失明の危険
介護福祉の課題：親子共生的関係
介護福祉の課題：次女，器質性精神病（入退院を繰り返す）
家族・地域の課題：8050問題
アウトリーチ時に積み上がった課題
課題の積み木

状態にあった。若年の頃に精神障害と認定され，両親以外との対人接触や社会的つながりが乏しい，8050 問題の事例とみなすことができる。近年は簡単な調理を分担するなど養護者としての役割も部分的には担っており，本人への暴力を高齢者虐待と認定されるに至っている。

8050 問題事例における子から親への虐待はしばしば見受けられ，さらに親がそれを甘受するばかりか外部からの支援を拒否してしまうことも少なくない。虐待事例においては，こうした現象は世代を問わず親子間のみならずパートナー間などでも認められ，「共依存」として，アルコール依存症から機能不全家族へと対象が拡張された精神病理をもって説明し得る。このような場合，対象者のみならず家族の成員全員を一つのシステムとしてとらえる必要があり，それにあたっては，精神・心理領域の専門的評価と介入が必要となることがある。

本事例の場合は，本人・次女ともに精神障害の診断を受けていることが事態をさらに複雑化させた。統合失調症については，病識の欠如により自発的治療にはつながりにくい。それに加えて本事例では，本人の妄想内容が“娘の精神障害を否認したい”心性と強く結びついていたと推測される。暴力を受け，すでに破綻している生活状況にあっても，次女との関係性を変えないことが否認の保持につながる以上，関係性を温存させたままでの精神科治療導入と同等，もしくはそれ以上に，分離そのものの精神科的治療意義が大きいと考えられた。これまでも分離の必要性は常に議論されてきたわけではあるが，精神科専門サポート医からもたらされたこのような解釈を，多職種で共有し，そのうえで支援方針を組み立て直したことが，長年の行き詰まった状況（膠着状態）を解消することにつながった。

3. 地域サポート医と精神科専門サポート医との協働

本事例における膠着状態の打開に地域サポート医によるアウトリーチが有効であったことは明白である。身体的緊急性のアセスメントが可能になったことに加え，定期訪問診療が継続できたことで，その後の精神科専門サポート医の訪問についても本人の心理的抵抗が軽減したであろう。さらに，それに続く環境の変化を本人が受け入れていく素地を育んでいったものと思われる。また，分離後も地域サポート医が緊急ショートステイ先で抗精神病薬を含めた処方を行い，主治医機能を継続していることも意義深い。

あらゆる支援を拒んでいた本人への継続診療が実現したのは，地域サポート医自身の心身両面にわたる臨床能力の高さゆえであることは言うまでもない。加えて，親族・近隣との付き合いをほぼ断っていた事例ではあったが，本人の発症前から地域で信頼を勝ち得ていた医療機関からの訪問であったこともプラスに作用したと推測される。

このように「地域サポート医が心身両面にわたる主治医機能を発揮し，そのうえでさらに生じる精神科的問題に対し精神科専門サポート医が関与する」という医療的支援のあり方を，本事例を担当した在宅医療・介護連携支援センターでは構築し得ていたが，事例によっては地域サポート医と精神科専門サポート医が多職種とともに同時に初回の医師アウトリーチに赴くこともある（事例 10 を参照）。両者が協働することで，心身両面にわたる介入の必要性，緊急性，優先順位などをその場で的確にアセスメントし，介入の糸口とすることが可能になる。

また，精神障害が前景に立つ事例においても，身体的問題に支援の焦点を当てることで行き詰まっていた状況を打開できる場合がある。精神障害をもつ患者が最初の受療先として有意に身体科を受診している，という知見からもうかがえるように，まずは身体的問題に対し介入をはかるほうが対象者の納得を得られやすく，拒否の構えが解けることが多い。

本書における「地域サポート医」は，地域に根差した存在として，英国をはじめとした欧州の医療体制における GP（general practitioner，ジェネラル・プラクティショナー：プライマリケア医療を担う医師）と親和性が高いといえる。近年，欧州ではプライマリケア医と精神科専門医の「共同診療」が普及しつつあるが，筆者はその日本版としての性質をもつ「GP-精神科医-多職種訪問チームモデル」を提唱している。本事例における在宅医療・介護連携支援センター，地域サポート医と精神科専門サポート医の協働も，このモデルの一様態とみなすことができ，介入困難事例に対して有用なサービスモデルとなるのではないかと思われる。

Column

家族における精神症状の共有

本事例における次女の医療情報は不詳な部分が多いが，診断は「頭部外傷による器質性精神障害」となっており，状態像としては統合失調症に極めて近いものであったようである。

本人の統合失調症発症は次女の発症より後であると推測される。本文では本人の妄想形成を，主に次女の精神障害を否認する心性と結びつけて論じたが，閉鎖的家庭環境において病的体験が共有されていく感応性妄想性障害の観点で親子の精神病理を統一的に理解することも可能かと思われる。感応性妄想性障害では後から精神症状を発症する人を「続発者」と呼んでいるが，現在，同障害においては，分離することで続発者の病的体験が消退していくとされている。こうした知見も本事例において分離の方針を推し進める根拠となった。

（北田 志郎）

事例の経過状況

経過	在宅医療・介護連携 支援センター	相談機関等	その他専門職の関わり	家族・親族， 地域（住民）の状況
アウトリーチ前	●C医療センターMSWからの支援依頼を受けて対応 ・以前にも次女からの虐待（暴力）で眼科受診とキャンセルを繰り返している ・介護保険も申請していない ●虐待の可能性が大きいため病院から医療情報収集	[包括センター] ●次女に目を殴られたとの本人の相談を受け，C医療センター眼科受診を予約 ●本人の受診拒否で，眼科への受診キャンセルが繰り返される	[C医療センター(MSW)] ●在宅医療・介護連携支援センターに相談 ・次女からの虐待の疑い。受診キャンセルの繰り返し	[次女] ・本人との二人暮らし ・本人とは共依存であり，支援者が支援困難となっていた ・精神科入院中も，母親（本人）の意向で退院させられることがたびたび繰り返されていた ・近隣住民との交流なし
	●基幹型包括センターに虐待通報し対応依頼（虐待分離の判断が必要） ●包括センターからの相談を受け医師アウトリーチの適応を助言する ●基幹型包括センター，包括センターと合同で自宅を訪問 ・緊急を要する医療の必要な状態ではないと判断 ・室内外はごみ屋敷状態であった ・次女は精神疾患で精神科病院の訪問看護を受けていることが判明 ●基幹型包括センター，包括センターに助言 ・医師アウトリーチで診立てを受け，介護保険認定申請と介護サービス導入が必要である ・次女の支援者（保健所，精神科病院など）と連携し，担当者会議開催して一家の支援方針を決める必要がある	[包括センター] ・かかりつけ医不在で緊急時に救急要請を繰り返している ●包括センターから基幹型包括センターに報告後，基幹型包括センターに訪問同行依頼		
	●医師アウトリーチ依頼書作成を包括センターに依頼 ●アウトリーチに向け地域サポート医調整	[包括センター] ●医師アウトリーチ依頼書作成		
医師アウトリーチ				
アウトリーチ後	[地域サポート医] ●アウトリーチ実施 ・診察，本人の同意を経て採血実施 ●アウトリーチ実施 ・地域サポート医から短期間の入院（眼科の精査目的）を勧められると最初は入院に同意するも，医師と話をするなかで実際にはあり得ない話を始める（妄想） ・訪問診療を開始しながら，妄想について検討していくことになる	●アウトリーチの同席 ・介護保険認定申請支援，CM選定，介護サービス調整		
	●包括センターからの相談を受け，虐待防止ネットワーク担当者会議開催の必要性を助言（虐待分離，成年後見制度利用を視野に県外在住の長女に連絡をとるよう助言）	[包括センター] ●本人から相談あり。次女による暴力に耐えられず，次女を措置入院させてほしいと訴えていることを在宅医療・介護連携支援センターに相談 ●虐待防止ネットワーク担当者会議（保健所にて開催）に向け，調整 ・基幹型包括センターに同席依頼 ・別居中の長女に会議出席の依頼	[地域サポート医（主治医）] ●地域サポート医の診療所が主治医となる	
	●虐待防止ネットワーク担当者会議に参加 ・成年後見制度利用の必要性について助言 ・虐待が繰り返されていることから，緊急分離に向け，支援者間で体制を整える必要性を助言 ・長女に制度利用を説明し成年後見制度申立てをお願いする（本人・次女，二人の成年後見制度申立て）	●虐待防止ネットワーク担当者会議開催 ・保健所の判断では次女の精神科入院適応はなし ・本人，次女それぞれに成年後見制度申請を勧めることになる ・虐待分離に向け支援者間で体制を整えることになる ・成年後見制度申立ては長女が行うことになり代理支援を成年後見センターに依頼する	[地域サポート医（主治医）] ●主治医として，本件が虐待事例であり，母子の分離が必要であることを虐待防止ネットワーク担当者会議にて発言 [保健所] ●保健所が次女の主担当であり虐待防止ネットワーク担当者会議に参加	[長女] ・積極的支援を拒んでいたが，支援が行き詰まっている状況や，分離が必要なこと，成年後見制度利用などの説明を受け，協力を求めたところ，キーパーソンを担ってもらうことになる ・次女に無制限にお金を与えてしまう本人を娘としては心配していた

経過	在宅医療・介護連携支援センター	相談機関等	その他専門職の関わり	家族・親族，地域（住民）の状況
アウトリーチ後	●支援者総動員でごみ屋敷状態の自宅を清掃 ●主治医から精神科専門サポート医のアウトリーチ相談があり，調整 ・精神状態の評価と成年後見区分の診立て ［地域サポート医］ ●アウトリーチに同席 ［精神科専門サポート医］ ●アウトリーチ実施 ・精神科専門サポート医の診立てでは精神科入院適応，成年後見制度「後見分類」と判断 ・精神科入院せず訪問診療時に向精神薬を処方することを助言 ・利用，そのまま入所となる ●精神科専門サポート医アウトリーチに同席	［関係諸機関］ ●支援者総動員でごみ屋敷状態の自宅を清掃 ［CM］ ・介護認定結果を受け，虐待を受けた時緊急避難場所を看多機とする⇒本人1回のみ利用 ・その後も虐待が繰り返され，本人が避難を希望したため特別養護老人ホーム短期入所 ・成年後見人が選任される	［地域サポート医・診療所］ ・特別養護老人ホームに訪問診療継続	［次女］ ・本人の避難後，一人，在宅で生活を継続している ・支援者は保健所，基幹相談支援センター，障害福祉課，精神科病院などである ・成年後見人選任される

包括センター（地域包括支援センター），MSW（医療ソーシャルワーカー），CM（ケアマネジャー），看多機（看護小規模多機能型居宅介護）

エコマップ

【アウトリーチ前】

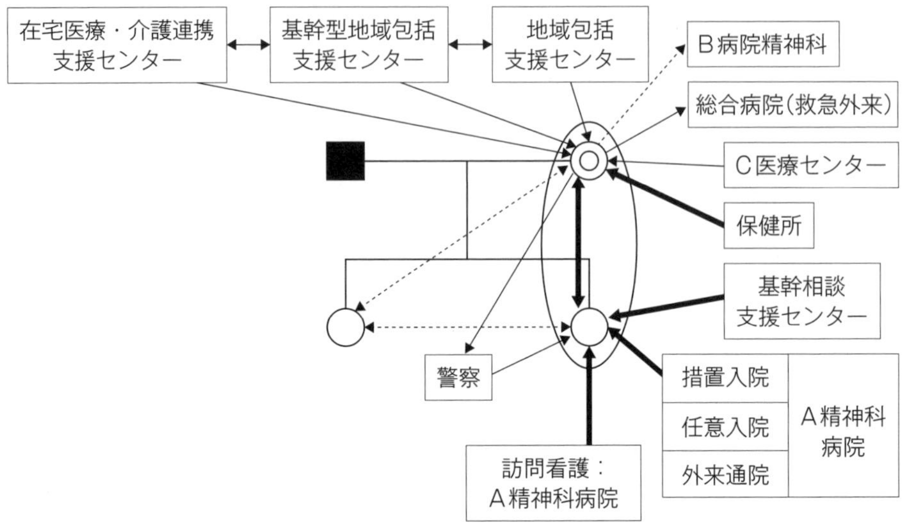

【アウトリーチ後】

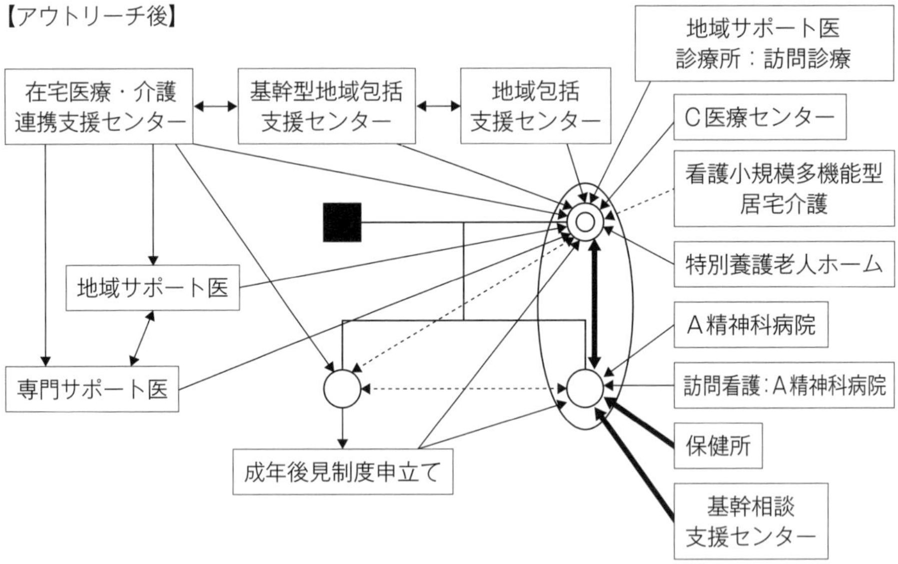

事例 青壮年

09 がん

40歳未満の終末期がん患者の在宅療養に加えて，その家族を包括的に支援した事例

▶ Key word：AYA世代のがん，ダブルケア，身体障害認定

▶ Point：
- 40歳未満でがんに罹患した場合，40歳以上と比べて在宅療養において利用できるサービスは乏しい。経済的問題や子育てに関する支援のほか，障害者手帳の取得がない場合は，廉価での福祉用具貸与や地域生活支援事業の利用，ケアマネジメント等を支援する必要がある。
- 脳腫瘍等の麻痺を伴うがんの軌道では，亡くなる数カ月前から身体機能が低下し，介護を要することがある。
- 障害者手帳の申請は障害の回復の可能性が低いと判断できた時点で行っておく。

【事例の概要】

30歳代後半（AYA世代*[1]）の男性。妻と2歳・7歳の子と同居している。脳腫瘍の病勢悪化により両下肢麻痺・体幹～両下肢の感覚麻痺・膀胱直腸障害が出現し，日常生活動作（activities of daily living：ADL）は食事以外全介助となった。予後は3カ月未満と予測され，子どもと過ごすことができる自宅への退院を希望された。しかし，40歳未満のがん患者は介護保険サービスを利用することができず，主介護者の妻が育児と介護のダブルケアとなること，経済的困窮があることから，在宅医療・介護連携支援センターに在宅療養環境調整の相談が入った。在宅医療・介護連携支援センターが医療機関と連携しながら，廉価での福祉用具貸与や地域生活支援事業（【用語解説】p.252参照）の訪問入浴利用の支援，ケアマネジメント，経済的困窮・ダブルケアへの支援，そして本人亡き後のひとり親家庭支援を行い，在宅療養を支援した。

在宅医療・介護連携支援センターが覚知するまでの経過

対象者：30歳代後半，男性

9カ月前，痙攣重積発作を契機に左頭頂後頭葉に脳腫瘍（膠芽腫）を指摘された。 A病院での腫瘍摘出術後，化学放射線治療が継続されていた。

*[1] AYA（adolescent and young adult：思春期・若年成人）世代は15～39歳のライフステージが大きく変化し，就学・就労，結婚や子育て，経済的問題など患者一人ひとりのニーズに合わせた支援が必要な年代である。2000（平成12）年4月から介護保険制度が実施され，2006（平成18）年4月から特定疾病に「がん」が追加されたことにより，40歳以上のがん患者は在宅療養するにあたり介護保険サービスを利用できるようになった。一方，医療費助成や日常生活用具給付を利用可能な小児慢性特定疾病医療費助成制度の新規申請は18歳未満が対象であり，両者の狭間に位置するAYA世代がん患者の在宅療養を支援する制度は整っていない状況である。

⬇

1カ月前，頭部MRI検査で左前頭葉に再発病変を認めた（無症状）。ほぼ同時期に胸部の痛み，両下肢麻痺，膀胱直腸障害が出現し，脊髄（第4胸随）にも転移していることが判明した。頭蓋内・脊髄の腫瘍に対して各々摘出術が施行された後，放射線照射が開始された。 画像検査上は脊髄～脳幹（延髄）にも症状を生じさせていない小病変が複数みられ，予後は，3カ月未満と考えられた。

⬇

A病院の退院支援看護師から， • 両下肢麻痺によりADLは食事以外全介助，経済的困窮がある • 7歳と2歳の子がいて，主介護者の妻は「ダブルケア」*2になるという状況だが自宅での療養を希望されており，療養環境の調整を支援してもらえないか と居住地区圏域担当の地域包括支援センター（以下「包括センター」）に相談が入った。 包括センターから在宅医療・介護連携支援センターに相談が入った。

支援内容

1 緊急性の判断

病状的には，約2週間で自宅退院可能とのことであったが，本人が40歳未満のため介護保険サービス利用ができず，身体障害者手帳も未申請であった。早急に在宅環境調整に向けて動く必要があった。

2 課題整理に向けた情報収集

主にA病院の退院支援看護師から情報収集を行った。

経済状況に関しては，妻に世帯の収支や制度利用状況（高額療養費制度・限度額適用認定証の利用，市民税県民税・国民健康保険・国民年金の免除手続き）を確認した。

住環境	一軒家。1階に介護用ベッドを準備して過ごす予定。玄関先に階段（3段）があり，車いすでの出入りは難しい（実際に病院から退院した際は，担架上の本人を大人6人がかりで運んだ）。

*2 育児と介護を同時に担うこと。ダブルケアの実態については文献1を参照されたい。

世帯構成		妻，長女（7 歳），長男（2 歳）の 4 人家族 本人の母と妹，妹の娘（3 歳）が県外から泊まりにきている。 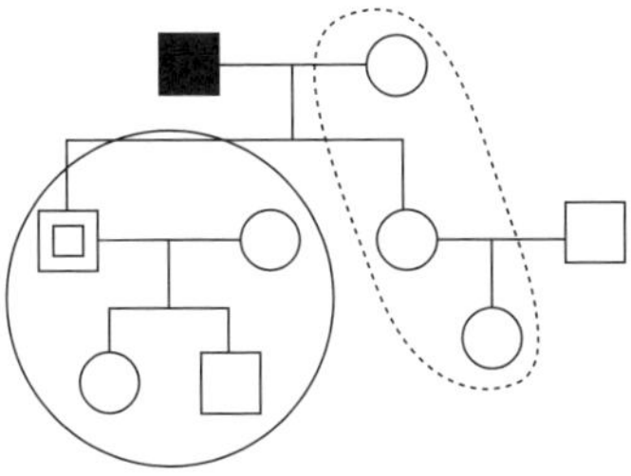
家庭背景		妻：週 3 回のパート勤務をしているが，本人の介護に伴い減らす予定 長女：小学生 長男：保育所入所申請をするも，空きがなく入所不可であった。 妻がパート勤務中は本人の母と妹が，長女・長男の面倒，本人の介護を手伝う。
学歴		大学卒業（プログラミングを学んだ）
既往歴・入院歴		膠芽腫を発症するまでは指摘なし
現症		身長 170cm，体重 75kg 談話は可能だが，書字は困難である。 第 4 胸髄の脊髄病変による両下肢麻痺・体幹～両下肢の感覚障害，膀胱直腸障害あり
意思疎通の問題		□無　☑有 ｜ □認知症　☑高次脳機能障害*　□精神障害 □知的障害　□構音障害　□難聴　□視覚障害
心理状態		残された時間は月単位であることは理解している。
生活の様子 （食事・移動・排泄・清潔・睡眠・喜び）		食事：左上肢は動かしにくい。右上肢でスプーンを使用可能。嚥下機能低下はない。 移動：車いすへの移乗は 3 人がかり。1 時間程度であれば車いす乗車は可能である。 排泄：尿道カテーテル挿入中。排便は浣腸・摘便を適宜行っており，おむつを使用している。 清潔：病院ではいすに坐って入浴している。3 人の人手が必要。 自宅では入浴 or シャワー浴を希望されている。 睡眠：問題なし 喜び：家族と過ごすこと
経済状況	本人	海外の会社に勤務，出来高払い，6 カ月前まで 700 万/年の収入があった。1 カ月前，1 カ月間だけ自宅で勤務していた会社のアルバイトをして約 40 万円の収入を得た。傷病手当などの制度がない。退職金の制度もない。
	世帯	本人の収入はなくなり，妻が週 3 回のパート勤務を始めたが，本人の介護でパート勤務も減る予定。2 カ月前に自費で免疫治療を受けた（約 200 万）。3 カ月前に生活保護を相談した際の貯金は約 300 万円あったが，1 カ月後には数十万円にまで減る予定である。 高額療養費制度・限度額適用認定証を利用している。 市民税県民税免除手続きは行われていた。 国民健康保険免除手続き・国民年金免除手続きは行われていない。
社会とのつながり		近隣付き合いはそれほどないが，妻が相談のできる友人が自宅近くに住んでいる。
介護認定		☑無　□有 ｜ □要支援（□ 1　□ 2） □要介護（□ 1　□ 2　□ 3　□ 4　□ 5）
障害認定		☑無　□有 ｜ □身体　□療育　□精神障害（　　級）□自立支援医療 身体障害者手帳は未申請
関わりのあった機関		A 病院，市役所生活保護担当課・国民健康保険課・年金課・保育課・子育て支援課・市民税課・障害福祉課

* 左頭頂後頭葉病変摘出後に失語症が生じたが，言語リハビリテーションにより日常的な意思疎通は可能な状況であった。

【本人の病状理解・希望】（妻から聴取）

残された時間は月単位であることは理解している。

最期まで自宅で過ごしたいと考えているわけではない。自宅でも入浴するかシャワーを浴びたいと考えている。涼しくなったら車いすで子どもたちと散歩をしたい（近所の人にはあまり自分の姿を見られたくはないので，車で近くの公園まで移動して散歩したい）。

【妻の病状認識・希望】

病院からはこれ以上の積極的治療は難しく，症状緩和で対応することになるといわれた。予後は3カ月未満ともいわれた。自宅で子どもたちと過ごす時間を作ってあげたい。自宅での介護が難しくなったときに，緩和ケア病棟に入院できるかどうか心配である。

3 在宅療養環境調整に向けての初期介入

1. 市内在宅療養支援診療所の紹介

圏域内でがん末期患者に対応可能なB診療所に訪問診療を依頼した。診療所が日頃から連携をとっていて，かつ自宅近くの訪問看護ステーションが支援に入ることとなった。

2. 障害福祉サービスや福祉用具の調整

A病院に早急な身体障害者手帳申請を依頼した。しかし，すぐに身体障害者手帳が認定され福祉サービスを利用することは難しく，県の障害福祉課に相談したところ，市の地域生活支援事業である「訪問入浴」，「移動支援」を紹介された。対象者は“おおむね6カ月以上寝たきり状態である身体障害者”とされていたが，急速に進行した障害であり，回復する可能性が極めて低く，予後も3カ月未満と考えられていることをふまえて相談すると，利用可能となった。

「身体介護」サービスについては，地域生活支援事業ではなく障害者総合支援法の介護給付となるが，①障害者であること（身体障害者手帳・知的障害者・精神障害者・難病者など），②障害支援区分認定を受けていること（区分1～6）が条件となることから，身体障害者手帳申請・障害支援区分認定申請を行い，認定を待つこととした[*3]。

福祉用具に関しては診療所と相談し，在宅療養で必須となる介護用ベッドやエアマットについては廉価でレンタル可能な事業所を探す方針とした。

*3 介護保険は申請時からサービス利用が可能であるが，障害者総合支援法介護給付に暫定サービスはない。

3. 経済的困窮への支援

市役所国民健康保険課・年金課で本人の国民健康保険・国民年金免除手続きの支援を行った。生活保護の申請については生活保護担当課に相談し，手持ち金10万円をめどに申請可能であることを確認した。

4. ダブルケアへの支援

育児負担軽減のため，市役所保育課で長男の保育所入所申請手続きを支援した。すぐに入所可能な保育所はなかったが，3カ月後の入所が調整できた。

4 退院前カンファレンス

A病院の担当医師・病棟看護師・退院支援看護師，在宅療養支援B診療所の担当医師・看護師・医療ソーシャルワーカー(medical social worker：MSW)，訪問看護ステーションの看護師，在宅医療・介護連携支援センター職員，妻が参加しての退院前カンファレンスが行われ，下記の情報共有があった。

【症状・ADL】

- 脊髄圧迫に伴う疼痛およびしびれに対しては，医療用麻薬を使用している（内服を含めた経口摂取は問題なし）。
- 臀部中央に10×8cm程度の褥瘡があり，日中・夜間に2～3時間ごとに体位変換している。

Column

身体障害認定における「永続する」障害の解釈について

身体障害者手帳の認定要件である「永続する」障害とは，「その障害が将来とも回復する可能性が極めて少ないものであれば足りる」という趣旨であって，将来にわって障害程度が不変のものに限られるものではない。

急速に進行する疾病による障害の認定について，障害の固定の確認を求められる等により，身体障害者手帳の申請から交付まで数カ月程度かかり適切に支援が受けられないということがないよう，速やかに手帳を受けられるように配慮することを，厚生労働省社会・援護局障害保健福祉部企画課長通知（平成30年1月17日，障企発第0117号第1号）(https://www.pref.kanagawa.jp/documents/30961/915654.pdf参照）にて示達されている。

（住谷 智恵子）

- 車いすには乗車可能であるが，移乗は看護師３人がかりである。
- 食事は右手でスプーンを使い自力摂取が可能である。
- 尿道カテーテル挿入中，排便は３日に１回摘便，いすに坐りシャワー浴をしている。

【退院後の臨床経過予測】

- 延髄背側に腫瘍があり，腫瘍増大に伴い意識障害が生じ得る。延髄腹側まで障害されると呼吸停止となる（周囲浮腫や出血が生じやすい腫瘍であり，急な呼吸停止が起こる可能性もある）。嘔吐中枢にも近いため，吃逆・嘔気が生じ得る。
- 頸髄にも腫瘍があり，腫瘍増大に伴う両上肢麻痺，横隔膜障害に伴う呼吸苦，心肺停止となり得る。

5 支援の方向性を決定する

【抽出した課題のリスト】

身体的問題	#1　膠芽腫 #1-1　両側下肢麻痺・感覚障害 #1-2　膀胱直腸障害（尿道カテーテル管理・排便コントロールを要する） #1-3　左肩～左前腕の疼痛・しびれ #2　臀部褥瘡
心理的問題	#3　介護保険サービスを使用できず身体障害者手帳も取得していない #4　経済的困窮
社会的問題	#5　介護と育児の負担（ダブルケア）

【在宅療養支援チームとしてのアセスメント】

#1～5	まずはトラブルなく安定した在宅療養ができることを目標とするべきと考えられる。褥瘡に関しては，“治す”というより“悪化させない，感染を引き起こさない”ことを管理目標とするのが適切であると考えられる。
	退院後，訪問看護による排便コントロールやポジショニングを含む褥瘡ケア，家族への介護指導（尿道カテーテルからの尿破棄，おむつ交換，褥瘡の洗浄・軟膏塗布など）が必要である。
	必要かつ実現可能なサービスを見極めていく。現時点で介護用ベッドとエアマットは必須の福祉用具であり，本人の希望や褥瘡があることもふまえ，訪問入浴利用も必要と考えられる。
	市内のＣ病院の緩和ケア病棟に必要時に入院できるよう診療情報提供を行うほか，妻に家族面談にいってもらう必要がある。

【在宅療養支援チームとしてのプラン】

- 自宅でも緩和医療を提供していく。本人や家族と今後の療養場所については相談していく（#1・2）。
- Ｃ病院での家族面談ができるよう妻への支援を行う（#1・2）。

- 廉価でレンタル可能な事業所を探す（#3）。
  ⇒介護用ベッド（3モーター）・ベッドサイドレール・ベッドサイドテーブルを1,000円/月，体位変換付き高機能エアマットレス（自動体位交換）を6,000円/月で借りることができた。
- 地域生活支援事業の「訪問入浴」を利用する（#3）。
- おむつ交換などの介護保険サービスの「訪問介護」にあたる支援は，家族・訪問看護（医療保険）で代用するしかない（#3）。
- 外出支援に関しては，退院後の生活が安定した後に再度検討する（#3）。
- 在宅医療・介護連携支援センター職員も自宅を訪問し，介護負担や経済状況のモニタリングを行う（#4・5）。
- 本人亡き後のひとり親家庭支援についても状況をみながら行っていく（#4・5）。

6 自宅退院後の経過および支援内容

1．在宅療養支援

訪問診療および訪問看護（医療保険）による医療提供，介護サービスである福祉用具貸与・訪問入浴が提供された。身体介護に関しては家族と訪問看護が担った。在宅医療・介護連携支援センターおよび主治医医療機関であるB診療所がケアマネジメント*4を担った。

【経過】

1～2週間後：市の地域支援事業で週1回の訪問入浴の利用を開始した。
ベッド上でヘッドアップして過ごすことが多く，褥瘡中央部が深くなり，ポジショニングの再検討が行われた。

3週間後：38.6℃の発熱（尿路感染症）があり，抗菌薬点滴加療が行われた。

4週間後：日中ウトウトすることが増え，担当医師から妻や友人に外出を実現させたい場合は1～2週間以内にいくべき（“外出を楽しめる”時間は1～2週間程度しかない）と話があった。本人は「暑くて外出したくない」，「もう少し涼しくなってからがよい」とのことであった。室内で子どもと楽しく過ごせており，本人の苦痛となる外出は無理には行わない方針となった。

5週間後：常にぼーっとしており（意識障害が出現），喉元で痰が絡むようになった。妻より，このまま自宅で看られるか不安で，そろそろ緩和ケア病棟を考えたいという話があった。

6週間後：呼吸リズムの異常がみられ，急に亡くなる可能性もあり，予後は1週間～

*4「福祉用具貸与」，「訪問入浴」利用に伴い，サービス計画作成やサービス事業者・市町村との連絡調整など，ケアマネジメント業務が必要となる。介護保険では，要介護者・要支援者に対して，介護支援専門員（ケアマネジャー）等がこれらの業務を担う。また，自治体により，若年がん患者の在宅療養生活支援として，居宅介護支援サービスの利用料が補助される場合もある。

10 日程度と考えられた。

7 週間後：妻より，経済的理由から訪問看護を控えたいと相談があった。高額療養費制度の自己負担限度額限度額が同月よりちょうど「多数回該当」となることがわかり，週 2～3 回の頻度のままで使用することとなった。

8 週間後：意識障害や呼吸リズム異常が進み，自宅看取りとなった。

身体障害者手帳は申請中であった。

2. 本人亡き後のひとり親家庭支援

本人亡き後，妻が今後も子育てをしながら経済的に自立し，子どもが心身とも健やかに成長できるよう支援を行った。妻は夫の介護経験を活かした仕事に就きたいとのことであった。

埋葬費助成，児童扶養手当・遺児手当・児童手当・ひとり親家庭医療費助成・保育所費用助成・就学援助金・国民健康保険料還付申請の手続きを支援した。加えて，相続や住宅名義変更，住宅ローン借り換えの手続き支援も行った（図表 2-9-1）。

ひとり親家庭の福祉サービスである，県の「母子家庭等就業・自立支援センター事業」にある「ひとり親家庭の父母等のための『パソコン』『介護職員初任者研修』就業支援講習会」の利用や，市の「ひとり親家庭自立支援教育訓練給付金支給事業」にて給付金を得られるよう支援した。妻の希望どおり，これまでの介護経験も活かした職種に就職することができた。

図表 2-9-1　本人亡き後のひとり親家庭支援

支援内容	担当課	費用等
児童扶養手当	子育て支援課	2 児童分：53,350 円
遺児手当	子育て支援課	1 児童につき：5,500 円
児童手当	子育て支援課	2 児童分：25,000 円
ひとり親家庭医療費助成	子育て支援課	非課税世帯（無料）
就学援助金	学務課	給食費：免除・日用品：助成
保育所入所申請	保育課	小規模保育所入所（費用助成）
妻の就労準備	ハローワーク	月 10 万円給付＋無料の職業訓練（介護職員初任者研修 3 カ月） ※介護職初任者研修後：特別養護老人ホームに就職できた
夫の埋葬費	国民健康保険課	5 万円
国民健康保険料還付申請	国民健康保険課	ひとり親家庭：約 10 万円還付
相続・住宅名義変更 住宅ローン借り換え	銀行・法務局等	住宅名義変更 住宅ローン返済：8 万 5,000 円/月

生前から妻との相談を開始し，アフターフォローも行った。

事例の包括的検討

1．支援内容の振り返り

一家の大黒柱である夫ががんに罹患したことで，急激な経済的困窮に陥り，妻は未成年の子の育児と介護のダブルケア状態となった。

身体障害者手帳申請中に看取りとなったが，廉価での福祉用具貸与，地域生活支援事業での訪問入浴を利用できた。身体介護は家族と訪問看護で代替し，紙おむつは自費購入[*5]で介護を続けてきたが，経済的な理由から訪問看護の手控えの相談もあった（図表 2-9-2）。

在宅医療・介護連携支援センターが行った在宅療養支援としては，

①病院および在宅療養支援診療所との連携

② 40 歳以上のがん患者が利用できる介護保険サービスに相当するサービスの調整・ケアマネジメント

図表 2-9-2　本事例の軌道

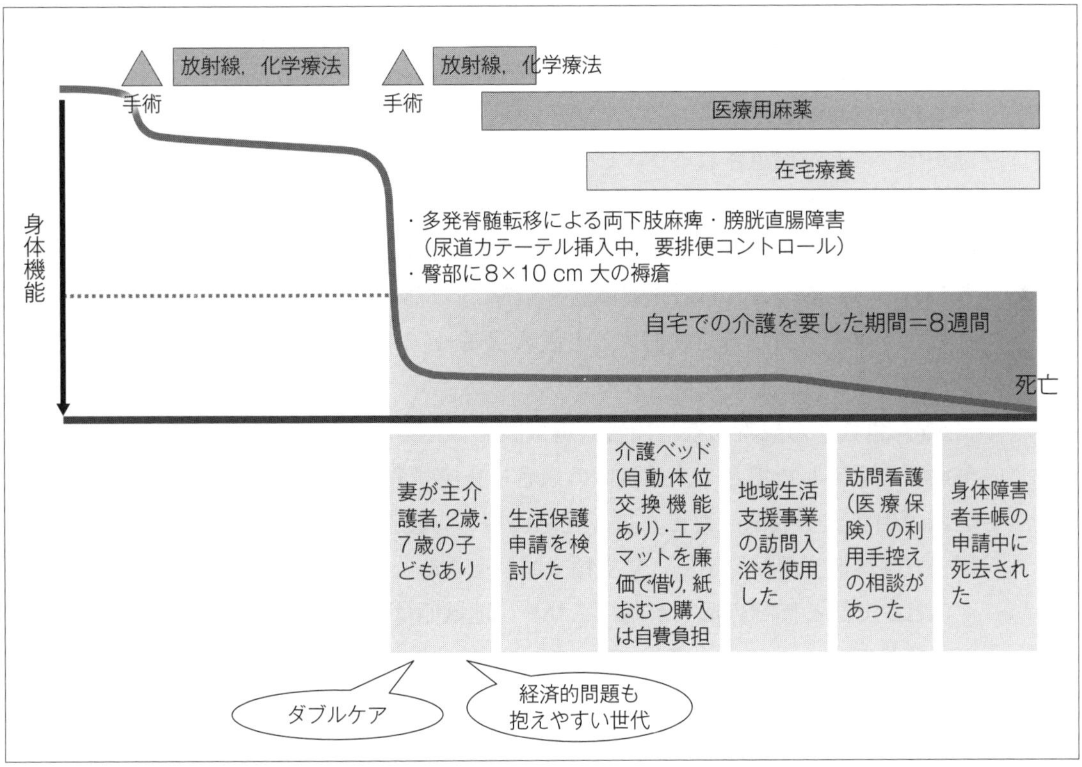

*5 要介護者を対象としたおむつ給付事業は，介護保険のいわゆる横出しサービス（介護給付および予防給付の法定給付以外に，市区町村が独自に条例で定めて行う市町村特別給付および保健福祉事業のこと）として多くの自治体が実施している。

③経済的困窮への支援
④育児と介護のダブルケアへの支援
⑤本人亡き後のひとり親家庭支援
であった。

2．今後の展望

AYA 世代のがん患者を対象に福祉用具貸与や訪問介護の利用料を助成しているなどの，“先進的”な取り組みを行っている自治体が全国にどのくらい存在しているのか，筆者らが実態を調査したところ，2021（令和 3）年 5 月末日時点で，20 自治体（19 地域）において“先進的”な事業が独自で実施されていた。これらほとんどの自治体に共通する中核的な支援内容は，介護保険サービスにも存在する「福祉用具貸与・購入」，「訪問入浴」，「訪問介護」であり，「助成額」はサービス利用料の 9 割相当，「上限額」は 5~8 万円/月としていた自治体が大半であった。

要介護者を対象としたおむつ給付事業は介護保険のいわゆる横出しサービスとして多くの自治体が助成しているが，AYA 世代がん患者を対象に紙おむつ代を助成している自治体はなかった。通院に係るタクシー運賃などの「移送支援」は介護保険制度にないサービス内容ではあるが，2 自治体が支援を行っていた。その他の好事例として，介護保険サービスに存在する「ケアマネジメント」を給付対象としていた自治体があった（1 自治体)。「ケアマネジメント」が給付対象となると，主治医や訪問看護師が担うことが想定されるサービス事業所の選定・調整などを，ケアマネジャーや相談支援専門員等に委託できる。他の県や市町村には介護保険に相当するサービスが存在しないなかで，独自の事業としてこれらの支援内容が存在していること自体が素晴らしいといえる。これらの先進事例を参考に，現時点で最も効果的で使いやすいと考えられる事業のあり方を検討すると**図表 2-9-3** の内容となった。全国で事業化の動きが生じていくことが期待される。

AYA 世代がん患者の在宅療養の選択肢を広げるためには，入院中のがん患者が在宅療養を希望した場合や，通院中の患者に在宅療養支援が必要だと把握した時点で，地域の相談支援機関（たとえば，在宅医療・介護連携推進事業を原資とする在宅医療・介護連携支援センター）に支援や助言を求め，患者が居住する地域の資源につなぐことができる体制の構築が期待される。地域側は支援を提供できる相談体制を整える必要がある。

また，医療機関と地域が協力して地域全体でがん患者を支援する連携体制を構築していくことが求められている。緩和ケア推進検討会で地域緩和ケアの提供体制について議論され，がん診療連携拠点病院等（【用語解説】 p.245 参照）や診療所などの関係施設間の連携・調整を行う「地域緩和ケア連携調整員」[2)]の育成も期待される。

図表 2-9-3　AYA 世代がん患者の在宅療養支援として効果的で使いやすいと考えられるサービス内容

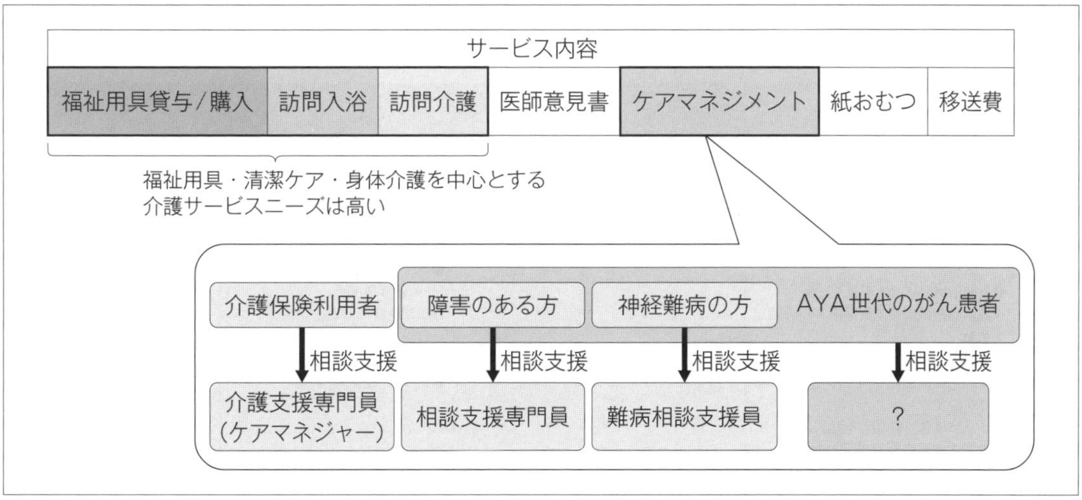

文献

1）NTT データ経営研究所：内閣府委託調査 平成 27 年度育児と介護のダブルケアの実態に関する調査 報告書，2016 年.
https://www.gender.go.jp/research/kenkyu/pdf/ikuji_printing_01.pdf（閲覧日 2023/1/20）

2）厚生労働省健康局がん・疾病対策課：終末期の課題—連携する医療機関等での苦痛の緩和について，第 6 回がんの緩和ケアに係る部会 資料，2022 年.
https://www.mhlw.go.jp/content/10901000/000982549.pdf（閲覧日 2023/1/20）

事例の経過状況

経過	在宅医療・介護連携支援センター	相談機関等	その他専門職の関わり	家族・親族，地域（住民）の状況
入院中（在宅療養開始前）	●病院から支援依頼 ●アセスメント（病状，ADL，医療処置，家族の介護力など） ●病院に身体障害者手帳診断書の作成を依頼，在宅支援に向け早急にサービス調整 ●訪問診療・訪問看護導入支援 • 訪問診療所に訪問看護事業所の選定依頼 • 介護用ベッド，エアマットなどは自費のため廉価でレンタルできる事業者を探す • 訪問診療導入前の家族面談に同席 • 訪問診療所の調整で，退院カンファレンスに参加，受け入れ態勢を整える	[包括センター] ●病院から依頼あるも，支援対象年齢でないため在宅医療・介護連携支援センターを案内	[病院] ●退院支援担当（看護師）から包括センターに支援依頼 [訪問診療所（MSW）] ●訪問看護事業所の選定 ●退院カンファレンス調整 [訪問看護事業所] ●訪問看護師が退院前カンファレンスに参加 [福祉用具貸与事業所] ●退院前に福祉用具搬入	[妻] • 二人の子どもの育児をしながら週３回のパート勤務 [母・妹] • 県外からきて介護や家事，看取りを手伝う
在宅療養開始後	●退院日に訪問診療同行 ●訪問入浴調整（市役所障害福祉担当課，基幹相談支援センターに相談） ●家族支援（妻，母） ●ダブルケア支援（保育課に相談） ●生活困窮支援（生活保護担当課に相談，債権管理課に税猶予申請） ●葬儀会場の見学，費用などの相談	[包括センター] ●退院時，自宅外階段にて移乗介助 [基幹相談支援センター] ●訪問入浴，障害区分認定調査の調整	[訪問診療所] ●退院日から訪問診療開始 [訪問看護事業所] ●退院日から訪問看護開始 [地域生活支援事業所] ●訪問入浴開始	[友人] • 妻や子どものサポート
本人亡き後	●各種申請手続き支援 • 葬祭費助成，国民健康保険減免・還付請求（国民健康保険課） 【子育て支援】 • ひとり親家庭への支援，児童扶養手当，遺児手当，ひとり親家庭など医療費助成，子ども医療費助成など（子育て支援課） • 長女の就学援助（教材費・給食費免除）（学務課） • 長男の保育所入所（保育課） 【就労支援】 • 求職者支援制度利用，介護職員初任者研修受講（ハローワーク） 【COVID-19 関連】 • 特別定額給付金，住民税非課税世帯などに対する臨時特別給付金			[妻] ●ハローワークの求職者支援制度を利用し介護職員初任者研修受講。特別養護老人ホームに就職

包括センター（地域包括支援センター），MSW（医療ソーシャルワーカー），看多機（看護小規模多機能型居宅介護），ADL（日常生活動作），COVID-19（新型コロナウイルス感染症）

エコマップ

【退院前】

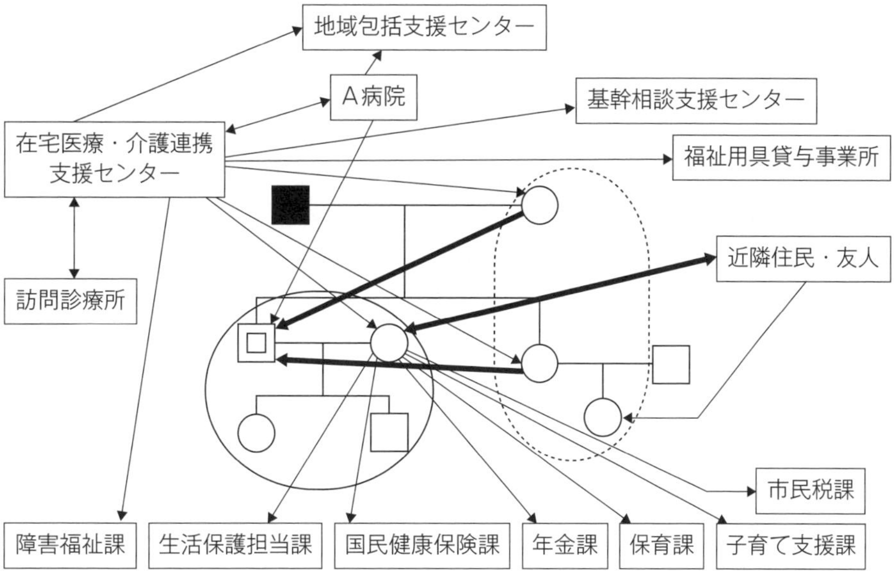

【退院後】

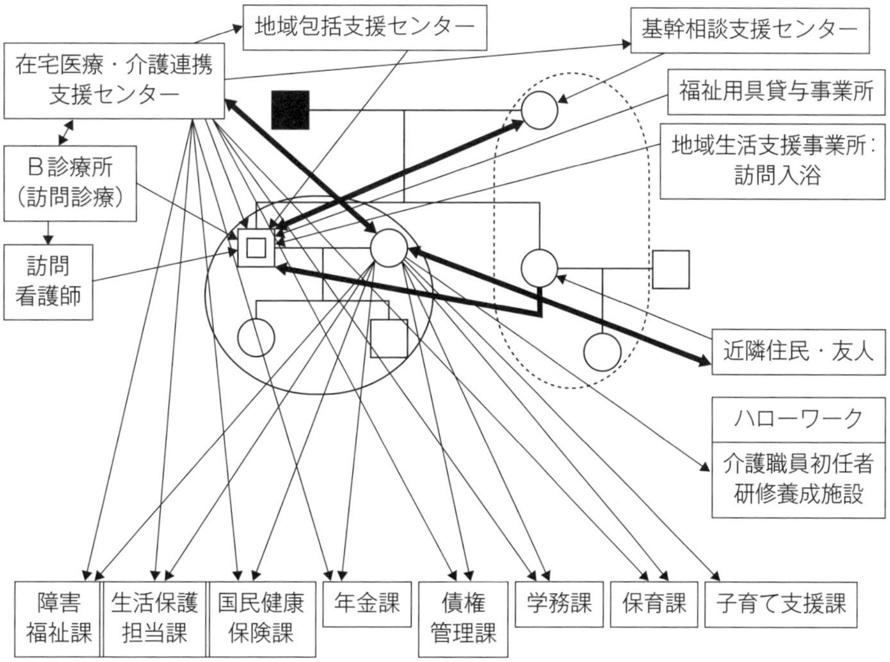

事例 青壮年

10 医療にまつわる負の体験を有していたが，丁寧な介入を重ねた結果，入院の説得に応じたひきこもり事例

ひきこもり

▶ Key word ⋮ ひきこもり，医療的ニーズ，過去の負の体験，身体症状へのアプローチ

▶ Point ⋮
- 覚知したにもかかわらず，高まる医療ニーズより本人・家族との信頼関係構築を優先させると，事態を硬直化させ生命の危機に瀕することがある。支援の目的やモニタリングの優先順位を常に意識することが重要である。
- 過去の受療行動に対しネガティブな印象をもったり，トラウマチックにとらえたりしている場合，医療介入は慎重に，過去の負の体験による拒否を解きほぐすような丁寧な介入が求められる。

【事例の概要】

30 年以上前に高校不登校になり中退，以降ひきこもりとなる。15 年前に家族が依頼した民間団体によって，本人が強く拒否するなかで医療保護入院となる。退院後，本人はその経験を「極めて強い負の体験」として認識するようになり，医療機関への受診を拒否するようになった。6 年ほど前から物が捨てられない傾向が強くなり，ベッドが物で埋まり，いすで寝るようになると，電気毛布による低温熱傷を両下肢にきたし，悪化していった。医師アウトリーチ直近の 1 年間は，下肢痛と浮腫によりトイレまでの歩行ができなくなったため，トイレで生活するようになっていた。医師アウトリーチに際し，過去の受療経験から医療者の訪問を強く拒否したが，「あなたを放っておけない」と繰り返し伝え，本人の話を傾聴し，医療や入院加療の必要性を丁寧に説明した結果，本人は受診を受け入れた。過去の受療行動が負の体験として強く認識されている場合，特に丁寧な介入が求められることを示唆する事例である。

在宅医療・介護連携支援センターが覚知するまでの経過

対象者：50 歳代，女性

35 年前，高校に入学するも，教師と相性が合わず**不登校**になり**中退**した。以降は自宅に**ひきこもり**となる。**就労経験なく，母に暴力を振るう**こともあった。

⬇

15 年前，ひきこもりが長期化したため，姉が民間団体に支援を依頼したところ，本人は強く拒否したが **A 病院に医療保護入院**となった。入院時には**統合失調症**，最終診断は**強迫性人格障害**と診断され，11 カ月間入院していた。
この入院について，本人は「拉致された」と繰り返し語り，以降，**医療受診を拒否するようになった**。また，民間団体に支援を依頼した**姉との関係が悪化**した。

6年前，**物が捨てられず（ため込み）**，ベッドが物でいっぱいになってしまったため，いすで寝るようになる。**両足に電気毛布による低温熱傷**をきたした。

5年前，**両親が他界**，同じくひきこもりの妹と二人暮らしになり，別居の姉が二人を支援するようになった。本人の自室は物であふれ居住できなくなり，母親の部屋に移るも同様に居住できなくなり，居間で生活するようになった。

2年前，姉が市役所の福祉総合相談窓口に相談した。本人や家族との信頼関係構築を目指し，市役所職員が訪問を重ねたが，本人の両下肢はさらに**むくみ**，**悪臭を伴う滲出液**が増え，**疼痛**を訴えるようになっていた。
在宅医療・介護連携支援センターに**医師アウトリーチ要請**を行い，ただちにアウトリーチ訪問日の調整を行ったが，「日程が早過ぎる。本人を説得する時間がない」と**姉が拒否**した。

下肢浮腫と下肢痛のためトイレにいくのにも時間がかかるようになり，失禁することが増えたため，**24時間トイレの便座に坐る生活**になった。このような状況を受け，再度医師アウトリーチを検討し，姉が同意したためアウトリーチ実施となる。なお，精神科受診歴があったため，身体科医と精神科医が合同でアウトリーチを行うことになった。

医師アウトリーチ

1 緊急性の判断

蜂窩織炎《ほうかしきえん》，敗血症も疑われ，入院適応である可能性が高く，緊急性ありと判断した。

2 課題整理に向けた情報収集

2年前から本人・姉と介入していた市役所の福祉相談担当から情報を収集した。
詳細はここまで述べたとおり。

住環境	一軒家（持ち家）
世帯構成	両親とは死別し，現在は妹と二人暮らし。別に姉がいる。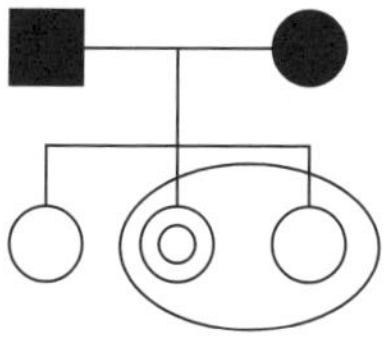
家庭背景	本人，妹ともに長期間ひきこもり状態。本人から母親に暴力もあった。 両親他界後は，本人と妹を別居中の姉が支援していた。

学歴	高校中退	
既往歴・入院歴	15 年前に統合失調症，強迫性人格障害で医療保護入院歴あり。	
現症	著明な両下肢浮腫，滲出液によりズボンが皮膚と癒着し硬直している。 両大腿背面に皮膚潰瘍あり。	
意思疎通の問題	☑無　□有	□認知症　□高次脳機能障害　□精神障害 □知的障害　□構音障害　□難聴　□視覚障害
心理状態	「恥ずかしい姿を見せたくない」「これは自分の問題であり他人は関係ない」と医師アウトリーチ実施を拒否している。	
生活の様子 （食事・移動・排泄・清潔・睡眠）	トイレの中で生活。床にはゴキブリの幼虫がはっている（不衛生な住環境）。 食事：姉がトイレのドアから渡し，自己摂取。栄養バランスにこだわりあり。う歯が多く前歯しかない状態で，食事は柔らかいものや食材を細かくして摂取している。 排泄：排泄後のふき取りは自力。排便トラブルなし 保清：数年来入浴なし。散髪なし（身体の不衛生）	
アルコール・薬物依存，嗜好	なし（飲酒習慣なし）。喫煙歴なし	
ライフライン停止	☑無　□有	□電気　□水道　□ガス
経済状況　本人	収入：なし	
世帯	収入：別居の姉は就労中で，姉の収入で本人・妹の世話をしている。	
社会とのつながり	全くない状態	
介護認定	☑無　□有	□要支援（□ 1　□ 2） □要介護（□ 1　□ 2　□ 3　□ 4　□ 5）
障害認定	☑無　□有	□身体　□療育　□精神障害（　　級）□自立支援医療
関わりのあった機関	A 精神科病院：医療保護入院，市役所福祉総合相談窓口，ひきこもり支援団体	

3 初期介入

1．医師アウトリーチによる介入

1）医師アウトリーチ当日

当初はトイレの扉越しに会話できるのみで，医師の診療を強く拒否していた。「また姉が私を病院に入れようとしているんですね。いきなり来られても困ります。見せられる身体じゃない」と言うが，「あなたを放っておけない」というメッセージを繰り返し本人に 15 分間ほど伝えると，少しずつ扉を開けてくれた。

今までの自分の不遇をとうとうと話し，下肢と大腿後面の痛み，滲出液について訴える。「いつも両親は妹を優先し自分が我慢してきた。そうして自分は虐げられ，こんな姿になってしまった」と話す。同行した精神科医が傾聴すると身体診察を受け入れた。

バイタルサインは軽度の頻脈以外安定していたが，著明な両下肢浮腫，滲出液によりズボンが皮膚と癒着し硬直している。両大腿背面に皮膚潰瘍があるようだが，本人の拒否により正確に診察できなかった。

精神症状はなく，精神科入院の適応はないと精神科医は判断した。うっ滞性皮膚炎，蜂窩織炎，敗血症の可能性があるが，自宅での加療は困難であり，内科入院の適応と考えた。

精神科医が今回の入院は精神科入院ではないことを強調しながら本人を説得し，本人は受診をすることを受け入れた。

事前情報から救急搬送する可能性があったためＢ病院（精神科の標榜なし）には医師アウトリーチ実施前から本人の受け入れについて相談していた。さらに，アウトリーチで精神科医が診立てた結果として精神科的加療の必要性は乏しいことを伝えると，正式な受け入れ許可をスムーズに得ることができた。

4 支援の方向性を決定する（医師アウトリーチ後）

医師アウトリーチで得られた情報をもとに課題を整理した。

【抽出した課題のリスト】

身体的問題	#1　滲出液を伴う著明な下肢浮腫 #2　敗血症の疑い
心理的問題	#3　30年以上のひきこもり #4　医療へのつながりを拒否している（セルフ・ネグレクト） #5　自閉スペクトラム症とADHD*傾向を併せもつ発達障害圏の疑い
社会的問題	#6　家族との不和 #7　妹にも支援が必要

*ADHD（attention-deficit hyperactivity disorder：注意欠如・多動症）

【入院後の経過】

医師アウトリーチ実施後，同日中にＢ病院に入院。両下肢はうっ滞性皮膚炎，および便器圧迫による褥瘡の診断にて，局所の洗浄と軟膏塗布にて浮腫は改善傾向であった。敗血症などの全身性の炎症性疾患は否定的であり，内臓器にも明らかな異常は認めなかった。精神科医診察で発達障害，強迫性障害と診断され，医師アウトリーチから20日後，障害支援区分認定申請し，障害区分4と認定された。

医師アウトリーチから3カ月半後，Ｃ病院の地域包括ケア病棟に転院，リハビリテーション（以下「リハビリ」）を継続し，2カ月間の入院を経て自宅退院となった。

医師アウトリーチから7カ月後，精神科訪問診療および訪問看護が導入された。同時に環境調整も進め，相談支援専門員選任，自立支援医療（精神通院医療）申請（【用語解説】p.249参照），国民年金免除申請（【Q & A】参照），障害年金申請（第三者による初診日証明）（【Q & A】参照），精神保健福祉手帳申請を行った。

妹には基幹相談支援センターが主な支援者となり，生活保護申請，市内転居や就労を支援することになった。

Q & A

Q 収入が途絶えて，国民年金保険料の支払いが難しい場合の対応はどのようにすべきか？

A 国民年金保険料の支払いが困難になった場合の対応として，保険料の支払いを猶予，または免除する制度が存在する（納付猶予・免除制度）。猶予制度は，50 歳未満の人を対象とした制度で，支払いの期日を一定期間遅らせせることができる制度である。他方，免除制度は，保険料納付が見込めない人を対象に，本来支払う予定であった保険料の全額または一部（4 分の 1，半額，4 分の 3）を免除する制度である。どちらの制度も申請後，対象者本人の所得の審査があり（免除制度は配偶者等の所得審査もあり），その結果によって制度利用が可能となる。また，単年度期間の制度となるため，制度利用を継続する場合は，原則として毎年度申請が必要となる。なお，免除制度の場合は免除額に応じて，将来の老齢基礎年金額が一部保障されるが，猶予制度はその限りではない点において留意が必要である。制度の利用を検討する場合は，区市町村の年金担当課または年金事務所への相談が有用となる。

国民年金保険料を納めていない場合，老齢年金を受け取れない可能性や減額される可能性があるほか，障害年金の請求を行う事態になった際に受給対象から外れてしまう可能性が生じる。猶予・免除制度の活用は，それらのリスクの回避につながる。

Q 障害年金の請求段階における第三者による初診日証明とは何か？

A 障害年金の請求に際しては，その障害の原因となった傷病についての「初診日」および「障害認定日」を明示することが必要となる（【用語解説】p.248 参照）。しかし，初診日については，そこから時間が経過するほど確認・証明することが難しくなる場合がある。たとえば，障害認定日となる時点において障害の程度が「障害等級」に当てはまらず請求には至らなかった患者が，年単位の期間を経て障害が重症化し事後的に請求を行う場合など，その時点において初診日を確認・証明をすることが困難になることがある。障害年金を請求するタイミングが初診日から５年以内である場合には，診療録等による情報確認が医療機関に対して原則可能となる（「医師法」では，医療機関に対して診療録の５年の保存義務を定めている）。しかし，その限りではない場合，この初診日をいかに証明するかが障害年金請求のハードルになることがある。その際に，第三者による初診日証明の活用が考えらえる。

第三者による証明は，基本的に以下の３つのパターンが規定される。

ア　第三者証明を行う者が，請求者の初診日頃の受診状況を直接的に見て認識していた場合に，その受診状況を申し立てるもの

イ　第三者証明を行う者が，請求者や請求者の家族等から，請求者の初診日頃に，請求者の初診日頃の受診状況を聞いていた場合に，その聞いていた受診状況を申し立てるもの

ウ　第三者証明を行う者が，請求者や請求者の家族等から，請求時から概ね５年以上前に，請求者の初診日頃の受診状況を聞いていた場合に，その聞いていた受診状況を申し立てるもの

（平成27年９月28日，年管管発0928第６号，厚生労働省年金局事業管理課長通知）

ここでの「第三者」とは，医師や看護師などの医療従事者や請求者の知人などが想定される（三親等以内の親族による第三者証明は認められていない）。障害の原因となる傷病について初診を行った医療機関が閉院していたり，診療録がすでになかったりといった場合，患者（請求者）が同じ時期に診察を受けていた他の医療機関の医療従事者は，当時の記録などをもとに第三者として「初診日」を証明できる可能性がある。第三者による証明を行う際には，「初診日に関する第三者からの申立書」の作成・提出が必要となる。他方，医療従事者以外の者による第三者による証明には複数名による証明が必要になる場合があり，確認が必要となる。当該制度の具体的な利用にあたっては，まず，区市町村の国民年金を取り扱う窓口や年金事務所への相談が有用である。

（小山 宰）

事例の包括的検討

1. 本人・家族への信頼関係構築と同時に，医療的ニーズの高まりの有無を常にモニタリングする

本人・家族への信頼関係構築はあくまでも手段であり，目的化してはならない。何のために信頼関係構築を試みているのか常に意識することが重要である。

そして，その信頼関係構築のなかでも，医療的ニーズの高まり，医療的な緊急性は絶えずモニタリングし，必要時には医師に相談できる体制を整えておく。

さらに，医療的ニーズのみならず，社会的問題にも緊急性の有無を念頭にモニタリングすべきである。たとえば，ライフラインが途絶えるおそれ，家賃滞納などである。ほかにも年金や相続の問題などでは期限があり，時として緊急性があると考えるべきである。

2. 過去の受療行動が本人にとって負の体験となっている場合，医療介入は慎重に丁寧に行うべきである

ひきこもりに限らず，医師アウトリーチ対象者の過去の受療行動に関する情報は，なるべく網羅的に収集すべきである。それらに対し，対象者はネガティブな印象をもったり，トラウマチックにとらえていたりする場合があり，そのようなケースではアウトリーチに強い拒否を示す可能性がある。

本事例では，医師による説得は1時間30分程度を要した。「あなたを放っておけない」というメッセージを繰り返し伝え，トイレの扉を開け，本人が語る過去を傾聴し，「あなたの敵ではない」ことを理解してもらい，「今回の内科入院は以前の医療保護入院とは異なるものである」と説明した結果，本人は入院を受け入れた。

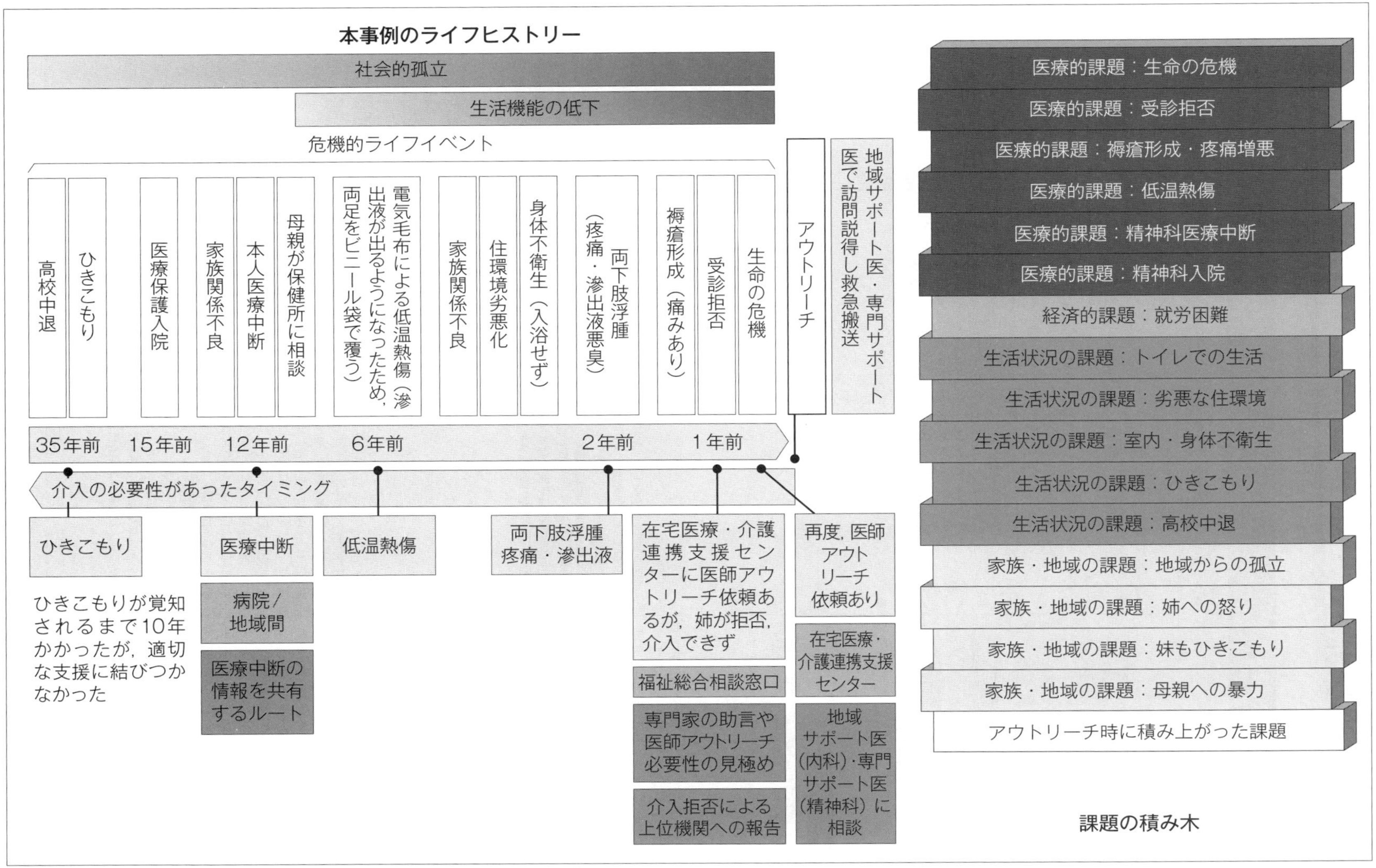
本事例のライフヒストリー
社会的孤立
生活機能の低下
危機的ライフイベント
高校中退
ひきこもり
医療保護入院
家族関係不良
本人医療中断
母親が保健所に相談
電気毛布による低温熱傷（滲出液が出るようになったため，両足をビニール袋で覆う）
家族関係不良
住環境劣悪化
身体不衛生（入浴せず）
両下肢浮腫（疼痛・滲出液悪臭）
褥瘡形成（痛みあり）
受診拒否
生命の危機
アウトリーチ
地域サポート医・専門サポート医で訪問説得し救急搬送
35年前
15年前
12年前
6年前
2年前
1年前
介入の必要性があったタイミング
ひきこもり
ひきこもりが覚知されるまで10年かかったが，適切な支援に結びつかなかった
医療中断
病院／地域間
医療中断の情報を共有するルート
低温熱傷
両下肢浮腫
疼痛・滲出液
在宅医療・介護連携支援センターに医師アウトリーチ依頼あるが，姉が拒否，介入できず
福祉総合相談窓口
専門家の助言や医師アウトリーチ必要性の見極め
介入拒否による上位機関への報告
再度，医師アウトリーチ依頼あり
在宅医療・介護連携支援センター
地域サポート医（内科）・専門サポート医（精神科）に相談
医療的課題：生命の危機
医療的課題：受診拒否
医療的課題：褥瘡形成・疼痛増悪
医療的課題：低温熱傷
医療的課題：精神科医療中断
医療的課題：精神科入院
経済的課題：就労困難
生活状況の課題：トイレでの生活
生活状況の課題：劣悪な住環境
生活状況の課題：室内・身体不衛生
生活状況の課題：ひきこもり
生活状況の課題：高校中退
家族・地域の課題：地域からの孤立
家族・地域の課題：姉への怒り
家族・地域の課題：妹もひきこもり
家族・地域の課題：母親への暴力
アウトリーチ時に積み上がった課題
課題の積み木

事例の経過状況

経過	在宅医療・介護連携支援センター	相談機関等	その他専門職の関わり	家族・親族，地域（住民）の状況
アウトリーチ前	●福祉総合相談窓口から，医師アウトリーチの相談あり。姉が介入拒否するようであれば虐待対応すべきであることを助言 ・低温熱傷からの滲出液（悪臭），褥瘡の潰瘍化で早急に医療へつなぐ必要性があった ・アウトリーチ当日，入院できるようB（急性期）病院MSWと調整開始 ・アウトリーチは地域サポート医と専門サポート医協働で実施できるよう調整 ・支援一覧表を作成し支援者間で共有 ●地域サポート医調整，B病院に入院調整	［福祉総合相談窓口］ ●アウトリーチの6年前，姉からひきこもり，低温熱傷で下肢から滲出液が出ているとの相談を受けるが，姉は自宅訪問拒否を示し，支援ができず ●翌年に姉から再度相談を受け，アウトリーチの準備をしたが姉が迷って実行できず ・その後，下肢症状は悪化，トイレにいくのにも時間がかかるようになり，トイレで24時間生活（便座に坐ったまま）する状態となる。便座で圧迫された大腿部には褥瘡が発生 ［福祉総合相談窓口］ ●姉に根気強く医療が必要なことを説得し，アウトリーチ受け入れ可能となる	［B病院（MSW）］ ●入院の調整	［家族］ ●姉は別居し，本人，妹（ひきこもり）の二人暮らし，姉の収入で生活
医師アウトリーチ				
アウトリーチ後	［地域サポート医・専門サポート医］ ●アウトリーチ実施 ●アウトリーチの際に入院を説得 ・地域サポート医，専門サポート医，保健師で約1時間30分かけて本人を説得し緊急搬送入院 ・B病院MSWと綿密な情報共有，支援計画書を提供で，スムーズな入院となる ●B病院入院から3カ月半でC病院の地域包括ケア病棟へリハビリ転院（リハビリと退院調整目的） ・MSWと連携し退院支援 ・家族調整をMSWと基幹相談支援センターに依頼 【本格的なひきこもり支援】 ●発達障害が疑われ精神科コンサルテーションを依頼 ●地域包括ケア病棟1カ月半で退院 ・基幹相談支援センターの定期的訪問 ・精神科訪問診療調整 ・初回訪問診療日に自立支援医療（精神通院医療）申請 ・精神訪問看護導入 ・障害区分認定：区分4，相談支援専門員選定 ・年金猶予手続き支援 ・障害年金申請準備 ・精神保健福祉手帳申請	［基幹相談支援センター］ ●B病院入院後，支援担当は福祉総合相談窓口から基幹相談支援センターに。本人支援，家族間調整を開始 ・精神科コンサルテーションで発達障害，強迫性障害の診断を受け障害福祉課に障害区分認定申請と調査を実施 ［基幹相談支援センター］ ●地域包括ケア病棟転院後，退院支援に向け，本人の意思決定支援および家族調整 【退院決定後の支援】 ●本人，家族調整 ・本人は自宅退院，姉は転居，妹は市内転居で生活保護申請 ・退院後も基幹相談支援センターが支援を担当する ・本人の退院後，グループホーム見学に同行するが本人は自宅生活希望 ・経済的支援，積立保険満期手続き支援 ・伴走的支援	［B病院（MSW）］ ●在宅医療・介護連携支援センターと情報共有，入院調整 ［B病院］ ●MSWが中心となり，本人支援および家族間調整を行う。基幹相談支援センターと協働 ●退院支援 ・家族調整 ［C病院（地域包括ケア病棟）］ ●入退院支援 ［精神科医師］ ●ひきこもり支援 ・在宅医療・介護連携支援センターからの依頼を受け，コンサルテーション ・診断：発達障害，強迫性障害 ・障害年金申請時の診断書作成	［家族］ ●家族調整の結果，本人退院後，それぞれが独立した生活を選択（本人のみ自宅） ・姉は県外転居，妹は生活保護を受け市内転居 ［地域］ ・地域の町会長に町会脱退申請 ・隣の住人が心配して声かけしてくれる

MSW（医療ソーシャルワーカー）

エコマップ

【アウトリーチ前】

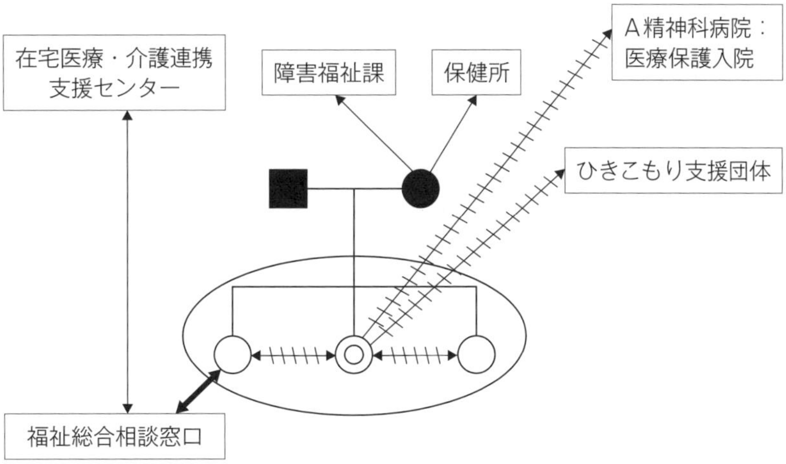

【アウトリーチ後】

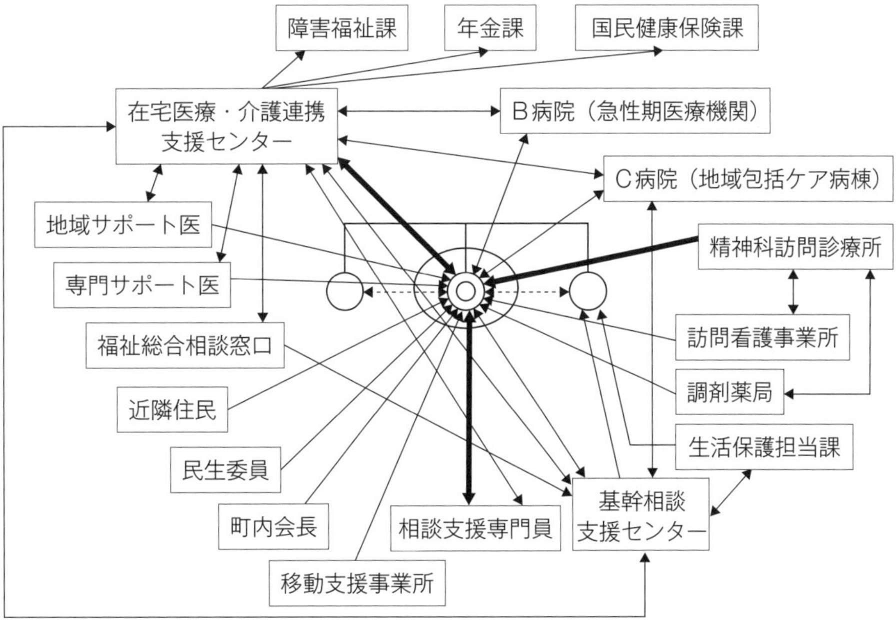

事例 青壮年

11 精神科医による診立てにより成年後見制度の利用につながったひきこもり事例

ひきこもり

▶ Key word：ひきこもり，発達障害，法律家との協働，成年後見制度，権限外行為許可

▶ Point：
- 長期にひきこもる人や意思決定能力が乏しい人の背景には，精神病理が潜んでいる可能性があり，医師の診立てが有効である。
- 長期のひきこもりは身体的，心理的問題のみならず，経済的問題を含む，複合的かつ社会的な問題を抱えている場合があり，法律家との協働が有効である。

【事例の概要】

25 年前からひきこもり，うつ病や幻聴に対し精神科を受診していたが，10 年前に受診中断した。1 年前に母親と死別し一人暮らしとなる。家賃やライフライン関連の支払いが途絶え，ガスが停止した。食料もなくなり，脱水状態が疑われたため医師アウトリーチを実施した。食料支援の結果，生命の危機は脱したが，食料支援以外，すべての支援を本人は拒否し，その拒否の背景には意思決定能力の低さが考えられた。意思決定能力の低さに関して，精神科医にもアウトリーチを行ってもらうと，自閉スペクトラム症（広汎性発達障害），およびうつ病を指摘され，弁護士と連携しながら成年後見制度（【用語解説】p.251 参照）の申立てを行う方針となった。長期にひきこもる人や意思決定能力が低い人への支援の方針策定において，医療の診立てが有効な場合があると示唆する事例である。

在宅医療・介護連携支援センターが覚知するまでの経過

対象者：40 歳代後半，女性

25 年前，本人が大学院生のとき，尊敬する卒論指導**教授の急死**で，**パニック発作，うつ病**を発症，中退した。コンピュータ関連会社に就職するも仕事が続かず，自宅に**ひきこもる**ようになった

13 年前，**父親と死別**，以後，父親の遺族年金と母親の年金で暮らしていた。母親が障害年金申請を促すと「馬鹿にするな」と怒鳴るが，母親に暴力をふるうことはなく，散財もしていなかった。

12 年前，**精神的に落ち込み**，「殺す」という幻聴も出現するようになり，A 精神科クリニックを受診した。アリピプラゾール水和物，ブロマゼパム，エチゾラムなどを処方され，2 週間ごとに受診継続した。

身体が動かなくなり B 総合病院に入院，**抗精神病薬による過鎮静**と診断され，減薬したところ改善したため，約 2 週間で退院した。退院後，A 精神科クリニックに約 1 年

間通院したが**受診中断**する。

↓

3年前，母親が**生活困窮**と**ひきこもり**を主訴に，市役所障害福祉課経由で中核地域生活支援センター[*1]（以下「中核センター」）に相談した。中核センター職員が自宅訪問を試みるも，母親が拒否したため（本人が他者の訪問を強く拒否しているとの理由），支援につながらなかった。

↓

1年前，母親から中核センターに再度相談，障害者年金申請や世帯分離での生活保護申請を試みるが適応外と判断された。
中核センター職員が訪問を試み，本人に会うことができたため，本人との関係構築を開始した。
訪問から2カ月後，**母親が突然死**，以後**一人暮らし**となる。相続手続きができず，**家賃やライフライン関連の支払いも滞納するようになる。**
訪問から3カ月後，中核センターが**食料支援を提案したが拒否**（「毒が入っている」と言う），市役所健康推進課**保健師**（Column 参照）**の訪問も拒否**。
訪問から4カ月後，**ガスが停止**する。
訪問から5カ月後，中核センターが定期的に訪問を継続するなかで，**顔色不良**あり，在宅医療・介護連携支援センターに相談をする。

↓

在宅医療・介護連携支援センター職員が訪問，**脱水**を疑った。飲食料を提供したところ，拒否することなく受け入れ，みずから摂取した。

*1 T県では，子ども，障害者，高齢者等，誰もがありのままに，その人らしく地域で暮らすことができる地域社会を実現するために，健康福祉センターの所管区域ごとに「中核地域生活支援センター」が設置されている。制度の狭間《はざま》や複合的な課題を抱えた方など地域で生きづらさを抱えた方々に対して，24時間365日体制で，分野横断的に，包括的な相談支援・関係機関へのコーディネート・権利擁護など，広域的で高度専門性をもった寄り添い支援を行っている。

Column

千葉県松戸市における「すべての関係者が早期覚知のアンテナとなる」ための行政との連携

高齢者（およびその世帯），生活保護受給者，身体・精神・知的障害者手帳所持者の相談に対応する市役所担当課が決まっているのに対し，いずれにも該当しない方について，受け止める担当課はどこであるのか明確ではなかった。

若年者，経済的困窮があるものの生活保護申請に至っていない方，何らかの病理があるが（医療拒否などにより）診断に至らず手帳も所持していない方については，支援者が覚知したとしても，支援者単独ではその後の継続的な介入や伴走的支援は困難となる場合がある。

そこで，これらの方々について松戸市医師会在宅医療・介護連携支援センターで経験した相談支援実績に基づいて，医師会と市長との定期的な意見交換会の場において問題提起し，今まで担当課が定まっていなかった方については健康推進課が対応することになった（**図**）。日々の相談支援から地域課題を抽出し，行政と協働し解決に導くという手法は，他地域にも援用可能である。

図　すべての関係者が早期覚知のアンテナとなる

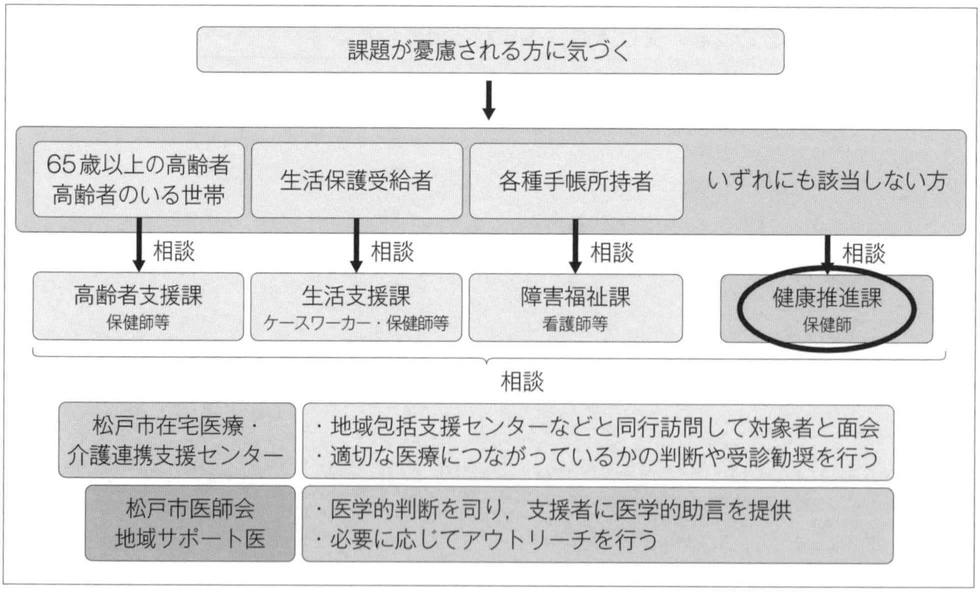

（星野 大和）

医師アウトリーチ

1 緊急性の判断

在宅医療・介護連携支援センター職員訪問の際，脱水が疑われ，ライフライン停止もあることから，緊急性ありと判断。在宅医療・介護連携支援センターが覚知し，飲食料を提供した２日後に医師アウトリーチを実施した。

2 課題整理に向けた情報収集

３年前から断続的に母親・本人と連絡をとっていた中核センターから情報を収集した。なお，本事例の場合，生活保護受給者や各種手帳保持者ではなかったため，市役所では情報を把握していなかった。

住環境	一軒家（借家）	
世帯構成	両親とは死別し，一人暮らし 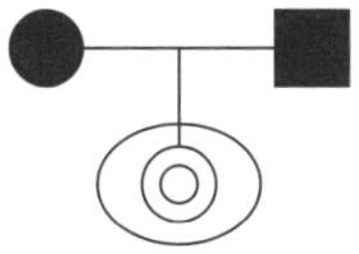	
家庭背景	もともと教育熱心な家庭で，音楽など複数の習い事をさせていた。本人もそれに応えるように励んだとのこと。	
学歴	大学院中退	
既往歴・入院歴	25 年前にパニック発作，うつ病を発症。10 年前には抗精神病薬による過鎮静で薬剤調整のため２週間程度入院。その後，受診中断する。	
意思疎通の問題	☑無　□有	□認知症　□高次脳機能障害　□精神障害 □知的障害　□構音障害　□難聴　□視覚障害
心理状態	訪問に対する拒否はなし	
生活の様子（食事・移動・排泄・清潔・睡眠）	在宅医療・介護連携支援センターが提供した飲食料は摂取できている。 移動，排泄は自立している。 ガスが停止しており，入浴はしていない（身体の不衛生）。ごみ出しができていない。	
アルコール・薬物依存，嗜好	なし（飲酒習慣なし）。喫煙歴なし	
ライフライン停止	□無　☑有	□電気　□水道　☑ガス
経済状況　本人	母親の急死で口座が凍結され，日常生活にお金が使えない状態である。食料が底をつき，毎月の家賃を滞納，強制退去が迫っている。光熱費なども未払いのためライフライン（ガス）が停止している。	
経済状況　世帯	母親と暮らしていた頃，父親の遺族年金と母親の年金で生活していた。	
社会とのつながり	全くない状態	
介護認定	☑無　□有	□要支援（□１　□２） □要介護（□１　□２　□３　□４　□５）
障害認定	☑無　□有	□身体　□療育　□精神障害（　　級）□自立支援医療

関わりのあった機関	中核地域生活支援センター，市役所健康推進課（保健師），社会福祉協議会，A精神科クリニック，B総合病院：入院，ガス会社，不動産会社

3 初期介入（医師アウトリーチ）

医師の診察には拒否なく応じたが，室内には入らせてもらえず，玄関での対応となった。自宅は薄暗く，玄関の床にはほこりが全面に積もっており，カビの臭いが充満していた。

本人は，中肉中背，夏場だが長袖を3枚重ね着しており，玄関で胡坐《あぐら》をかき，穏やかに話している。会話は成立し（認知機能低下や知的障害は否定的），以下のような，自分の興味のあることを専ら話す。

「栄養バランスは本で勉強しています。炭水化物を減らし蛋白質を摂るよう心がけている」，「HbA1cが高いと言われたことがあり気にしている」，「睡眠時無呼吸が疑われことがあり心配している」，「（栄養や体操について）何か読んでおいたほうがよい本はありますか？」など。

在宅医療・介護連携支援センターが提供した飲食料品は摂取しており（食品のラベル表示にこだわりがあり，納得しないものは摂取しない），脱水状態は改善していた。本人も「食べるようになって体調はいくらかよくなった」と話している。

本人の体調面での訴えとしては，体動時の左膝痛のみであった。しかし，身体診察や血液検査には拒否的であり，病院受診も拒否していた。本人の意向に沿うかたちで「（栄養や体操の本を持って）また来てもよいですか？」と尋ねると，再度の訪問に同意が得られた。

飲食料や本人が関心あること以外の支援はすべて拒否する状態であり，その拒否の背景には，物事を正しく理解したり決めたりすることができない，意思決定能力の低さがあると考えられた。

4 支援の方向性を決定する（医師アウトリーチ後）

医師アウトリーチで得られた情報をもとに課題を整理した。

【抽出した課題のリスト】

身体的問題	#1 低栄養，脱水による衰弱 #2 血糖コントロール不良の疑い #3 左膝関節症，廃用症候群の疑い
心理的問題	#4 10年以上のひきこもり #5 医療へのつながりを拒否している（セルフ・ネグレクト） #6 意思決定能力の低さ，こだわりの存在

社会的問題	#7　母親からの相続手続き未実施 #8　経済的困窮 #9　ライフライン停止 #10　飲食料の不足 #11　家賃滞納に伴い自宅立ち退きを迫られている

【アセスメント・プラン】

喫緊の課題であった脱水に対しては，飲食料の提供によって脱することができた。

- 将来的にはフードバンクの契約を視野に，当面は中核センターが飲食料品を提供することとした（#1）。
- 血糖コントロールについては，血液検査での評価が適切であり，本人を説得することとした（#2）。
- 左膝関節症，廃用症候群については，整形外科的な評価と同時に，歯科・栄養・リハビリテーションの複合的介入が必要であり，本人との合意形成に応じ段階的にサービス調整していく（#3）。
- 意思決定能力の低さ，こだわりの存在については，精神科医による診立てが必要と考え，医師アウトリーチの 1 週間後に精神科アウトリーチを計画した（#6）。
- 社会的問題について，市顧問弁護士（Column 参照）に相談することとした（#7〜11）。

Column

市顧問弁護士との協働

本事例のような医師アウトリーチ事例のなかでも，特に複雑困難な事例において，医療・介護・福祉の分野だけではなく弁護士との協働が効果的な場合がある。

千葉県松戸市では，2015（平成 27）年度から弁護士を行政アドバイザーとする「地域包括ケアシステム構築支援アドバイザー」制度（地域包括ケア推進課所管）を開始し，地域包括支援センターの負担軽減，スキルアップをはかるための後方支援体制を整備している。市内法律事務所に委託し，相談件数は 2018（平成 30）年度 15 件，2019（令和元）年度 25 件，2020（令和 2）年度 30 件，2021（令和 3）年度 41 件と増加傾向にある。

また，平成 30 年度からは行政書士に簡易な法律相談ができる仕組みとして「地域包括ケアシステム推進活動」も開始している。

（星野 大和）

5 初期介入後の継続支援（精神科アウトリーチ・司法との協働）

1. 精神科アウトリーチ

意思決定能力の低さ，本人が有するこだわりから，自閉スペクトラム症（広汎性発達障害），およびうつ病と診断された。明らかな精神症状なく，医療保護入院の積極的な適応は必要ないと判断された。

2. 司法との連携

本人の意思決定能力は低く，精神科医の診立てから，成年後見制度の利用が考えられた。一方で，生活保護，フードバンク，医療や障害福祉サービスの利用など，早急に契約すべき案件は多かった。成年後見制度は，申立てしてから後見人が選任されるまで約２カ月を要するため，権限外行為許可（Column 参照）を申立てし，迅速に各種手続きを行い，飲食料品，医療・障害福祉サービスの提供，経済面で本人に不利益が被らないような支援実施が可能となった（強制退去を防げた）。

Column

後見人申請における権限外行為許可

後見人が選任されるまでには一般的に書類提出後から２カ月程度要する。しかし，生命や安全の確保などのために早急にサービス調整が必要な場合には，申立てが受理されるまでサービス提供機関との契約ができない状態の長期化は避けるべきである。

したがって，後見人が選任されるまでの間，「審判前の保全処分」，「権限外行為許可」を裁判所に申立てし，対応するという方法が有用となる。

審判前の保全処分申立ては，認められると後見人就任予定者が財産管理人に就任することができ，その間の財産管理，たとえば財産流出などを止めることができる。けれども，財産管理人では契約行為はできない。

そこで，権限外行為許可が必要となる。権限外行為許可が認められると，成年後見人が選任される前でも，行政への制度申請手続き，サービス提供機関との契約を後見人就任予定者が代行できるようになる。

本事例での対応を図のようにまとめた。浪費・散財の習慣はなく，財産流出を止める必要は乏しかったが，権限外行為許可が認められたことにより，生活保護申請および保護費受給，フードバンク契約，訪問診療医療機関などとの契約を迅速に行うことができた。

図　本事例における成年後見申立てへの対応

200X 年 10 月 23 日
成年後見・審判前の保全処分申立て（親族申立て）

200X 年 10 月 26 日
保全処分が認められ，市顧問弁護士 M が**財産管理人**に就任
- 後見が認められるまで約 2 カ月を要することから，財産管理人を立て，その間の**財産流出を止める**
- **契約行為はできない**
- 後見人に就任予定の者が財産管理人となる（後見人就任後は不要）

200X 年 10 月 29 日
弁護士 M に対し，**権限外行為許可**が認められる
- 後見が認められる前に**契約行為ができる**
- 生活保護申請および保護費受給，フードバンク契約，医療・障害福祉サービス契約（訪問診療の導入）

200X 年 11 月 2 日
弁護士 M が生活保護申請（市役所障害福祉課立ち会い）

200X 年 12 月 29 日
弁護士 M が後見人に決定

権限外行為許可が有用であり，本人でなくても生活保護を迅速に申請できた。

（星野 大和）

事例の包括的検討

1．医師アウトリーチでの内科的緊急性，精神科専門アウトリーチでの医療保護入院適応を評価することで，支援の大きな方向性が決まる

本事例において，アウトリーチ医は内科的および精神科的な緊急性が乏しいが，意思決定能力が極めて低いと判断した。そして，その背景に自閉スペクトラム症（広汎性発達障害）やうつ病が存在する可能性を診立てることができ，必要な支援を弁護士に依頼するなどの社会的な環境調整を主体とする支援の方向性を決めることができた。

長期にひきこもる人や意思決定能力が極めて低い人への支援において，医療の診立てが解決の突破口になる場合がある。

2．経済的困窮，公的制度導入を拒否している事例などでは，司法に相談することが有効である

本事例では，相続手続き未着手，家賃滞納（退去命令），光熱費滞納，ライフライン停止，生活保護拒否，フードバンク拒否，国民健康保険料および国民年金などの滞納，母親の交通事故補償未着手など，社会的課題が山積していた。これらを司法の専門家である弁護士に相談したことで迅速な成年後見制度利用につながり，多くの課題が解決していった。

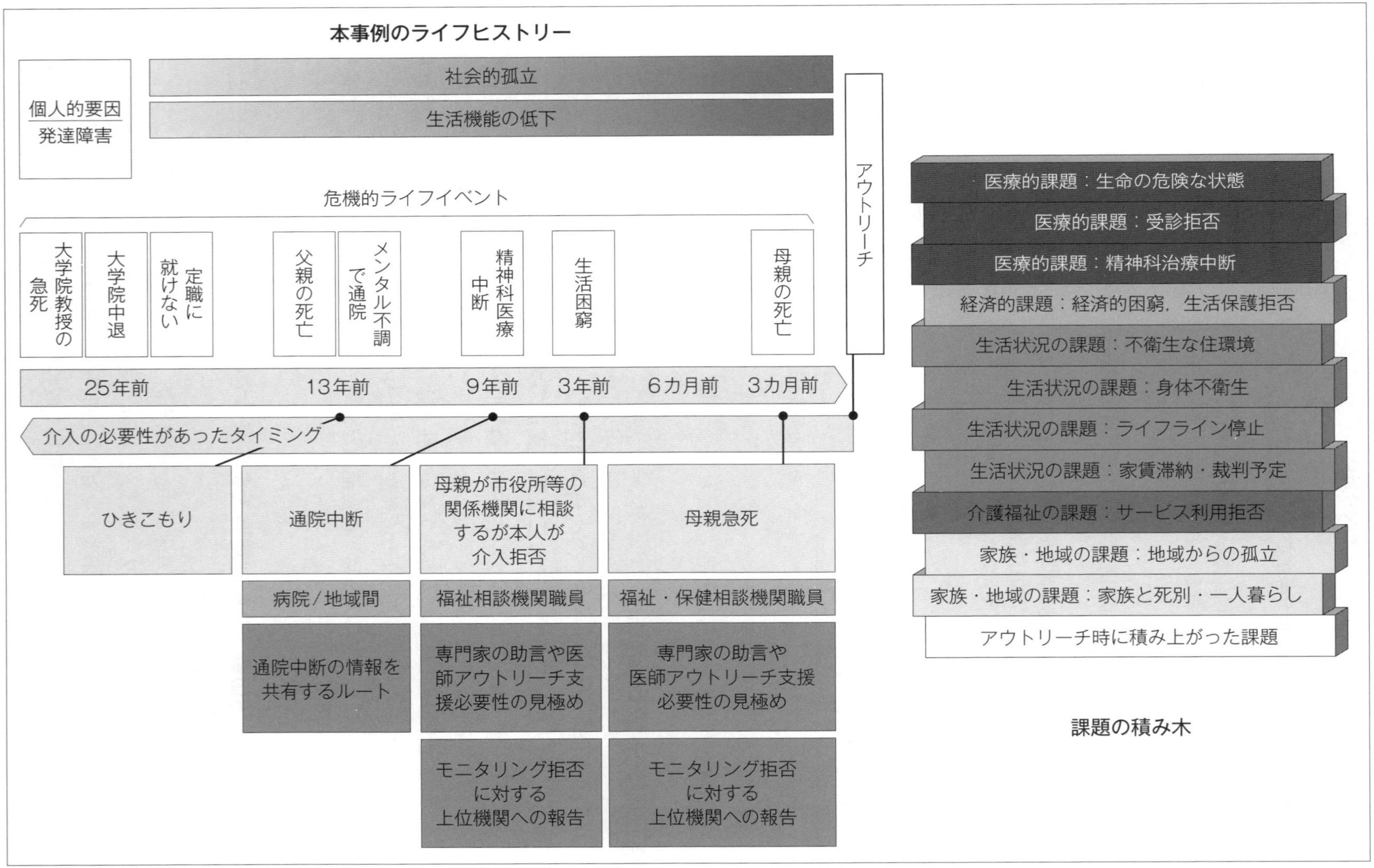
本事例のライフヒストリー
個人的要因
発達障害
社会的孤立
生活機能の低下
危機的ライフイベント
大学院教授の急死
大学院中退
定職に就けない
父親の死亡
メンタル不調で通院
精神科医療中断
生活困窮
母親の死亡
アウトリーチ
25年前
13年前
9年前
3年前
6カ月前
3カ月前
介入の必要性があったタイミング
ひきこもり
通院中断
母親が市役所等の関係機関に相談するが本人が介入拒否
母親急死
病院／地域間
福祉相談機関職員
福祉・保健相談機関職員
通院中断の情報を共有するルート
専門家の助言や医師アウトリーチ支援必要性の見極め
専門家の助言や医師アウトリーチ支援必要性の見極め
モニタリング拒否に対する上位機関への報告
モニタリング拒否に対する上位機関への報告
医療的課題：生命の危険な状態
医療的課題：受診拒否
医療的課題：精神科治療中断
経済的課題：経済的困窮，生活保護拒否
生活状況の課題：不衛生な住環境
生活状況の課題：身体不衛生
生活状況の課題：ライフライン停止
生活状況の課題：家賃滞納・裁判予定
介護福祉の課題：サービス利用拒否
家族・地域の課題：地域からの孤立
家族・地域の課題：家族と死別・一人暮らし
アウトリーチ時に積み上がった課題
課題の積み木

事例の経過状況

経過	在宅医療・介護連携支援センター	相談機関等	その他専門職の関わり	家族・親族，地域（住民）の状況
アウトリーチ前	●中核センターから依頼あり。医療拒否，支援拒否があり医師アウトリーチが必要な対象者であると判断 ・アウトリーチ調整にあたり，緊急性の判断が求められたため，支援者と一緒に自宅訪問 ・医師の診立てが必要なことを本人に説得し医師アウトリーチ実施の了解を得た	[障害福祉課] ●母親がひきこもり相談で来所，情報を覚知 [中核センター] ●障害福祉課の紹介により支援開始（母親と面談） ・母親が本人と支援者を会わせてくれず（本人が他者の訪問を強く拒否），支援はいったん中断 ●母親から再度支援依頼あり。本人に面接はできたが，医療や福祉サービスの拒否が続く ●母親急死により，本人は一人暮らしとなり，自殺予防および経済的困窮が想定されるため，他機関に応援を依頼（健康推進課，社会福祉協議会） ・健康推進課保健師と本人支援に関わる ●家賃滞納が続き，ライフライン（ガス）が停止，食糧も底をつき，本人の健康状態が危ぶまれるが，本人支援拒否。在宅医療・介護連携支援センターに支援依頼	[健康推進課（保健師）] ●医師アウトリーチ依頼書を提出 ●中核センターから支援依頼を受け，健康管理支援を開始（訪問） [社会福祉協議会] ●本人にフードバンク相談をするも本人は受け取りを拒否	[母親] ●行政窓口（障害福祉課）にひきこもり相談 [母親] ●行政窓口（生活保護担当課）に生活保護相談するも適応外と判断される ●突然死する [親族] ●遠方に在住の母親の姉弟が，母親死亡後の葬儀等を仕切る（本人は葬儀にも出席できず，何も関わらず） [地域] ●孤立状態である。近所の人は母親が亡くなったことも知らない
医師アウトリーチ				
アウトリーチ後	[地域サポート医] ●アウトリーチ実施 ●アウトリーチに立ち会い（医師の受け入れはできたものの診察や採血は拒否） ●精神科医による診立てが必要との助言を受け精神科専門サポート医のアウトリーチ調整 [精神科専門サポート医] ●アウトリーチ実施 ・広汎性発達障害，うつ病の診断 ・精神科入院の必要性はないと判断 ●家賃滞納，ライフライン停止，生活困窮状態にあるにもかかわらず，すべての支援を拒否。生活の立て直しのため，市顧問弁護士に相談 ●医療，生活の立て直しのために弁護士の助言を受け，成年後見制度利用を担当者会議で決定 ・成年後見申立人を親族で検討，親族調整 ・母方の親族に連絡し，成年後見制度利用が必要なことを説明し協力を求める ●裁判所の許可を受け，財産管理人（後の後見人）と，障害福祉課で生活保護担当課に生活保護申請 ・障害福祉課に障害支援区分認定申請 ・障害福祉課，中核センターと相談し，相談支援専門員選任		[健康福祉課] ●担当者会議開催 [弁護士] ●担当者会議出席 ●弁護士が成年後見代理申立て実施。生活保護申請や各種手続き，福祉サービスを早急に開始する必要があり，「権限外行為許可」を裁判所に申請 [障害福祉課] ●成年後見制度利用の必要性については，中核センター，健康推進課，在宅医療・介護連携支援センター立ち会いのもと，本人に丁寧に説明 [財産管理人（後の後見人）] ●生活保護担当課に生活保護申請 ・障害福祉課に障害区分認定申請 ・訪問介護事業者との契約締結	[親族] ●母親の姉が申立人となり成年後見代理申立てを弁護士と契約

経過	在宅医療・介護連携支援センター	相談機関等	その他専門職の関わり	家族・親族,地域（住民）の状況
アウトリーチ後	●訪問介護（2回/週）で生活援助（買い物）開始 ・医療（訪問診療）の調整 ●家賃滞納で立ち退き裁判が決定	[相談支援専門員] ●サービス調整	[地域サポート医] ●訪問診療医として支援継続 ・診察には応じず，処方のみを希望する状態が続く	

中核センター（中核地域生活支援センター）

エコマップ

【アウトリーチ前】

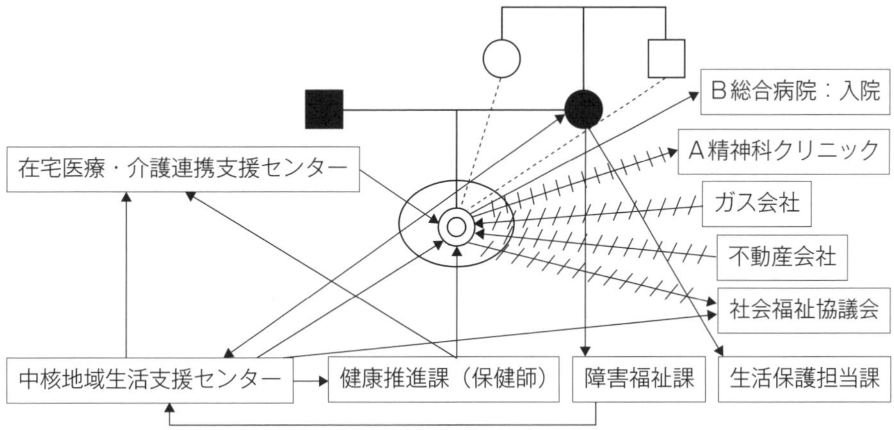

【アウトリーチ後】

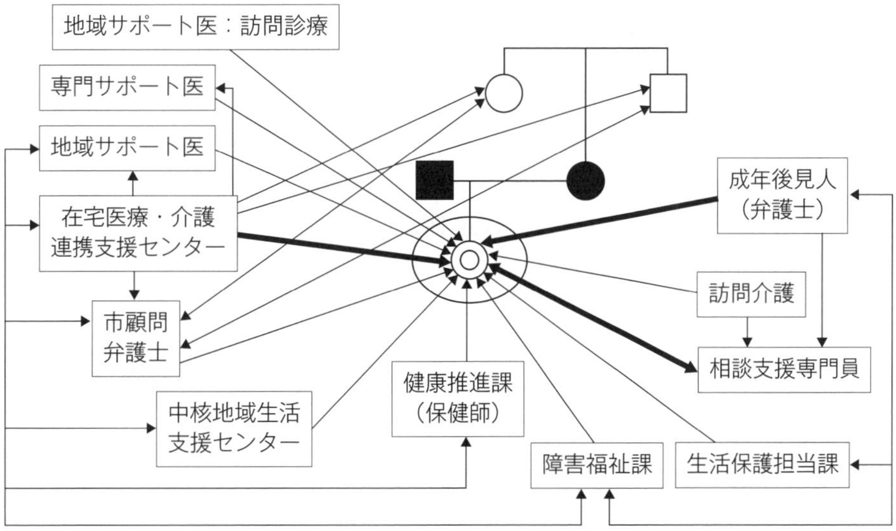

事例 青壮年

12 心筋梗塞に伴う症状をきっかけに支援につながったひきこもり事例

ひきこもり

▶ Key word ひきこもり，8050 問題，障害年金，国民年金納付猶予

▶ Point
- ひきこもりが長期化すると，健康問題の深刻化を含めたさまざまな課題が積み重なり複雑化し得る。
- ひきこもりの相談を受けた場合，表面的な課題に対応するだけでなく，ひきこもりに至った背景などを含むさまざまな課題を把握し，医療福祉専門職に相談しながら本人にとって必要な支援につなぐ体制が望ましい。
- ひきこもり・8050 世帯の支援では，医療・介護・福祉・行政で課題を統合し，多領域が連動して継続的に介入していく必要がある。

【事例の概要】

本人がひきこもりに至る前，母親が本人に黙って家出した，高校不登校，父の死亡後に母と再び同居，リストラというライフヒストリーがあり，人間関係につまずいて仕事を転々とした後に抑うつ気分となり，5 年前からひきこもりの状態となった事例である。3 年前に母親が娘の就労について福祉相談機関に相談していたが，具体的支援にはつながらなかった。その後，心筋梗塞に伴う心不全症状をきっかけに，医療を含めた本人への支援，8050 世帯に対する支援へとつながりつつある。課題が積み重なり複雑化する前に，表面的ではなく対象者にとって真に必要な支援につなぐことや，世帯支援を含めて多分野が連動して継続的に介入していく必要があることを理解できる事例である。

在宅医療・介護連携支援センターが覚知するまでの経過

対象者：50 歳代前半，女性

10 年前，会社からリストラされる。
その後は仕事を転々とするがどれも続かず，人間関係につまずく。
5 年前，ひきこもり状態となる。母親が「国民年金保険料納付猶予」の申請手続きをした。
3 年前，母親が自治体の福祉相談機関に本人の就労について相談したが，具体的支援につながることはなかった。

⬇

1 カ月半前，咳と夜間の息苦しさが出現，息苦しさの消失後に下腿浮腫が出現する。
母親は病院受診を勧めるが本人の拒否が続いた。
見かねた母親が近隣の医療機関 A に往診を相談する。

往診にとどまらない支援が必要であると感じた医療機関 A の医療ソーシャルワーカー（medical social worker：MSW）が，在宅医療・介護連携支援センターに連絡した。

医師アウトリーチ

1 緊急性の判断

医療機関 A から連絡を受けた直後，在宅医療・介護連携支援センターから母親に電話を入れ，本人の経過を確認した。1 カ月以上持続する症状であること，日常生活に大きな支障はないことから，今日明日の緊急性はないと判断した。

母親と相談し，1 週間後に市役所健康推進課保健師の自宅訪問を予定した。当日は「高齢者の巡回健康相談」として，まず母親の体調を確認しながら本人の様子をうかがい，その後，本人を呼び面談を行うこととした。

2 課題整理に向けた情報収集

母親・本人と面談し，覚知までの経緯，本人の身体状況や受け入れ状態，生活状況，家庭背景や住環境について情報収集を行った。

住環境	一軒家。自宅内・自室内はきれいに片付けられ，清潔な環境
世帯構成	80 歳代の母親と二人暮らし 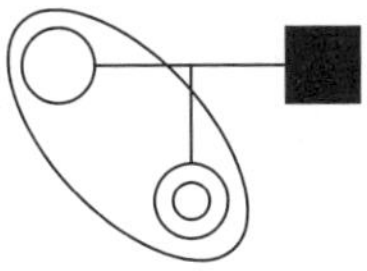
家庭背景	父親は多量飲酒が原因で，50 歳代前半で亡くなった。付き合いのある親戚はいない。 母親は高血圧，脂質異常症・狭心症，腰痛・膝関節痛の持病で近隣病院に通院中。 週 3 回，家事支援のパート勤務をしている。 母子関係に問題あり（詳細は本文を参照）。
学歴	高校卒業
既往歴・入院歴	指摘なし（30 歳代から健康診断を受けていない） 過去最大体重は 30 歳代半ば頃の約 100 kg
現症	身長 163 cm，体重 83 kg（肥満体型・両側の大腿～陰部まで広がる重度浮腫あり） 血圧（BP）180/120 mmHg（血圧高値） 起立時のふらつき，睡眠中のいびきの自覚あり
意思疎通の問題	☑無　□有　／　□認知症　□高次脳機能障害　□精神障害 □知的障害　□構音障害　□難聴　□視覚障害
心理状態	訪問に対する拒否はない。病院受診のための外出には拒否的

<table>
<tr><td colspan="2">生活の様子
（食事・移動・排泄・清潔・睡眠）</td><td colspan="2">食事は不規則で，1日1回，昼に母親が作ったものを食べているが，それ以外は母親がコンビニエンスストアで購入した弁当を少量口にする程度である。
起立時のふらつきや浮腫はあるが，室内移動は問題なし。
本人の服装や身体は清潔で，頭髪は整えられていた。</td></tr>
<tr><td colspan="2">アルコール・薬物依存，嗜好</td><td colspan="2">なし（飲酒習慣なし）。喫煙歴なし</td></tr>
<tr><td colspan="2">ライフライン停止</td><td>☑無　□有</td><td>□電気　□水道　□ガス</td></tr>
<tr><td rowspan="2">経済状況</td><td>本人</td><td colspan="2">収入：毎月母親から1万円程度もらっている。
国民年金保険料は，母親が本人の「国民年金納付猶予」を申請していた。
国民健康保険料は滞納（督促）直前に母親が支払い，滞納はない。</td></tr>
<tr><td>世帯</td><td colspan="2">収入：父親の遺族年金・母親の国民年金と家事支援（週3回）</td></tr>
<tr><td colspan="2">社会とのつながり</td><td colspan="2">付き合いのある友人なし。近隣付き合いなし。5年前からひきこもり状態。
自室からは出るが，外出は月1回コンビニエンスストアにいく程度。</td></tr>
<tr><td colspan="2">介護認定</td><td>☑無　□有</td><td>□要支援（□1　□2）
□要介護（□1　□2　□3　□4　□5）</td></tr>
<tr><td colspan="2">障害認定</td><td>☑無　□有</td><td>□身体　□療育　□精神障害（　　級）□自立支援医療</td></tr>
<tr><td colspan="2">関わりのあった機関</td><td colspan="2">市役所健康推進課（保健師）・国民年金課，医療機関A（MSW），福祉相談機関：就労支援相談事業所</td></tr>
</table>

【覚知までの経過】

高校卒業後に就職。30歳代後半まで正社員として継続勤務していたが，10年ほど前にリストラにあい，その後は人間関係のトラブルで仕事を転々としていた。どの職場も長続きせずに人間関係が嫌になり，本人が言うには「抑うつ気分になった」とのことである。5年ほど前から，自室からは出るが外出は月に1回コンビニエンスストア（以下「コンビニ」）にいく程度という「ひきこもりの状態」となった。

約3年前，母親が福祉相談機関にいって，本人の就労相談をしていたが（本人は知らない），母親の日々の悩みを傾聴したところ母親が満足した様子であったとのことで，具体的な支援にはつながっていなかった。

【家族関係】

母親と本人の間に日常的な会話はほとんどないとのこと。父親はアルコール依存症で，高校生のときに母親が家出し，本人と父親の二人暮らしが7年間続いた。父親の死亡後，母親が家に戻り二人暮らしになったが，母親の家出時に本人に説明がなかったことで，母子関係に溝がある様子であった。

母親が話した本人の様子：「浮腫を心配して『カップラーメンばかり食べていないでちゃんとしたものを食べなさい』と本人に伝えたところ，『コンビニ弁当を食べて治るのか，あんたは無知だ，低能だ』と言われた。本人からの言葉がきつくて涙を流すことがある」

本人が話した母親の様子：「弁当しか買ってきてくれない」，「全然褒めてくれない人」

【本人の状況理解・受け入れ状態】

本人は面談には拒否なく応じており，「約１カ月半前に咳がひどく，夜間も首を絞められているのかと思うほど息苦しくて眠れなかった。その後２週間くらいして浮腫が出始めて，食欲が落ちて食べられないのに太ってきた体感があり，気がついたら足先から足の付け根まで象の足のようにパンパンになっていた」と話した*1。

保健師が病院受診を勧めたが，本人からは「浮腫は食事や運動でよくなるのか？」などの質問があり，病院にいかずに済む方法を考えたい様子であった。１週間後くらいに体調をうかがう電話をしますと伝えたところ，「わかりました，携帯電話は持っていないので自宅の電話にお願いします」と拒否はなく，電話連絡の了承が得られた。

その後２週，週に１回の頻度で保健師が本人と電話でやり取りを行った。一緒に受診することも勧めたが，「それは無理だと思う」，「病院は苦手なのでいきたくない，もう少し様子をみたい」，「いい加減病院を受診しろという話ですよね，でももう一人の自分が突然どうしたって言っている」など，外出を嫌がる様子であった。

3 支援の方向性を決定する

保健師の情報をもとに課題を整理した。

【抽出した課題のリスト】

身体的問題	#1　著明な両側下腿浮腫（心不全疑い） #2　血圧高値 #3　起立時ふらつき #4　睡眠時無呼吸症候群の疑い #5　肥満・食生活の問題
心理的問題	#6　5年前からのひきこもり（人間関係が嫌になり生きづらさを感じている） #7　病院受診のための外出を拒否（セルフ・ネグレクト） #8　母親との関係性の問題
社会的問題	#9　いわゆる8050世帯

*1【医師の視点からの考察】
本人の語りは，“起坐呼吸”という心不全の症状を示している。体重や下腿浮腫の増加，労作時息切れなどの症状が生じるが，さらに本格的に心不全が悪化すると，安静時の息苦しさ，起坐呼吸（臥位になると息苦しくなり起坐位になると軽減する）などの症状が出現する。
医師や看護師はこの語りを聞いた時点で，「生活習慣病を背景とした虚血性心疾患が生じ，急に心機能が低下したのかもしれない」，「その後，安静や食欲不振に伴う塩分摂取量減少で重篤な呼吸不全に至ることなく経過していたのかもしれない」などと連想する。

【アセスメント】

#1～7	早急に介入すべき医療的課題（#1）があるにもかかわらず，受診を拒否している。ひきこもりが健康問題悪化につながっている可能性がある。
#6・7	5年にわたるひきこもりであり，病院受診のための外出に拒否的でセルフ・ネグレクトととらえられる。
#8・9	世帯全体の問題として関わる必要がある。

【プラン】

- まずは「早急に医療につなげること」を目標とした。本人の受診に対する心理的ハードルは高いが，訪問支援には拒否がなく，訪問診療につなげられる可能性があった。課題整理から数日後に地域サポート医による医師アウトリーチを予定した。
- 同時に今後，入院となる可能性を考慮した経済的支援の準備も進めることとした。

4 初期介入

1．医師アウトリーチによる介入

1）医師アウトリーチ当日

医師の診察，および血液検査には拒否なく応じてくれた。外出を要さない訪問診療に対する同意が得られ，地域サポート医が所属する在宅療養支援診療所が「かかりつけ医」としてそのまま支援を行うこととなった。

2）医師アウトリーチ翌日

血液検査の結果，心不全マーカーであるNT-pro BNP*2高値（8,043pg/mL），HbA1c（NGSP）*2高値（10.0%）で，うっ血性心不全と糖尿病に対する精査加療が必要と判断された。保健師とともに再び訪問し，本人に対して病院での検査・治療への説得を行った。本人は涙を流しながら，「心不全となったのは母親のせい（1～2年前から，やめてほしいと言っても毎日コンビニ弁当しか買ってこない）」，「お金がないなら病院にいけない，首をつって死ぬしかないと言われて傷ついた」など母親に対する不満，「仕事上で感情をなくすことを経験してきた」と訴えた。母親からは，本人から暴言や反抗があること，「もう自分で何とかしてほしい」という訴えがあった。

3）医師アウトリーチ翌々日

保健師が再度説得のために訪問した。「病院にいきたくない気持ちはわかるが，重大な病気があり，放っておけない。命を助けるために来ている」などと説得を繰り返した。

*2 NT-pro BNP（N-terminal pro-brain natriuretic peptide；脳性ナトリウム利尿ペプチド前駆体N端フラグメント），HbA1c（ヘモグロビンA1c），NGSP（national glycohemoglobin standardization program；全米グリコヘモグロビン標準化プログラム）

最終的に本人は，「生きるも死ぬも母親の考え」と母親に受診・入院の判断を委ねた。母親は「自分の子どもに治療しないなんて言うはずがない，身体がもう危ないと思ったから病院に相談した」と本人に受診するよう伝えたところ，本人も同意したため，保健師付き添いのもと病院を同日受診した。本人から保健師に，抑うつ気分になったことがある，という打ち明けもあった。

その後，2 回目の受診時に本人・母親に早急な入院治療が必要であることが伝えられた。本人は黙って説明を聞き，同意した。

〈診断された疾患〉

- うっ血性心不全
  心機能低下の原因は冠動脈狭窄（3 枝病変）による虚血性心筋症であった。
- 2 型糖尿病（神経障害・増殖前網膜症・腎症第 2 期）
  発症してから 10 年程度経過していると考えられた。起立時のふらつきは自律神経障害が原因と考えられた。
- 高血圧症，脂質異常症，睡眠時無呼吸症候群（重症）

2. 経済的支援

1）入院に向けた経済的支援

母親による「健康保険限度額適用・標準負担額減額認定証」の申請手続きを保健師が同行支援した。

Column

高額療養費の現物給付化（限度額適用認定証および限度額適用・標準負担額減額認定証）について

医療費の自己負担額が高額となる場合に，家計の負担を軽減できるよう，一定の金額（自己負担限度額）を超えた部分が払い戻される「高額療養費制度」を利用できる[1)]。

70 歳未満の方が保険医療機関において入院治療や外来療養を受けて医療費が高くなりそうな場合，事前に全国健康保険協会の各都道府県支部に「健康保険限度額適用認定申請書」を提出し，「健康保険限度額適用認定証」の交付を受け，医療機関の窓口に認定証と健康保険証（被保険者証）を併せて提示することで，保険医療機関の窓口で支払う 1 カ月分の医療費が一定の金額（自己負担限度額）までとなる。市町村民税が非課税などによる低所得者は，「健康保険限度額適用・標準負担額減額認定申請書」を申請することにより，「健康保険限度額適用・標準負担額減額認定証」が発行される[2)]。

文献

1）全国健康保険協会：高額療養費・70歳以上の外来療養にかかる年間の高額療養費・高額介護合算療養費.
https://www.kyoukaikenpo.or.jp/g3/cat320/sb3170/sbb31709/1945-268/#gendogaku
（閲覧日 2023/3/28）
2）全国健康保険協会：限度額適用認定証及び限度額適用・標準負担額減額認定証について.
https://www.kyoukaikenpo.or.jp/g6/cat620/r305/#q1（閲覧日 2023/3/28）

（住谷 智恵子）

2）その他の経済的支援

「国民年金納付猶予継続」の申請手続きを保健師が同行支援した。国民年金納付猶予の新規申請は50歳未満までとなっているが，もともと母親が「国民年金納付猶予」を申請していたため継続手続きで済み，「障害年金の保険料納付要件」（【用語解説】p.248参照）も満たすことができた。

事例の包括的検討

1．ライフヒストリーの振り返り

保健師と本人・母親の間で信頼関係が構築され，これまでの事情を双方に尋ね，ライフヒストリーとして記載した[1)]。

- 本人が語ったライフヒストリー
  父親のアルコール依存→母親が黙って家出・父親との二人暮らし（7年）→高校不登校→父親が死亡→再び母親と暮らす→就職→高度肥満・食生活の乱れ→リストラ→人間関係につまずく・仕事を転々とする→抑うつ気分→ひきこもり生活→生活習慣病の悪化
- 母親が語ったライフヒストリー
  結婚当初から夫のアルコール多飲（休日は昼間から飲酒）→娘出産→母親として育てにくさを感じていた→夫のアルコール多飲に我慢の限界→娘が高校生のときに黙って家出，アパート生活を始め，家事援助サービス業で生計を立てる（娘に会えないことがストレス）→家出から4年後，週1回，数時間程度自宅に戻り家事を手伝うようになった→夫が緊急搬送されたことを娘から知らされた→夫の死亡後，自宅に戻るが（家出から7年後）黙って家出したことを娘から許してもらえない→娘がひきこもりになった→母親の年金で生活→娘に独立，就労させたい→3年前，福祉相談機関に相談→解決策がなく娘と生活継続→娘が母親に「無能」と言ったり，言動のすべてを批判したりするためストレスを感じている→高血圧症・脂質異常症・変形性膝関節症・狭心症などの持病もあり，娘と別居したい（娘に自立してほしい）→持病が悪化し，家事援助の仕事をやめた→気の

休まる日がなく常にストレス状態

本人が仕事の話をした際に「職場で嫌なことがあって自分みたいに働けなくなった人は，みんな優しくて几帳面だと思う」という発言があった。

ひきこもりの背景因子に関して，本人の精神科受診はできていないが，精神科専門サポート医に相談したところ，「診断は暫定的に適応障害としておくのが妥当だが，家族機能不全が精神の発達に影響を与えた可能性もある」と助言を得た。

2. 早期覚知・早期介入ができた可能性がある時点の例

①母親が３年前，福祉相談機関に就労相談をした時点

→まずは，目の前にきた相談者を“人生”という文脈でとらえる，すなわち相談者の過去から現在に至るライフヒストリーを把握し，課題を見極め，現在から未来にわたって相談者に真に必要な支援は何かと考える視点が求められる。そして，相談者の課題が多領域にまたがる場合は，最初の窓口で一度相談を受け止めた後，領域横断的に各々の領域が連動して支援チーム全体として支援を提供できるような体制が求められる。

②国民年金の納付猶予申請を行った時点

→「庁内連携」によりひきこもり状況の早期把握を行うことが可能であったと考えられる。

Column

支援者が年金制度を把握しておくことの重要性

国民年金保険料を納めることが経済的に困難な場合は，未納にせず保険料納付猶予制度を利用することで，保険料の納付を免除にすることができる。特に，障害基礎年金請求の際の保険料納付条件として，①初診日の月の前々月までの被保険者期間のうち保険料納付済期間（保険料免除期間を含む）が３分の２以上（2/3 要件），②初診日の月の前々月までの１年間に保険料の未納がない（直近１年要件），のいずれかを満たすことが必要となる（【用語解説】障害年金，p.248 参照）。国民年金納付猶予の**“新規申請”**は 20 歳から 50 歳未満が対象となっている。ひきこもり状態のような社会的孤立や外出が困難な方に関して，本人や家族が申請手続き自体を行えていない可能性もあると考えらる。支援者は年金制度を把握し，滞りなく各種申請につなげる必要がある。

（住谷 智恵子）

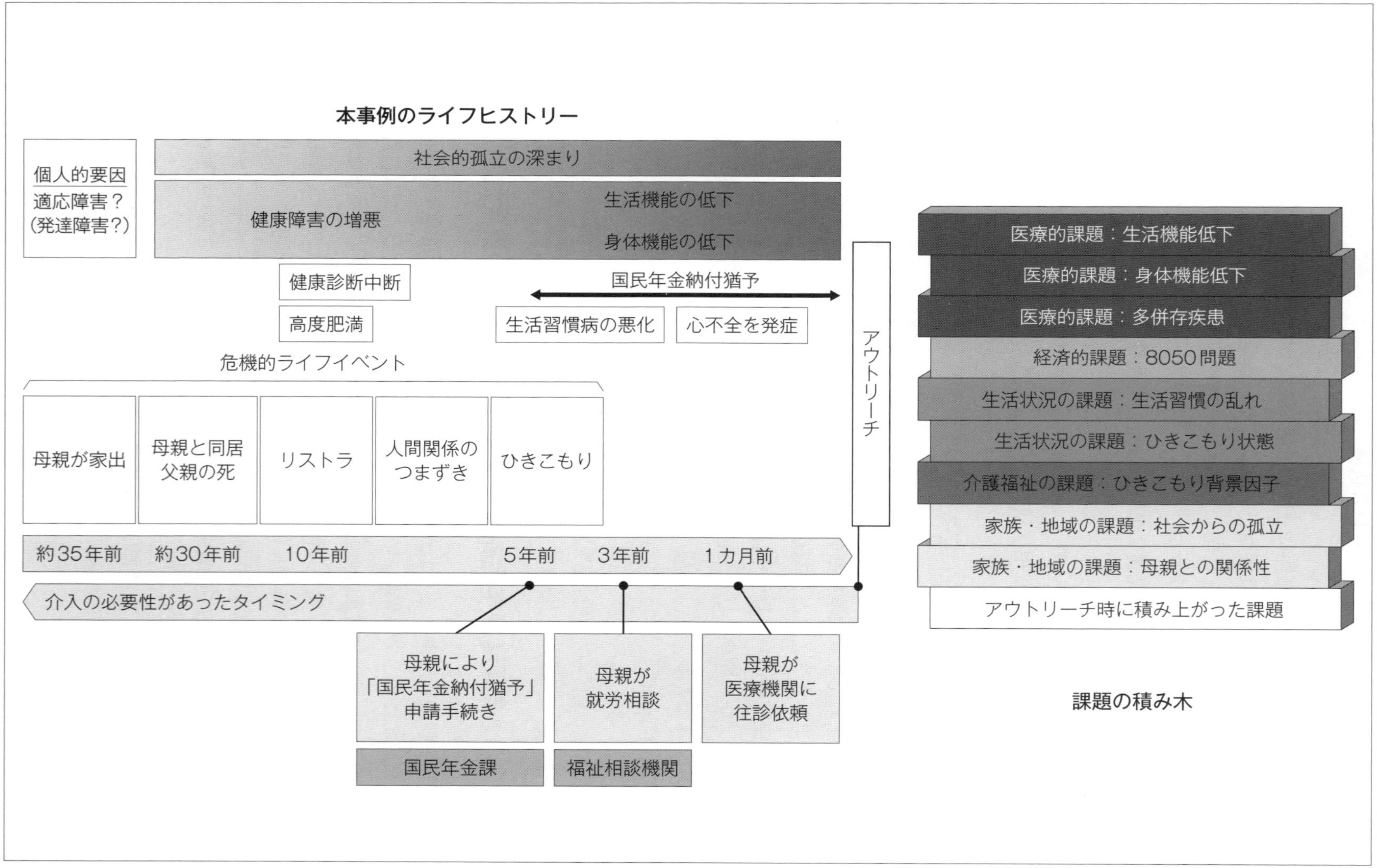
本事例のライフヒストリー
個人的要因
適応障害？
(発達障害?)
社会的孤立の深まり
健康障害の増悪
生活機能の低下
身体機能の低下
健康診断中断
高度肥満
国民年金納付猶予
生活習慣病の悪化
心不全を発症
危機的ライフイベント
母親が家出
母親と同居
父親の死
リストラ
人間関係の
つまずき
ひきこもり
約35年前
約30年前
10年前
5年前
3年前
1カ月前
アウトリーチ
介入の必要性があったタイミング
母親により
「国民年金納付猶予」
申請手続き
国民年金課
母親が
就労相談
福祉相談機関
母親が
医療機関に
往診依頼
医療的課題：生活機能低下
医療的課題：身体機能低下
医療的課題：多併存疾患
経済的課題：8050問題
生活状況の課題：生活習慣の乱れ
生活状況の課題：ひきこもり状態
介護福祉の課題：ひきこもり背景因子
家族・地域の課題：社会からの孤立
家族・地域の課題：母親との関係性
アウトリーチ時に積み上がった課題
課題の積み木

Column

滋賀県野洲市の庁内連携推進事例
―滞納を「市民からのシグナル＝SOS」ととらえて生活支援につなげる

滋賀県野洲市では，2016（平成28）年に，消費者トラブルの解決や生活困窮者支援の拡充，見守り活動の強化を規定する「野洲市くらし支えあい条例」を制定した[1)]。消費者トラブルにあう高齢者は地域社会からの孤立や認知症などの問題を抱えていたり，また，多額の借金を抱えている人は失業，その背景に心身の病気や両親の介護，離婚などの複合的な課題を抱えていたりすることから，消費者トラブルや借金などの表面的問題の解決にとどまらず，その奥にある「原因」に目を向けて，課題解決や生活再建をはかることを目標としている[2)]。

野洲市には，たとえば，子どもに障害がある，不登校である，母が認知症になった，自分がうつ病になった，借金がある，税金を滞納しているなどのさまざまな相談を各部署が受けた場合に，相談者をたらい回しにせず，相談ごとをひとまず受け止めて必要な支援につなげる「相談のワンストップサービス」，市民のSOSをキャッチするなど，行政内・外のネットワークによる「相談者の掘り起こし」，総合相談窓口が「各支援担当課や行政サービスをコーディネート」するなどの機能がある。“おせっかい”を合言葉に，表面的な課題を個々に解決するのではなく，相互関係を把握し，課題の一体的な解決を目指して，総合相談窓口を核に，公共サービス，専門家，地域社会の総合力を効果的に発揮させる仕組みを発展させている[3, 4)]。

文献

1）野洲市消費生活センター：野洲市くらし支えあい条例ができました！（平成28年10月1日施行）.
https://www.city.yasu.lg.jp/ikkrwebBrowse/material/files/group/18/jyoureigaiyoupanhu.pdf（閲覧日 2022/12/5）
2）久保田直浩：野洲市くらし支えあい条例，自治体法務研究，(48)，2017.
http://www.rilg.or.jp/htdocs/main/senshin_reiki/CLOSE%20UP%20%E5%85%88%E9%80%B2%E3%83%BB%E3%83%A6%E3%83%8B%E3%83%BC%E3%82%AF%E6%9D%A1%E4%BE%8B/48_057-062_CLOS%E9%87%8E%E6%B4%B2%E5%B8%82_48.pdf（閲覧日 2022/12/5）
3）生水裕美：滋賀県野洲市「多重債務相談」の取り組み，地方自治京都フォーラム，(109)，2009.
https://jichiro-kyoto.gr.jp/soken/kaiho/09y/109/5.pdf（閲覧日 2022/12/5）
4）生水裕美：野洲市における孤立・ひきこもり支援の取り組み.
https://www.kousaikai.or.jp/wp-content/uploads/002-09f-seminar/2021/%E3%83%91%E3%83%8D%E3%83%AA%E3%82%B9%E3%83%88%E7%94%9F%E6%B0%B4%E8%A3%95%E7%BE%8E%E6%B0%8F%E2%91%A0.pdf（閲覧日 2022/12/5）

（住谷 智恵子）

3. 課題の再整理

医療	#1	慢性心不全（虚血性心筋症）	介入され始めた課題（#1～4）
	#2	2 型糖尿病（神経障害・前増殖網膜症・腎症第 2 期）	
	#3	重度睡眠時無呼吸症候群	
	#4	高血圧症・脂質異常症	
	#5	視力低下・起立性低血圧（生活機能低下）	残された課題（#5～10）
	#6	継続的健康管理が必要，生活習慣の課題	
	#7	適応障害の疑い/発達障害が重なっている可能性がある（ひきこもり/ひきこもり背景因子）	
福祉	#8	母親との関係性の問題	
地域　行政	#9	いわゆる 8050 問題	
	#10	ひきこもり状態（社会的孤立）	

【アセスメント】

#1～4	退院後，複数の専門科外来を定期的に受診できている。
#5～10	診断のついた疾患管理だけでなく，個別性の高い問題もふまえた生活の視点からの健康維持が必要である。特定の疾患に対する診療に加え，かかりつけ医による「生きることを支える医療」の提供が望ましい。
#7	適応障害が疑われ，かつ発達障害が重なっている可能性もあり，自立支援医療（精神通院医療）（【用語解説】p.249 参照）や障害年金申請も念頭に置いて精神科受診につなげる必要がある。本人のニーズに応じたカウンセリングの利用も考慮される。
#9	支援中に母親の持病が悪化し，仕事継続が困難になった。本人が就労して生計を立てることは難しい。 世帯分離後の生活保護申請という方法が考えられる。
#10	本人が安心できる「居場所」作りから開始し[2]，今後母親が亡くなった後も生活できるよう支援する必要がある。

【プラン】

- かかりつけ医が中心となり，内科系専門外来や精神科の医師と連携する。
- 本人の精神科受診を勧める。
- ひきこもり支援ネットワークにもつなげる。
- 世帯の生活状況を継続的に把握する。
- 世帯分離後の生活保護申請の可能性について本人に伝えていく。

図表 2-12-1 に示すように，ひきこもり・8050 世帯の支援では医療や福祉がそれぞれ単独で介入しても根本的課題解決にはつながらない。医療・介護・福祉・行政で課題を統合して多領域が連動して継続的に支援を提供できる活動基盤や関係性の構築が必要と考えられる。現在の支援体制，今後望まれる支援体制を**図表 2-12-2** に示した。

図表 2-12-1　多分野にまたがって積み重なり複雑化した問題

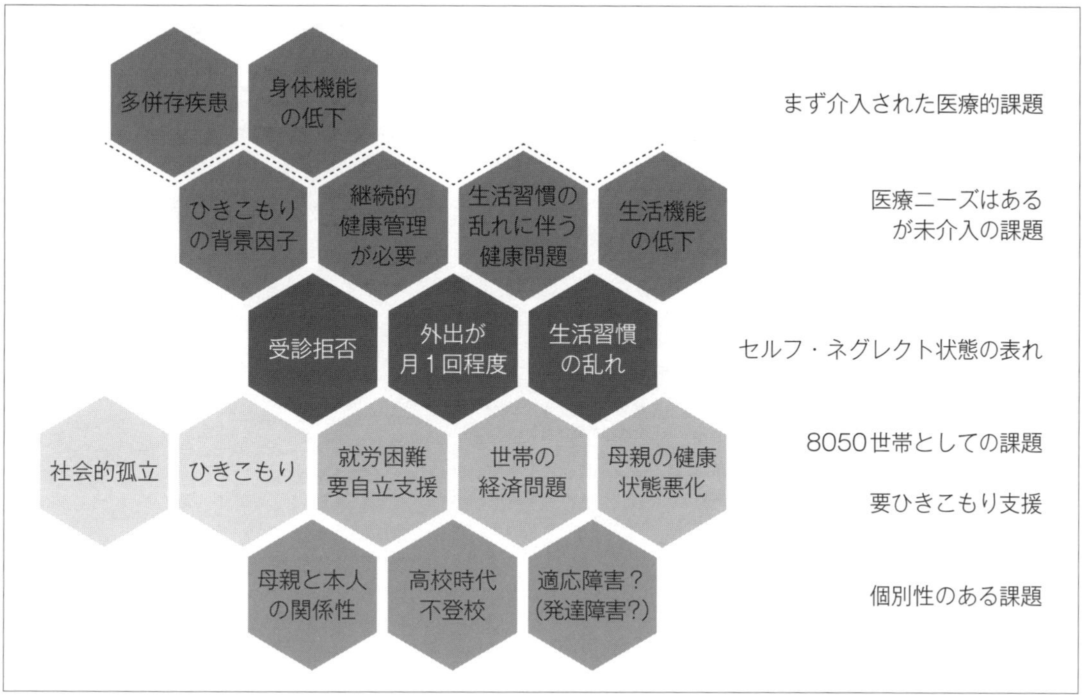

図表 2-12-2　介入後の支援体制

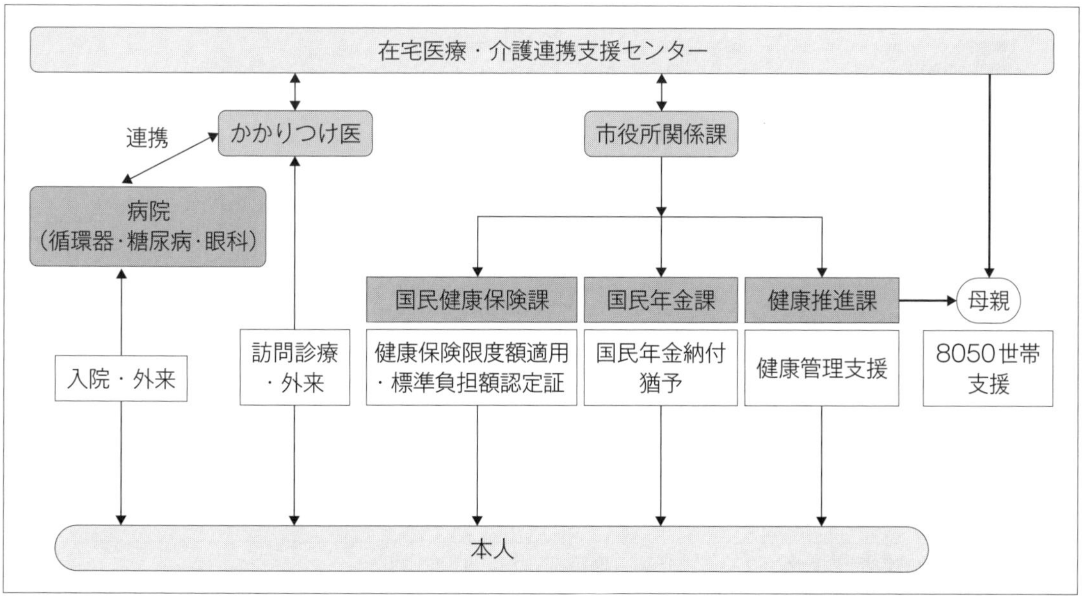

事例の経過状況

経過	在宅医療・介護連携 支援センター	相談機関等	その他専門職の関わり	家族・親族, 地域（住民）の状況
アウトリーチ前	●母親に連絡し，本人の健康状態把握調整 • 健康推進課保健師に家庭訪問依頼と受診同行依頼 ●医師アウトリーチ調整 • セルフ・ネグレクトであり医師アウトリーチの必要性を保健師に助言 • 保健師の訪問に拒否はないことから医師アウトリーチに切り替えることを保健師に助言	[福祉相談機関：就労支援相談事業] ●３年前にひきこもり相談（母親） • 相談のみで終了 [医療機関 A（MSW）] ●医療機関に往診相談（母親） • 相談を受けた MSW が往診では解決できない複合的課題を抱えた家族と判断し在宅医療・介護連携支援センターに対応を依頼 [健康推進課（保健師）] ●保健師が訪問，その後毎週電話で受診勧奨するも拒否が続く ●在宅医療・介護連携支援センターと相談・調整		[母親] • 本人は母親と二人暮らし • 8050 問題を抱える：母親の年金および母親の家事援助（2回/週）の収入で生活 • 地域との交流なし • 本人は５年前からひきこもり生活
医師アウトリーチ				
アウトリーチ後	●アウトリーチ同行 【医師の診立て】 心不全（心筋梗塞疑い），糖尿病，無呼吸症候群疑いで精査，治療が必要と診断 ●医療機関調整と早急に受診調整で検査・治療につなぐことを目標とする • 急性期病院 MSW に受診日程調整，同行受診および入院手続き支援 ● 8050 世帯で母親の年金で生活しているため経済的支援を実施 • 母親と国民健康保険課へ同行し「健康保険限度額適応・標準負担額減額認定証」発行手続きを支援 • 年金課へ同行し年金猶予手続き支援	[健康推進課（保健師）] ●在宅医療・介護連携支援センターと協働しながら支援 [健康推進課（保健師）] ●在宅医療・介護連携支援センターと協働しながら支援 [MSW] ●入院支援 [健康推進課（保健師）] ●在宅医療・介護連携支援センターと協働しながら支援 [健康推進課（保健師）] ●在宅医療・介護連携支援センターと協働しながら支援		

包括センター（地域包括支援センター），MSW（医療ソーシャルワーカー）

エコマップ

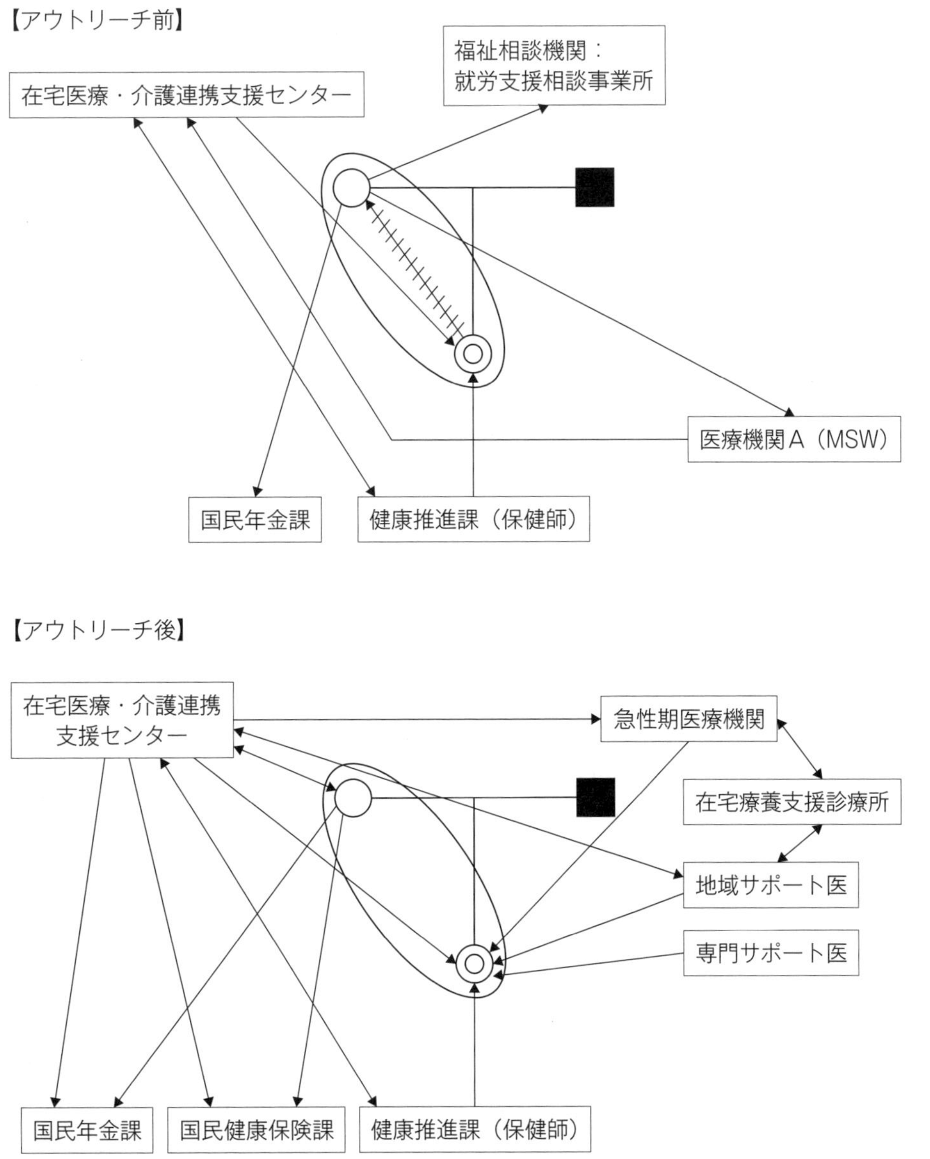

MSW（医療ソーシャルワーカー）

引用文献

1）鄭熙聖：独居高齢者のセルフ・ネグレクトに影響する要因とそのプロセス―当事者の語りに着目して，社会福祉学，59（1），56-69, 2018.

2）境泉洋 編著：地域におけるひきこもり支援ガイドブック―長期高齢化による生活困窮を防ぐ．金剛出版，2017.

事例 青壮年

13 身体症状へのアプローチと家族の力を活かしたことにより支援につながったひきこもり事例

ひきこもり

▶ Key word：不登校，ひきこもり，家族力動を意識した家族支援，身体症状へのアプローチ

▶ Point：
- 長期のひきこもり事例に，必ずしも介入が必要な精神病理があるとは限らない。その場合は，本人が困っている身体疾患から介入することが糸口になり得る。
- 長期のひきこもりにより，家族の関係性やそれぞれの役割は大きく変化している。この家族力動（後述）を意識し，不足している家族内の役割があれば補うように支援する。

【事例の概要】

高校入学後，不登校になり，卒業後も仕事が続かなかった。勤務先との金銭トラブルを経てひきこもりとなり約20年が経過している。カロリー過多の食事により体重は100kgを超え，臥床して過ごすようになり腰痛や膝関節痛を生じた。医師アウトリーチの結果，医学的介入が必要な精神病理に乏しく，本人が困っている身体症状である腰痛や膝関節痛に着目し入院加療を勧めたところ，本人は身体症状の改善を求めるも，その手段としての入院を受け入れられず，支援は行き詰まった状態に陥った。本人の意思決定能力は低く，家族内で本人の意思決定を支援する役割の重要性が増す一方で，父親は高齢になりその役割を担う者がいなくなっていた。その役割を兄に担ってもらうべく支援を行った結果，兄が本人と対話し，入院に至る支援を家族内で主導した結果，本人は入院を受け入れた。入院後，身体症状は改善し，適切なサービスに接続することができた。家族力動を意識した家族支援の重要性を認識する事例である。

在宅医療・介護連携支援センターが覚知するまでの経過

対象者：40歳代，男性

約30年前，本人が中学生のとき，母親ががんで亡くなった。医療への不信と白衣への恐怖をもった。

25年前，高校入学後不登校になり，出席日数ぎりぎりで卒業した。

22年前，高校を卒業し就職したが，すぐに仕事を辞めて家出をし，飲食店に勤めた。

20年前，飲食店で金銭トラブルを起こし，父親に助けを求めたところ自宅に連れ戻された。人の目が怖いとひきこもるようになったが，買い物にいき夕食を作り，兄も含め家族で食事をすることもあった。この頃から本人の体重が増え始めた。

本人はもともと片付けが苦手であったが，物が捨てられず自室にたまり始めた。

父親は市役所に本人の状況を相談した。市からひきこもりを支援するボランティア団体を紹介され，訪問が実施されることになったが本人はそれを拒否した。
3年前，本人の部屋は物であふれ，父親の部屋に移動し，父親のベッドを使用するようになった。ベッド周囲には空になったペットボトルが山積みされ，父親が片付けようとすると怒った。
「腰が痛い」と言い，ベッドから起きてこられなくなり，寝たきり状態になった。父親が救急車を呼んだが本人の強い拒否で，救急隊は家に入ることなくそのまま帰った。父親は保健所にも相談したが，「本人の同意がなくては，入院措置はとれない」と言われ，支援につながらなかった。

⬇

1カ月前，父親が市役所の福祉総合相談窓口に「自分が元気なうちに何とかしたい」と相談し，基幹相談支援センターを紹介された。基幹相談支援センターは本人に会うことはできなかったが，父親から情報収集し，医療拒否があることから在宅医療・介護連携支援センターに医師アウトリーチの依頼をした。

医師アウトリーチ

1 緊急性の判断

本人の訴えとしては慢性的な腰痛や膝関節痛があるのみで，急性の症状なく緊急性はないと判断した。

しかし，生活習慣を背景にした肥満症，高血圧症，脂質異常症，心血管系疾患，褥瘡の可能性は高いことが想定され，また，本人の医療拒否も続いていることから医師アウトリーチの適応であるとした。在宅医療・介護連携支援センターの覚知から1カ月後にアウトリーチを実施した。

2 課題整理に向けた情報収集

市役所の福祉総合相談窓口，基幹相談支援センターから情報収集を行った。

住環境	集合住宅（エレベーター付きの中層階3LDK） 本人の部屋がごみであふれ，ドアも開かない状態になり父親の部屋に移動し生活している。本人が父親のベッドで過ごし，父親はベッドの下に布団を敷いて寝る。 父親の部屋もペットボトルなどが散乱している。
世帯構成	母親とは中学生のときに死別，父親と兄，本人の3人暮らし。 姉は近県で生活している。 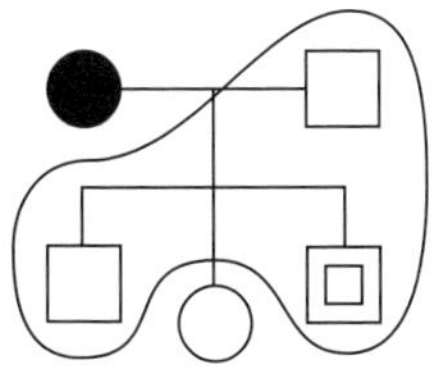

家庭背景	母親は本人が中学生のとき，がんで亡くなっている。 父親が子ども３人を育てた。本人は長期間ひきこもり状態で父親が熱心に面倒をみている。同居している兄は近県で勤務，本人が兄の支援を拒否するため関わりはない。	
学歴	高校入学後不登校になったが，出席日数ぎりぎりで卒業した。	
既往歴・入院歴	３年前に腰痛で動けなくなり父親が救急車を呼んだが本人の強い拒否で，救急隊が家に入ることすらできなかった。	
現症	身長 170cm，体重 100kg 以上。ベッドで寝たきり状態	
意思疎通の問題	☑無　□有	□認知症　□高次脳機能障害　□精神障害 □知的障害　□構音障害　□難聴　□視覚障害
心理状態	父親以外の人とは話さず，同居の兄との関わりも拒否しており，人との関わりを拒絶している。	
生活の様子（食事・移動・排泄・清潔・睡眠）	食事：大盛の牛丼などをテイクアウト。その他，ポテトチップスなどの菓子類と１日２L（500mL×４本）の水を父親が用意している。 排泄：紙パンツを使用（父親が購入）。自分で交換する。 保清：３年以上入浴はしていないが，濡れティッシュで清拭する。背中のみ父親が手伝っている。髪も切っていない。 １日中暗い部屋でテレビを見て過ごす。部屋の電気は点けさせない。	
アルコール・薬物依存，嗜好	なし（飲酒習慣なし）。喫煙歴なし	
ライフライン停止	☑無　□有	□電気　□水道　□ガス
経済状況　本人	収入なし	
世帯	父親は就労中で収入あり，経済的に問題なし	
社会とのつながり	全くない状態	
介護認定	☑無　□有	□要支援（□１　□２） □要介護（□１　□２　□３　□４　□５）
障害認定	☑無　□有	□身体　□療育　□精神障害（　　級）□自立支援医療
関わりのあった機関	基幹相談支援センター，市役所福祉総合相談窓口，保健所	

３ 初期介入（医師アウトリーチ）

医師アウトリーチ前日，アウトリーチ前の身体状況確認のため基幹相談支援センター職員が訪問すると，受け入れはスムーズであった。血圧は高値で，本人は腰痛を訴えていた。翌日に医師が訪問することを伝えたが拒否はなかった。しかし，職員退出後，本人は父親が職員の訪問を許したことを厳しく叱責し，翌日の医師アウトリーチを断るように求めた。父親は在宅医療・介護連携支援センターにアウトリーチを中止すべきか相談したが，アウトリーチは必ずしも本人の同意がないと行えないものではないとの説明を理解し，アウトリーチは予定どおり実施することとした。

翌日，医師アウトリーチを実施，本人はペットボトルや衣類などが乱雑に積み重なっており，かび臭い室内の布団に臥床してた。部屋は暗く，明かりはテレビの光のみであった。

本人は，肥満体型で体重は100kg以上あり，自身では体位交換ができない寝たきりの状態であった。意識は清明で，会話からは精神疾患を積極的に疑わなかった。収縮期血圧170mmHg，拡張期血圧104mmHgと高値であった。バイタル測定に加え，本人が疼痛を訴えていた左膝関節は診察でき，拘縮が著明であった。その他の触診，視診，聴診は全て拒否し，褥瘡の有無は診察できなかった。

症状に切迫性はないが，生活習慣に伴う肥満症，高血圧症，脂質異常症，心血管系疾患の可能性を指摘し，病院での精査が望ましいこと，そして，左膝関節拘縮に代表される廃用に対し，整形外科的な評価のうえ，リハビリテーション（以下「リハビリ」）の適応である可能性が高いことを説明した。説明後には入院での精査やリハビリを勧めた。

しかし，本人は「なぜそうやって勝手に決めるのですか？　嫌です。自分で決めます。年末（2カ月後）まで考えて，それまでに考えられなければ皆さんの言うとおりにしますから」と繰り返し発言し，拒否が強かったため，これ以上入院を勧めることはせず，退出した。

4 支援の方向性を決定する（医師アウトリーチ後）

医師アウトリーチで得られた情報をもとに課題を整理した。

【抽出した課題のリスト】

身体的問題	#1　廃用症候群 #2　肥満症，高血圧症，脂質異常症，心血管系疾患の疑い
心理的問題	#3　20年間のひきこもり #4　医療不信，医療へのつながりを拒否（セルフ・ネグレクト）
社会的問題	#5　父親以外とは家族内の交流がない

5 初期介入後の継続支援

1．医師アウトリーチ後の経過

医師アウトリーチ終了後，本人の説得を行ううえで精神科的に注意すべき点がないか含め，病態評価のため，1カ月後に精神科医によるアウトリーチを行うこととし，父親から同意を得た。

しかし翌日，父親から「自分で考え決めるので待ってほしいと息子が言う。息子からの意思表示は初めてであり，尊重してやりたい」と精神科アウトリーチ延期の申し出があり，延期となった。

医師アウトリーチの2日後，今後の方針策定のため支援者による打ち合わせを開催した。精神科医にコンサルトし，現状では精神科的病態は乏しいとの評価を受け，身体・精神疾患ともに緊急に入院を要する状態ではないと支援者間で結論した。血圧などの身体状況，食事や排泄などの生活状況をモニタリングしつつ，本人の意思表出を年末まで待つ方針とした。

その後，年末までに本人からの意思表出はなく，年明け２週間後に２回目の医師アウトリーチを行うこととした。

２回目のアウトリーチまでのモニタリングにおいて，父親とは電話連絡がとりにくく，また，状況に対する理解が乏しく，本人の発言に都度揺れている傾向があった。このまま父親をキーパーソンとして，そして父親を介して本人に働きかけを行いアウトリーチで医療につなぐことができるのか見通しがつかなくなっていた。

そこで，在宅医療・介護連携支援センター保健師が父親同席のもと兄と面談することにした。兄にこれまでの経過を説明すると，兄は「２回目のアウトリーチで医師が同じ話をしても本人の考えは変わらないと思う。事前に自分から本人に入院しての精査やリハビリという選択肢を詳しく説明し，よく考えてもらいます」と言い，本人への説得に協力的な様子であった。なお，兄はこれまで同居していながら本人と接触をしていなかったことについて，「父がすべて介護しているので自分が介入する必要がないと判断していたから」と述べた。

兄による説得後，本人が「医師と話がしたい」と言うようになり，家族に携帯電話，下着を準備するよう依頼した。家族は入院する意向が固まってきたものと理解していた。

年明け２週間後，２回目の医師アウトリーチを実施した。前回のアウトリーチと異なり，診察の受け入れはスムーズで，穏やかに自身の病状について整然と話し，論理的な矛盾はなかった。腰痛と左膝関節拘縮を困っていることとして訴え，「再度歩行したい」と言う。前回と同様，精神疾患を疑わせる所見は認めなかった。光への過敏性などを含め何らかの発達の特性は考えられるものの，その言動はおおむね正常心理として解釈可能であった。予想される病態は１回目の医師アウトリーチと変わらず，同様の説明を行うと，本人は精査目的の入院を受け入れた。医師による説明前に本人は入院の意志を固めていたようであった。

2. 入院後の経過

２回目の医師アウトリーチ同日，A 病院の地域包括ケア病棟に入院し，精査および廃用症候群のリハビリを開始した。精査の結果，頸椎後縦靱帯骨化症と診断され，難病申請（【Q & A】参照），介護保険認定申請（要介護 4）を行うことになった。4 カ月後にはリハビリ継続のため，介護老人保健施設に入所，本人の状況は，以下に示すように改善した。

食事：セッティングしてもらって自立

排泄：紙パンツ使用，車いすでトイレ移動自立

移動：ベッドから車いすへの移乗は時間を要するが自立，車いす自走

歩行：平行棒で立ち上がり訓練中，歩行は不可，坐位（車いす）1～2 時間可能

入浴：機械浴で介助
意欲：熱心にリハビリに取り組んでいる。4人部屋で生活できている。
本人の希望「退院後は自宅で生活したい，そのために歩けるようになりたい」
体重：入院時95kg ⇒ 85kg（10kg減量）

Q & A

Q　指定難病を診断された方が利用できる「難病医療費助成制度」とは？

A　2021（令和3）年11月において，わが国では338の疾病を指定難病として位置づける〔主な指定難病として，筋萎縮性側索硬化症，脊髄小脳変性症，多系統萎縮症，進行性核上性麻痺，パーキンソン病などの神経難病のほか，潰瘍性大腸炎，クローン（Crohn）病，後縦靱帯骨化症，全身性エリテマトーデス，強皮症，皮膚筋炎および多発性筋炎などが挙げられる〕。指定難病のうち，いずれかの診断がなされ，かつ一定基準（重症度分類）以上の状態にある患者については，その治療やケアに関わる医療費が助成される。

具体的に，医療保険3割負担の負担割合が適用となっている患者については，指定難病に関わる医療費負担の割合が2割負担に減額される。また，所得の状況に応じて月ごとの自己負担上限額が一定基準の範囲で減額となる（一般所得の方については，月の自己負担上限額が10,000円または20,000円に減額される）。加えて，介護保険制度を利用して訪問看護や訪問リハビリテーションなどの医療系サービスを利用している患者については，そのサービス利用料にも自己負担上限額が適用され負担が軽減される。いずれの助成も指定難病に係る医療費に対してのみ行われる点については留意が必要である。

難病医療費助成制度を利用するにあたっては，各都道府県が指定する「指定医」によって作成された指定難病に関する診断書（臨床調査個人票）が必要となる。そのため，当初の段階では，患者自身が当該制度の対象となり得るのか，さらには，診察および診断を受けた医師が指定医であるのかどうかについて各医療機関の相談窓口に確認することが有用である。制度の利用申請にあたっては，診断書のほかに健康保険証や課税（非課税）証明書やマイナンバーに関わる情報などの準備が必要となる。行政（区市町村）の障害サービスを取り扱う係や保健センター（保健所）が，難病医療費助成制度の申請窓口となるためあらかじめ申請の際に必要となるものを確認されたい。

（小山 宰）

事例の包括的検討

1. 長期のひきこもり事例に，必ずしも介入が必要な精神病理があるわけではなく，本人が困っている身体疾患から介入することが糸口になり得る

本事例では，廃用症候群に対して「歩きたい」と願う本人の意思から精査・リハビリ目的の入院につなぐことができた。

2. 家族力動を意識し，不足する家族内の役割を補うよう支援する

家族は１つの集団として，一人ひとりが役割を担い互いに影響を与えながら均衡を保ち成立している。しかし，家族の一員が疾病に罹患などすると，その均衡が崩れ，家族の関係性やそれぞれの役割が変化することがある。これを「**家族力動**」という。

一般に患者の療養支援においては，この家族力動を意識し，不足する役割を他の家族に担ってもらうよう促したり，医療や介護のサービスを導入したりしている。

家族内で孤立しているひきこもり事例であっても，家族力動を意識し，不足している役割を補う工夫を試みることが支援における突破口になり得る。

本事例では，本人の意思決定能力が低く，また，父親も高齢になり，家族内で本人を支援する役割が必要になるも，それを担う人がいなくなり行き詰まりの状態に陥った。しかし，同居の兄に本人についての情報提供や家族での話し合いの場を設定することで，兄にその役割を担ってもらうことができ，本人入院に向け，支援してもらうことができた。

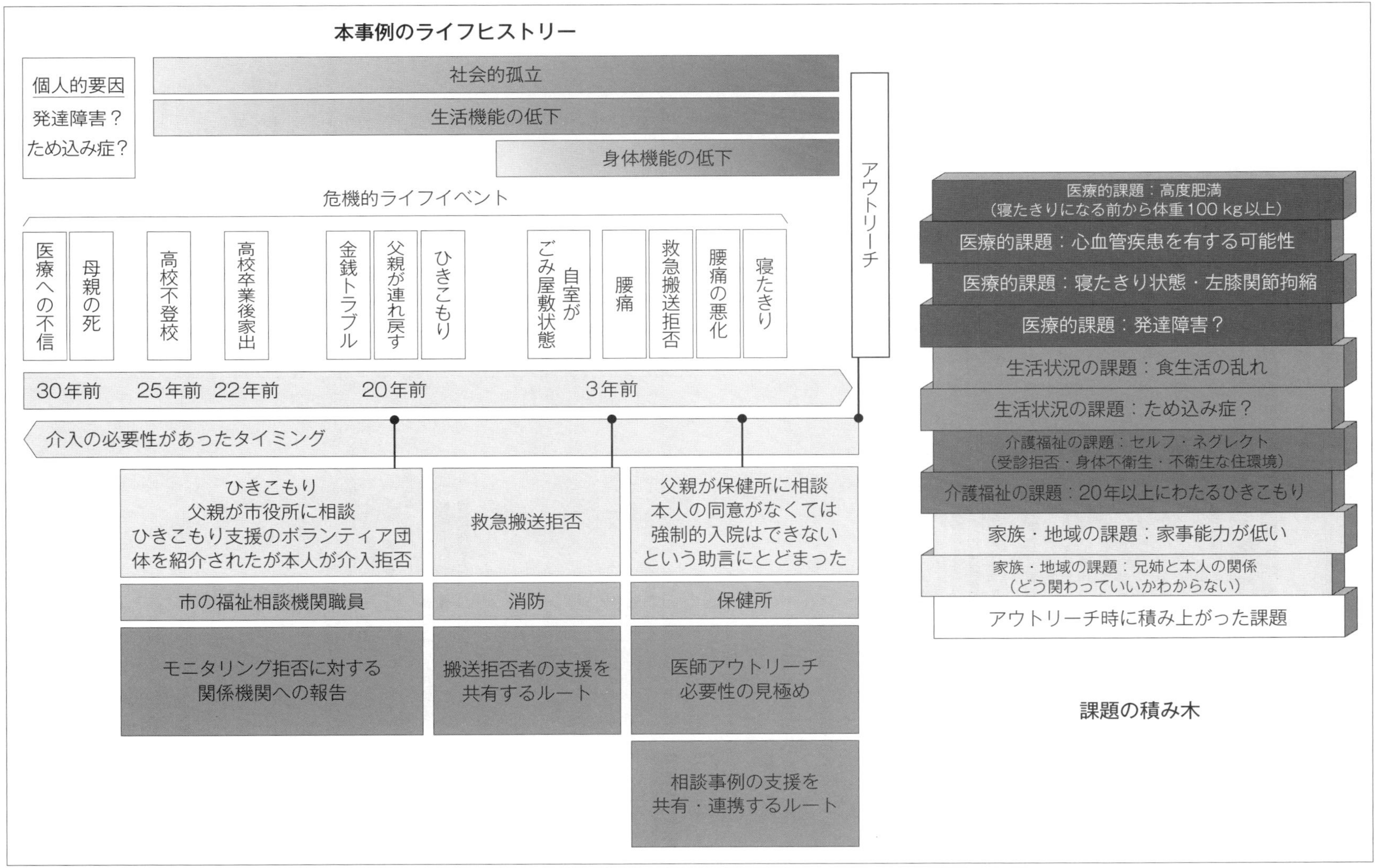
本事例のライフヒストリー
個人的要因
発達障害？
ため込み症？
社会的孤立
生活機能の低下
身体機能の低下
危機的ライフイベント
医療への不信
母親の死
高校不登校
高校卒業後家出
金銭トラブル
父親が連れ戻す
ひきこもり
自室がごみ屋敷状態
腰痛
救急搬送拒否
腰痛の悪化
寝たきり
30年前
25年前
22年前
20年前
3年前
アウトリーチ
介入の必要性があったタイミング
ひきこもり
父親が市役所に相談
ひきこもり支援のボランティア団体を紹介されたが本人が介入拒否
市の福祉相談機関職員
モニタリング拒否に対する関係機関への報告
救急搬送拒否
消防
搬送拒否者の支援を共有するルート
父親が保健所に相談
本人の同意がなくては強制的入院はできないという助言にとどまった
保健所
医師アウトリーチ必要性の見極め
相談事例の支援を共有・連携するルート
医療的課題：高度肥満
（寝たきりになる前から体重100 kg以上）
医療的課題：心血管疾患を有する可能性
医療的課題：寝たきり状態・左膝関節拘縮
医療的課題：発達障害？
生活状況の課題：食生活の乱れ
生活状況の課題：ため込み症？
介護福祉の課題：セルフ・ネグレクト
（受診拒否・身体不衛生・不衛生な住環境）
介護福祉の課題：20年以上にわたるひきこもり
家族・地域の課題：家事能力が低い
家族・地域の課題：兄姉と本人の関係
（どう関わっていいかわからない）
アウトリーチ時に積み上がった課題
課題の積み木

事例の経過状況

経過	在宅医療・介護連携支援センター	相談機関等	その他専門職の関わり	家族・親族，地域（住民）の状況
アウトリーチ前	●担当者会議に出席 ・福祉総合相談窓口，基幹相談支援センター，父親と事例の共有。3年間寝たきり，高度肥満，医療拒否があることから医師アウトリーチを決定 ・本人に会えていないことから基幹相談支援センターに事前訪問を依頼 ●医師アウトリーチ調整および入院調整 ・地域サポート医でアウトリーチ調整 ・急性期病院MSWに相談し入院ベッドの確保調整 ・アウトリーチ前日夜に父親から本人のアウトリーチ拒否の連絡あり ・本人拒否があってもアウトリーチ実施決定を父親に説得	[市役所（部署不明）] ・父親がひきこもり相談するも支援につながらず [保健所] ・父親が入院相談，本人の同意なしに入院はできないと支援につながらず [福祉総合相談窓口] ●1カ月前，父親が「自分が生きているうちに何とかしたい」と，本人のひきこもり・寝たきり相談あり ・基幹相談支援センターに支援の引き継ぎ ・引き継ぎ後もモニタリング継続 [基幹相談支援センター] ●担当者会議開催，医師アウトリーチ検討 ●事前訪問で現認 ・医師アウトリーチ前日に自宅訪問，本人の了解を得て医師アウトリーチ実行予定	[急性期病院（MSW）] ●入院調整	[家族] ・父親は就労をしながら本人を介護 ・職場の上司や仲間には，ひきこもり家族がいることを話している ・兄はテレワーク，一切の関わりをもたない（家族関係が悪いわけではない）
医師アウトリーチ				
アウトリーチ後	[地域サポート医] ●アウトリーチ実施（1回目） ・医療保護入院の適応はないが，精神科的な配慮が必要と診立て ●医師アウトリーチ実施（1回目） ・バイタル測定以外，介入を強く拒否 ●本人の拒否で入院キャンセル。再度，アウトリーチ調整するので急性期病院MSWに入院調整依頼 ●2回目アウトリーチ検討，担当者会議 ・専門サポート医（精神科医）を含めズームで担当者会議 ・父親から実施の延期申し入れ ●2回目アウトリーチ調整および家族の力を結集させる支援 ●兄に支援経過，医療の必要性等説明し協力要請 [地域サポート医・専門サポート医] ●アウトリーチ実施（2回目） ●2回目のアウトリーチと入院支援 ・地域サポート医，専門サポート医の受け入れがスムーズ ・医師の精査，治療の必要性を理解し救急搬送で入院 ●A病院地域包括ケア病棟MSWと連携し必要なサービス支援 ・指定難病申請，難病援護金申請，身体障害者手帳申請・介護保険2号被保険「特定疾病」で認定申請。要介護4の認定	[基幹相談支援センター] ●アウトリーチ同席（1回目） ・アウトリーチ後，次回のアウトリーチに向け父親支援継続 [福祉総合相談窓口] ●アウトリーチ同席（1回目） ●在宅医療・介護連携支援センターと連携して，入院～老人保健施設入所～在宅準備支援 [基幹相談支援センター] ●在宅医療・介護連携支援センターと連携支援	[急性期病院（MSW）] ●入院調整 [A病院地域包括ケア病棟（MSW）] ●担当者会議 ・支援者間情報共有しながら在宅準備を進める [A病院地域包括ケア病棟（MSW）] ●在宅医療・介護連携支援センターと連携支援	[兄] ●在宅医療介護連携支援センターから支援要請あり ・父親への支援 ・キーパーソンとなってくれたことで，入院につながる [父親] ・献身的な関わり ・入院後も制度利用についてA病院MSWの説明で，保健所，市役所障害福祉課などに必要な申請手続きを行う ・困ったときは支援者に電話して相談できる

MSW（医療ソーシャルワーカー），CM（ケアマネジャー）

エコマップ

【アウトリーチ前】

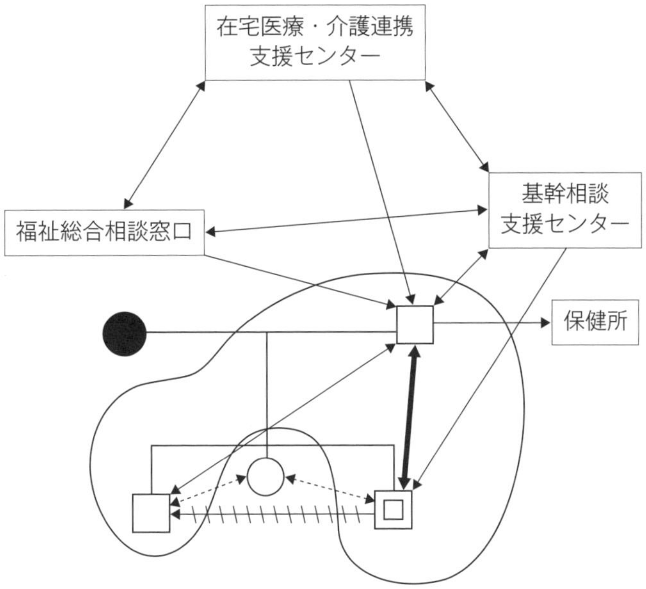

【アウトリーチ後】

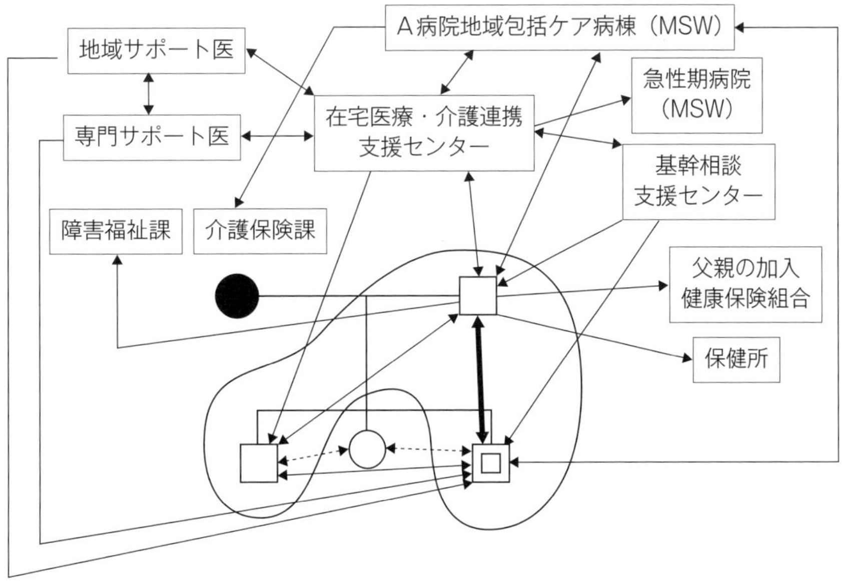

事例 児童生徒

14 認知症の祖母とその介護のために生活が破綻していたヤングケアラーの世帯

ヤングケアラー

▶ Key word ⋮ ヤングケアラー，不登校，子どもの権利，児童虐待，被虐待の経験

▶ Point ⋮
- ヤングケアラーの支援を行うためには，学校関係者，近隣住民，ケアされる側の支援担当者など，覚知の可能性のあるすべての機関や人がヤングケアラーについての理解を深め，周りの大人が気づき，介入すべき問題であることとしてとらえておく必要がある。
- ヤングケアラー自身が「ヤングケアラーだ」という認識をもっていなかったり，外部に助けを求めるという発想がなかったりする場合が多く，アウトリーチの重要性が高い。
- ケアされる対象者の属性により，支援に関わる機関が異なるため，支援の体制が複雑になりがちである。自治体における相談窓口が明確だと，相談しやすく，支援機関同士の連携もとりやすくなる。
- 「被虐待の経験」は「助けを求める力」の不足につながり得る。支援者との人間関係の構築や，自身の希望を述べることを苦手とするケースがあり，背景を理解した長期的な関わりが必要である。

【事例の概要】

認知症の進行した祖母が起き上がり困難になって初めて医師アウトリーチにつながり，祖母だけでなく介護者である高校生の孫（本人）の生活破綻が気づかれた事例である。叔父が財産管理をしていたことから本人に経済的自由はなく，アルバイトに従事せざるを得ない状態で，労働と介護で通学すら困難な状態となっていた。本人は幼少期より「医療ネグレクト」や「面前DV」を受けており，こうした「被虐待の経験」の影響や，介護・労働による疲労のために自分から学校や関係機関に助けを求めることはできない状況であった。祖母の施設入所を通じ，本人は介護負担からは解放されたものの，大学への進学はあきらめざるを得ず，成人した今もアルバイトに追われる生活をしている。ヤングケアラーの覚知と支援について示唆に富む事例である。

在宅医療・介護連携支援センターが覚知するまでの経過

対象者：80歳代，女性（祖母）
　　　　18歳，女性（本人）

2年前，祖母が通院を自己中断。その際，介護保険主治医意見書を記載してもらうため，訪問診療につなげようと試みたが，祖母の拒否によりつながらず，介護保険は認定切れとなった。
その後，地域包括支援センター（以下「包括センター」）が継続的に祖母，および同居

の孫（本人）や別居の叔父夫婦との関係性を構築しながら見守りを行っていたが，何度かの働きかけにもかかわらず，祖母の拒否のためにサービスにはつながらなかった。

⬇

アウトリーチ数日前，叔父夫婦が訪問すると，祖母は腰痛で起き上がり困難，尿便失禁，るい痩，昼夜逆転が顕著であった。包括センターの保健師が訪問した際，祖母のバイタルサインに異常はなく，会話も可能であった。しかし，祖母および本人の日常生活が成り立っている状態とはいえず，早急な支援が必要と判断した。

⬇

地域サポート医による医師アウトリーチ依頼で在宅医療・介護連携支援センターへ相談があった。

医師アウトリーチ

1 緊急性の判断

包括センター保健師による訪問で，祖母のバイタルサインや意識に大きな異常はなく，身体に対して時間単位の緊急対応は不要と判断した。一方で，祖母の清潔は保たれておらず，昼夜逆転や介護負担から高校生である本人は通学できていない状況にあり，二人の日常生活は成り立っておらず，日単位での介入が必要と考えた。

2 課題整理に向けた情報収集

包括センターの介入歴があったため，本世帯に関する基礎的な情報は整理されていた。さらに，包括センターが事前に収集した情報から，本人および祖母についての情報をまとめた。

住環境	集合住宅の一室。祖母が出歩くと便失禁してしまうため，室内は不衛生な状態であった。部屋は散らかっている。母親が祖母にお金を出させてマンション購入した。
世帯構成	80歳代の祖母と孫である本人との二人暮らし。 両親は離婚しており，別居中で付き合いはない。兄姉とも連絡はとっていない。 母方の叔父夫婦がたまに様子をみにくるが，姪である本人との関係はよくない。 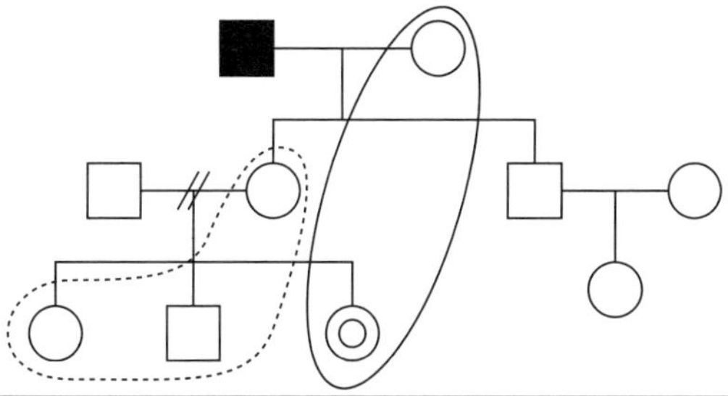

<table>
<tr><td colspan="2">家庭背景</td><td colspan="2">父親から母親への面前 DV，祖母から両親への暴言を聞いて育っている。幼少期に母親に祖母のもとへ置いていかれた経験があり，親族との関係が希薄。養護者は祖母であったが，親権者は母親のままである。
養護者であった祖母の認知症発症により，助けを求められる大人が周囲にいない状態となっている。</td></tr>
<tr><td colspan="2">学歴</td><td colspan="2">本人は高校在学中で，無断欠席が続き，卒業が危ぶまれている。</td></tr>
<tr><td colspan="2">既往歴・入院歴</td><td colspan="2">本人：特記なし
祖母：既往歴；時期は不明であるががんの手術を受けている。数年前に事故にあい腰部・下肢を打撲して以来，外出や人との関わりが減り，認知機能低下がみられるようになった。2 年前に認知症，高血圧の診断で介護保険認定申請したが，拒否が強く医療も介護にもつながらなかった。</td></tr>
<tr><td colspan="2">現症</td><td colspan="2">本人：面談時，言葉数が少なく，発語までに時間がかかり，抑うつ状態が疑われた。希死念慮・自殺企図なし。食欲低下，主に進路や将来に対する不安焦燥も認めた。
祖母：バイタルサインは落ち着いており，脱水は目立たず，特記すべき身体所見はなかった。言語的コミュニケーションは可能だが，自分および世帯の状況を合理的に理解・判断し，適切な支援を求めることは難しい状況であった。</td></tr>
<tr><td colspan="2">意思疎通の問題</td><td>□無　☑有</td><td>☑認知症（祖母）□高次脳機能障害
☑精神障害（本人，抑うつが強い）□知的障害
□構音障害　□難聴　□視覚障害</td></tr>
<tr><td colspan="2">心理状態</td><td colspan="2">祖母・本人・叔父夫婦ともに第三者の介入に拒否的であったが，医師アウトリーチ時の受け入れは悪くなかった。</td></tr>
<tr><td colspan="2">生活の様子
（食事・移動・排泄・清潔・睡眠）</td><td colspan="2">本人：日常生活動作（activities of daily living：ADL）には問題なし。昼夜祖母の介護で疲弊している。介護のため通学できていない。アルバイトで生活費を稼いでいる。16〜22 時までアルバイト，22 時〜朝まで介護に追われ，疲労で日中眠くなり不登校になる。
祖母：腰痛で起き上がりが困難。自己体位変換は可能。便・尿失禁があり，適切には介助されていない。入浴はしていない。昼夜逆転している。孫（本人）が簡単な調理を行い食事の世話をしているが栄養が十分でないため，やせが目立っている。認知症高齢者の日常生活自立度：Ⅲa である。</td></tr>
<tr><td colspan="2">アルコール・薬物依存，嗜好</td><td colspan="2">祖母・本人ともに飲酒・喫煙習慣なし</td></tr>
<tr><td colspan="2">ライフライン停止</td><td>☑無　□有</td><td>□電気　□水道　□ガス</td></tr>
<tr><td rowspan="2">経済状況</td><td>本人</td><td colspan="2">収入：アルバイト（4〜5 万円/月），叔父から生活資金の援助が途絶えアルバイトせざるを得ない状態にある。</td></tr>
<tr><td>世帯</td><td colspan="2">収入：祖母は厚生年金（14 万円/月）を受給しているが叔父夫婦が管理している。</td></tr>
<tr><td colspan="2">社会とのつながり</td><td colspan="2">祖母の見守りを行っていた地域包括支援センター，まれに訪問していた叔父夫婦，民生委員が関わっていたが，家庭の事情を漏らしたという理由で祖母が支援拒否を示した。
本人の通う高校の担任教諭は家庭の事情を聞いていたが，時々自宅を訪問するも，本人には会えず支援につながっていなかった。
友人関係なし。</td></tr>
<tr><td colspan="2">介護認定</td><td>☑無　□有</td><td>□要支援（□ 1　□ 2）
□要介護（□ 1　□ 2　□ 3　□ 4　□ 5）</td></tr>
<tr><td colspan="2">障害認定</td><td>☑無　□有</td><td>□身体　□療育　□精神障害（　　級）□自立支援医療</td></tr>
<tr><td colspan="2">関わりのあった機関</td><td colspan="2">祖母：地域包括支援センター，民生委員，児童相談所，診療所，警察
本人：地域包括支援センター，児童相談所，学校担任，警察</td></tr>
</table>

【覚知時点での本人の状況】

18歳で高校3年生だが，約2年前に祖母が認知症を発症してから，主介護者となり食事の準備や排泄のケアをしていた。祖母の認知症の進行，身体機能の低下に伴い，心身ともに疲弊した状態になっている。祖母の生活パターンに合わせ昼夜逆転傾向となり，不登校状態で，卒業が危ぶまれている。昼夜逆転のために，高校担任や叔父夫婦の自宅訪問に対応できていない。生活費を稼ぐためアルバイトをしていて，アルバイトに出かけるときは祖母が部屋から出られないようふすまを固定している。

推薦の決まった第一志望校への進学を，叔父夫婦の支援が受けられないため，金銭的理由であきらめた。金銭管理をしている叔父夫婦との関係性はよくない。本人が大人とのコミュニケーションが苦手な点が理解されず，叔父夫婦に対して「いつも叱られている」という感情をもっている。

幼少時から父親の母親に対するドメスティック・バイオレンス（domestic violence：DV）や，祖母が両親に対する暴言をはく姿を間近で目撃して育った（面前DVがあった）。暴力的な父親と浪費と異性への依存が強い母親との間で育ち，乳幼児期健康診査を受けていない（医療ネグレクト）。就学前に両親が離婚し，年上の同胞二人は母親に引き取られ，本人だけが祖母のもとに残された。母親と同胞の行方は不明である。祖母以外の大人に対し，隠れるなどコミュニケーションを避ける傾向にある。

【覚知時点での祖母の状況】

夫は数十年前に他界している。子は長女，長男がおり，約2年前に認知症を発症してからは，別居の長男夫婦が金銭管理をしていたが，生活に十分な仕送りのない状態であった。長女は，離婚後の一時期同居していたものの，下の孫（本人）が就学する前に再婚相手のもとへ出ていき，現在は付き合いがない。

2年前に認知症症状が出現してから，通院を自己中断し，介護保険の認定が切れている。高校生になった孫（本人）が同居人かつ主介護者となっている。失禁があり，身体の不衛生や昼夜逆転がみられ，二人とも生活が成り立っていない状態になっている。

拒否が強いため認知症初期集中支援チーム（【用語解説】p.253参照）で見守りを行っていた。

3 支援の方向性を決定する

包括センターからの情報に基づき，在宅医療・介護連携支援センターの保健師と医師が課題を抽出・整理し，支援の方向性を検討した。

【抽出した課題のリスト】

祖母	身体的問題	#1	認知症・BPSD（徘徊，昼夜逆転，介護への抵抗）
	心理的問題	#2	セルフ・ネグレクト→身体不衛生
	社会的問題	#3	適切な介護者の不在（高齢者虐待）

BPSD：behavioral and psychological symptom of dementia（認知症の行動・心理症状）

本人	身体的問題	#1	**昼夜介護**に追われ疲労感が強い
	心理的問題	#2 #3	抑うつ状態 被虐待の経験
	社会的問題	#4 #5	不当な介護に従事させられ**不登校**になっている（ヤングケアラー） 生活や就学に必要な経済的援助がなく**労働**を強いられている（児童虐待）

【アセスメント】

祖母	#1～2	経過からアルツハイマー型認知症で適切なセルフケアができなくなっている状態と考えられる。診察で病型診断し，軌道をふまえた支援を立案する。
	#3	養護者たり得る親族による介護等放棄ととらえられる。被害を孫（本人）も受けている。

本人	#1～3	1日の大半を祖母の介護と生活のための労働とに従事させられていた。心身の疲労から思考力低下や抑うつ，さらに被虐待の経験による自己肯定やコミュニケーションの難しさを抱えている可能性が高く，背景を理解した支援が必要である。
	#4・5	まずは介護負担を取り去ることが喫緊の課題である。祖母が適切な介護につながった後の進学・住居・経済的支援についても併せて考えていく必要がある。

【プラン】

- 地域サポート医による医師アウトリーチを行い，祖母の認知症を含む身体的問題の診断を通じて適切な介護環境につなげ，本人を介護負担から解放することを最初の目標とした。
- 本人は本来養護される側であり，祖母の養護者は不在であることから，祖母については施設入所を目指すこととした。
- その後，本人が安心して生活，できれば後に大学進学を可能とするような支援を継続する方針とした。

Column

被虐待の経験

児童虐待のように，自分の力では逃れられない状況で，繰り返しつらい出来事にあった後には，感情コントロールがうまくできなくなったり，自己評価が極端に低下したり，「自分が悪いからだ」という自責感をもったり，対人関係をうまく築けなくなったりする，といった影響を長期にわたり受けることが知られている[1]。自分の気持ちをうまく表現できず，頼りにしている支援者に拒否的な態度をとってしまうなど，コミュニケーションの難しさにつながりやすく，これらは「助けを求める力」の不足に直結する。本来は，養育の背景や心理状態を理解し，長期にわたって伴走する支援者が必要だが，公的にその役割を果たせる存在がいないのが現状である。精神科医療の領域でも，一部の医療機関を除き，そのニーズに十分応えられる体制は整っていないと思われる。

文献

1）小西聖子：複雑性 PTSD の位置付けと社会精神医学的意義，日社精医会誌，28（2）：159-166, 2019.

（鈴木 里彩）

4 初期介入

1．医師アウトリーチによる介入

1）祖母

相談から３日後に地域サポート医による祖母への医師アウトリーチを実施した。言語コミュニケーションは成立し，地域サポート医の診療自体に対しては拒否的な様子はなく，部分的ながらも身体診察や採血が可能であった。

バイタルサイン，および全身状態は安定していて，脱水の所見も認めなかった。自己の状況に対する合理的理解は困難で，被害関係妄想，失禁した便を部屋中に擦りつけてしまうといった周辺症状（BPSD）を認めた。

当日の身体診察と採血検査データ，これまでの経過や他院受診歴をふまえて，身体疾患の診断は次のように整理された。

#1	中等度～重度のアルツハイマー型認知症
#2	変形性腰椎症，変形性膝関節症
#3	廃用症候群
#4	慢性腎臓病および腎性貧血

2）本人

本人とは，地域サポート医による祖母の診察中，場所を変えて，在宅医療・介護連携支援センターの相談支援員が面談し聞き取りを行った（心情的な配慮から）。高校卒業が未確定で卒業後も進路が決まっていないことへの焦燥感，生活パターンの昼夜逆転と介護疲れによる不眠・食思不振を訴えた。言葉数は少なく，発語までに時間がかかり，強い抑うつ状態にあることが示唆された。希死念慮や自殺企図はなく，緊急入院などの必要性はこの時点ではないと判断した。

祖母について「施設入所に納得してくれることが一番いいことだと思う」という発言が聞かれた。医師アウトリーチが実施され，他者の目・手（支援介入）が入ることについてはホッとしたような反応がみられた。

2．祖母に対する初期介入

アウトリーチの結果をふまえ，叔父夫婦，ケアマネジャー，包括センター間で検討を重ねた。祖母の介護拒否が強いこと，祖母と孫（本人）の生活パターンが昼夜逆転しているため，日中に自宅に入るのが難しいこと，福祉サービスの導入・定着に時間がかかること，一方で生活はすでに破綻しており，孫の身体的・精神的負担が限界にあることを鑑みて，在宅生活は継続不可能と判断した。当面は緊急ショートステイ（【用語解説】p.248参照）を利用し，介護老人保健施設の利用につながるよう居住先の選定を始める方針とした。

また，叔父夫婦からの経済的支援が途絶えている状況であり，世帯の財産状況を整理するために祖母の成年後見の申立てを行うことを決定した。

3．本人に対する初期介入

まずは高校卒業を目指すこととした。自身で問題解決に向き合うエネルギーが少なく，発動性が低い状態のため，高校担任教諭との面談などを第三者（在宅医療・介護連携支援センター職員）が調整し，同行した。

祖母は大学進学が決まったときに喜んでいたこと，学費をためようと仕事を続けていたこと，孫の大学進学を楽しみにしていたことから，高校卒業後すぐではなくても大学進学を目指せるような支援も必要であると思われた。

そのためにも，祖母の成年後見の申立てを通じて，世帯の財産状況を整理することとした。

また，祖母の介護負担がなくなった後，緊張がとれて抑うつ症状が悪化，ないし自殺企図などの発動性の上昇につながる可能性もあり，密な見守りと適切な精神的支援を継続する必要性を確認した。大人とのコミュニケーションや自己の希望を述べることについて極端に消極的であり，被虐待の経験の影響もうかがえた。祖母に対する初期介入終了後も長期的なサポートが必要な状態であった。

5 初期介入後

1．初期介入後の経過

- 祖母は緊急ショートステイの利用後，介護老人保健施設へ入所した。
- 祖母に成年後見人がついた。叔父夫婦の支援のもと，特別養護老人ホームへの入所を目指して調整が継続されることになった。
- 本人は担任教諭との面談などを経て，高校を卒業することができた。
- 叔父夫婦も経済的に困窮しており，本人への経済的援助は難しかった。生活費の心配なく就職活動をするため，生活保護を申請した。しかし，保護基準を上回る年金を受給している祖母が介護老人保健施設に入所している（本人と同一世帯である）ことを理由に取り下げとなった。

2．初期介入後に残された本人の課題

#1	経済的な困窮，アルバイトの必要性
#2	被虐待の経験
#3	支援者の不在

【アセスメント】

#1・3	本人は，本来養育者・支援者になるべきだった立場の人間から援助を受けられないまま高校を卒業し，法律上の児童ではなくなってしまった。成人した今現在，日々のアルバイトが次の月の生活費に直結する状況となっており，長期的な就労や住居について考えられる状態ではない。
#2	支援を進めるなかで，本人は自分の困りごとを他人に相談したり，自分の希望を述べたりすることに大きな困難感をもっていることがわかってきた。“被虐待の経験”の影響を考えさせられる。養護者たり得る親族による介護等放棄（ネグレクト）ととらえられる。

【プラン】

- 本事例では，高校生が認知症を発症した祖母の介護者となり，家庭内で介護という不当な労働に従事させられている。また，経済的な援助が絶たれ，家庭外でもアルバイトに従事せざるを得ず，結果として学校へいくことができない状態となっており，「子どもの権利」（Column，p.208 参照）が守られていない。まずは，基本的人権擁護を実現する必要があることを認識する。
- 「被虐待の経験」（Column，p.205 参照）の影響で自分の意思を表明したり，助けを求めたりすることに困難を抱えた状態となっている。そうした状態像を把握してもらい，専門的心理ケアを受けながら生活を立て直すことが望ましい。医療費については，自立支援医療（精神通院医療）制度（【用語解説】p.249 参照）を活用することで負担を軽減し得る。
- 支援・見守りを途切れさせないように SNS（social networking service）など

本人が連絡をとりやすい手段でのやり取りを続ける。

Column

子どもの権利

「児童の権利に関する条約（子どもの権利条約）」は1989年の国連総会で採択され，日本は1994年に批准した。子どもの権利条約では，「生命，生存及び発達に対する権利（命を守られ成長できること）」，「子どもの最善の利益（子どもにとって最もよいこと）」，「子どもの意見の尊重（意見を表明し参加できること）」，「差別の禁止（差別のないこと）」の４つを子どもの権利の原則として挙げている。そのうえで，この条約では大きく以下の４つの権利を示している[1)]。

- 生きる権利：住む場所や食べ物があり，医療を受けられるなど，命が守られること
- 育つ権利：勉強したり，遊んだりして，もって生まれた能力を十分に伸ばしながら成長できること
- 守られる権利：紛争に巻き込まれず，難民になったら保護され，暴力や搾取，有害な労働などから守られること
- 参加する権利：自由に意見を表したり，団体を作ったりできること

子どもの権利という視点はさまざまな場面で求められる。たとえば，ヤングケアラーについてアセスメントする際には，はじめに子どもの権利が守られているかをアセスメントすることになっている[2)]。しかしながら，日本においては子どもの権利についての意識が薄いという現状がある。2019年に全国の15歳から80歳代までの３万人を対象にセーブ・ザ・チルドレン・ジャパンが行った調査では，大人の約８割は子どもの権利条約の内容を知らず，約４割は条約そのものを聞いたことがないと回答した。子どもを取り巻く支援者となり得る我々大人は，子どもの権利について知り，常に意識して子どもに関わっていかなければならない。

文献

1）公益社団法人日本ユニセフ協会（unicef）：子どもの権利条約．https://www.unicef.or.jp/about_unicef/about_rig.html（閲覧日 2023/1/18）

2）三菱UFJリサーチ＆コンサルティング：ヤングケアラーの早期発見・ニーズ把握に関するガイドライン（案）．令和元年度 子ども・子育て支援推進調査研究事業「ヤングケアラーへの早期対応に関する研究」．令和２年３月．https://www.murc.jp/wp-content/uploads/2020/04/koukai_200427_10_2.pdf（閲覧日 2023/1/18）

（小橋 孝介）

事例の包括的検討

1．ライフヒストリーの振り返り

アウトリーチ後の本人との面談や，包括センターからの情報をもとに，本人のライフヒストリーを時系列に沿って整理し，振り返ると，さまざまな介入のポイントが存在している。なお，覚知・介入し得たであろう時点を下線で示す。詳しくは次項を参照していただきたい。

1）幼少期

父親から母親への配偶者暴力を見て育った（面前 DV）。DV に耐えきれなくなった母親は，本人と上の二人の子とともに祖母のもとへ身を寄せた。しかし，両親ともに祖母に多額の借金をしていたこともあり，祖母と母親の折り合いが悪く，母親は別の男性のもとへ家出した。後に母親は上の二人の子を迎えにきたが，本人だけ祖母のもとに残された。本人の親権は母親のまま，所在不明児の扱いで祖母に育てられた。本人は３歳児健康診査・就学前健康診断を受けていなかった。

2）小～中学校時代

祖母は孫（本人）の生活費・学費をためるために，調理員として定年後も働いていた。祖母は事あるごとに両親へ声を荒らげ電話をしており，本人はそれを目の前で聞いていた。

3）高校時代

部活動で競技スポーツに楽しみを見出し，将来の夢もみつけた。この頃から祖母の認知症が始まり，近隣住民等の情報提供を受け，包括センターが見守りを開始した。祖母の認知症のため，叔父夫婦が世帯の金銭管理をすることになったが，姪（本人）のお金の使い方に腹を立てたという理由で，まもなく叔父夫婦からの経済的援助が打ち切られた。本人は生活費を稼ぐために，アルバイトせざるを得なくなった。

第一希望の大学へ推薦が決まったものの，入学金の用意ができなかった。学校から社会福祉協議会の貸し付けを紹介されたが，連帯借受人をみつけられなかったため，大学推薦はキャンセルした。

祖母の認知症が進行し，物盗られ妄想が出現，本人が祖母に暴力を振るって警察が介入したこともあったが，祖母が認知症であったことから児童相談所の介入はなかった。

高校３年生になり，祖母の認知症症状は強くなり，夜中に大声を出したり，マンション内で便失禁したりするため，近隣住民から苦情が出始めた。本人は学校が終わった後，22 時頃までアルバイトし，その後は明け方まで，昼夜逆転している祖母の介護をしていた。昼間はうたた寝し，学校は欠席がちとなった。担任教諭が数回自宅を訪ねてきたが，本人は気づかなかった。登校するときは，祖母が徘徊・便失禁しないよう，枕元に水と食料を置いて，ふすまにつかえ棒をして外出していた。

祖母の見守りをしていた包括センターが，二人の生活を危ぶんでアウトリーチにつながった。

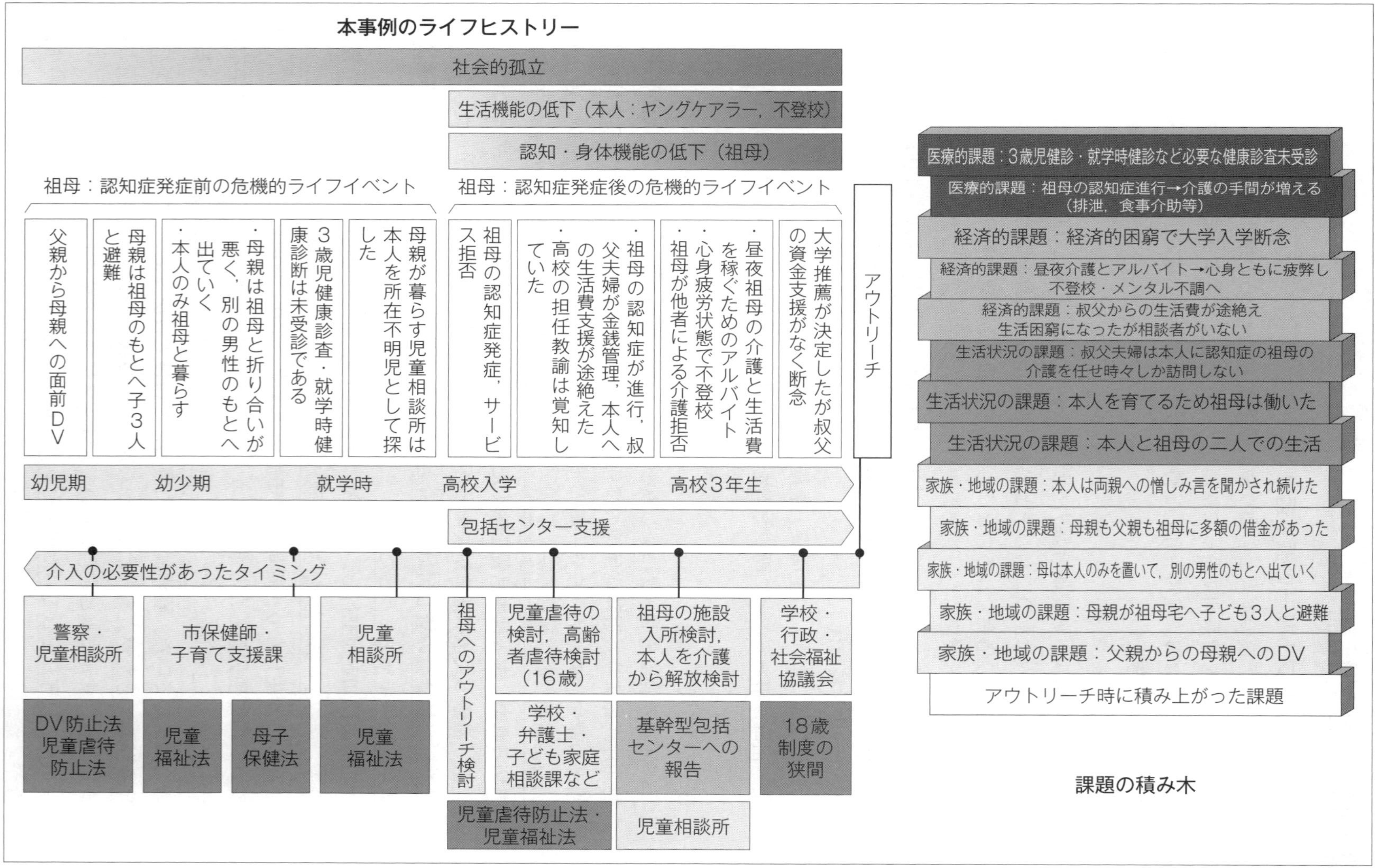

DV防止法（配偶者からの暴力の防止及び被害者の保護等に関する法律），児童虐待防止法（児童虐待の防止等に関する法律），包括センター（地域包括支援センター）

2. 早期覚知・早期介入ができた可能性のある時点の例

①幼少期，母親が本人だけを置いて出ていってしまい，本人が３歳児健康診査・就学時健康診断未受診であったことが判明した時点

②親権は母親のままであったこともあり，母親が暮らす地域の児童相談所は本人を所在不明児として探していた時点

→現行制度では，住民票のある自治体において乳幼児健診未受診者，未就園児，不就学児などの児童は全例が自治体職員や関係機関の目視による確認を受け，虐待の疑いがないか判断されることとなっており，確認できない児童は例年10名前後とわずかである。当時，本人が現況確認を受けたかなどの細かい状況は不明である。

③祖母が認知症を発症し，包括センターが見守りを開始した時点

④本人および世帯が経済的に困窮している状況や本人が不登校になっている状況を，高校の担任教諭が把握した時点

⑤本人が祖母に暴力を振るって警察が介入した時点

→本人が16歳のときには，祖母に対する包括センターの見守りが始まっていた。この時点で，本人が１日中介護に従事させられ，経済的自由を奪われていることは明らかな児童虐待であり，包括センターが児童相談所に通報することができたはずである。実際には，包括センター，高校教諭，警察，地域住民のいずれも，本人の置かれた状況が児童虐待にあたるとは判断できずに適切な介入がなされないままになっていた。

3. 事例からの課題の抽出

1）ヤングケアラーに対する支援

学校，児童相談所，民生委員，包括センター，近隣住民など，世間が広くヤングケアラーの存在を認識し，それが児童虐待にあたることを認識して支援につなげられるように啓発する必要がある。覚知した機関が単独で動く必要はなく，適切な部署と情報連携し，多角的に事例検討して対応できるようにしていかなければならない。

2）相談窓口の明確化

それぞれの機関がヤングケアラーの問題を覚知したとき，相談窓口となる部署が明確になっていると動きやすい。たとえば，「子ども家庭相談課」などである。全国の自治体におけるこうした窓口の整備状況は明らかになっておらず，厚生労働省が各自治体に実態調査を呼びかけている。

3）18歳以降の制度の狭間《はざま》における支援

「児童福祉法」における児童としての期間を過ぎ，法律上は養護者が不要になったとしても，児童のときに受けるべきだった適切な支援を受けておらず，人権の保障がなされていない状態は変わらない。ケアのために通学，学習，友人関係に支障を生じていたケースも多く，問題に自身で対処できる力が身についておらず，支援の輪とな

る人間関係を十分築けていない場合が多い。本来の“親に代わって”，制度の狭間で支援のできる大人の伴走者，支援体制が必要であり，今後，事例検討を重ねることで，適切な支援の方法を構築していく必要がある。

Q & A

Q 本来，認知症を発症した祖母の養護者は誰であったのか？

A 養育される側であった本人でないことは間違いない。叔父夫婦の関わり方に問題があったと考える。叔父夫婦は，母親にあたる本人の祖母の昼夜の介護を，全面的に本人に担わせていた。また，世帯の金銭管理を行っていたにもかかわらず，本人に十分な生活費を渡さず，生活困窮からアルバイトに従事させることになった。本行為は，祖母の介護放棄という点で「高齢者虐待」であり，本人を不当な労働（アルバイト）と介護に従事させ，生活や通学に支障のある状態を招き，経済的困窮を強いたという点で「児童虐待」でもある。叔父夫婦自身が経済的な理由から母親や本人を扶養することが難しいとしても，包括センターや児童相談所とともに，祖母の介護を本人がしなくてよい環境を整えたり，養育者のいない子に対する支援（未成年後見人制度の利用など）を講じたりする必要があったと考えられる。

Q 学校はどのように関わり得たか？

A 高校担任教諭は，日中に何度か本人の自宅へと訪問していたが，昼夜逆転していた本人が対応できず，コンタクトをもてずに介入につながらないままであった。家庭の事情について相談された後も，その後の支援につなげることができなかった。児童・生徒がヤングケアラーになっている可能性に気づいた場合の学校における対応法について，知識や相談窓口が浸透していないという問題があり，今後の課題である。

Q 近隣住民や民生委員が，本人がヤングケアラーだと覚知することはできなかったか？

A 世帯の状況に問題を感じたとしても，ヤングケアラーについての知識がないと通報や相談につなげることは難しいかもしれない。窓口の明確化，市民への啓発が必要である。

（鈴木 里彩）

事例の経過状況

経過	在宅医療・介護連携支援センター	相談機関等	その他専門職の関わり	家族・親族，地域（住民）の状況
アウトリーチ前		[包括センター] ●祖母への支援 ・２年前，高血圧・認知症の診断で介護保険認定申請するが医療にも診療にもつながらず，見守り支援を行っていた ・支援中，介入困難なまま介護認定が切れる [包括センター] ●叔父夫婦から支援要請あり ・祖母が自宅で動けない状態のため支援を依頼 ・自宅を訪問しアセスメント実施 ・緊急性はないが腰痛で動けない，尿失禁，食事は本人が世話している。祖母はやせて，認知症も進行（昼夜逆転）している ・本人が介護に追われ負担が大きく学校を欠席していることを把握 [包括センター] ●受診拒否，支援拒否がありセルフ・ネグレクトと判断し医師アウトリーチを決定 ・支援困難事例として基幹型包括センターに報告 ・医師アウトリーチ依頼書作成 ・医師アウトリーチに本人および叔父夫婦が同席できるよう調整 ・世帯の課題が大きいと判断しアウトリーチでの包括センターと在宅医療・介護連携支援センターの役割分担を明確にする ・包括センターは祖母対応（本人の介護負担軽減目的に緊急ショートステイ調整） ・本人から情報収集を行うとともに本人に必要な支援策を検討する	[高校担任教諭] ●本人から聞き，家庭の事情は把握していた ・本人に連絡するもつながらず，自宅訪問しても出てこない ・担任として本人の体調が心配で連絡を続けている ・進学や就労について相談支援したいと考えている ・本人への支援につながらないまま経過 ・担任が本人をヤングケアラーとして把握していないため学校としての対応につながることはなかった	・祖母も本人も地域から孤立している状態 [近隣住民] ・孫（本人）が祖母に暴力を振るっていると警察に通報（祖母が認知症であったことから児童相談所の介入はなし） [叔父夫婦] ●包括センターに支援依頼（祖母が動けない状態） ・市外に在住しているが，時々訪問して食材や日常品を支援（実質的キーパーソンで本人の学校関係や進路についても支援していた） ・本人は高校３年生で，卒業後の進路について大学推薦もとれていたが，入学資金のことで叔父夫婦と衝突し，進学できなくなっている ・本人は叔父夫婦に，大学資金について相談しているが（メッセンジャーアプリでのやり取り），放置されていた ・本人は叔父夫婦とコミュニケーションが上手にできない
医師アウトリーチ				
アウトリーチ後	[地域サポート医] ●医師アウトリーチ実施 ・社会的支援についても助言 ●医師アウトリーチ同席 ・医師アウトリーチ時に別室で本人面接（情報収集） ・地域サポート医からは祖母への親族による介護等放棄，本人も被害者で双方に社会的支援が必要であると助言を受ける	[包括センター] ●医師アウトリーチ同席 ・医師の診立てを受け，祖母は介護拒否が強く，訪問診療や介護サービス導入が困難な状況であり，本人の介護負担軽減が必要と判断		[叔父夫婦] ●医師アウトリーチ同席 ・祖母の入所手続きを支援 ・叔父夫婦は経済的に困窮状態にあり，祖母の施設入所後，本人への生活費，光熱費なども本人名義に変更し，支援はしないという考えである

経過	在宅医療・介護連携支援センター	相談機関等	その他専門職の関わり	家族・親族，地域（住民）の状況
アウトリーチ後	●本人に対し，ヤングケアラーおよび児童虐待として支援開始（本人は助けを求められない） • 社会福祉協議会に教育資金貸付について相談 • 青少年育成担当課に相談（未成年後見） • 本人の高校卒業に向けて調整 • 高校担任と調整活動 • 本人に生活保護申請の相談 • 弁護士に祖母の後見申立相談	［包括センター］ ●高齢者虐待対応等 • 介護保険申請 • CM 選定 • 緊急ショートステイの確保調整，ショートステイ利用後は老人保健施設入所を検討 • 医師の診立てを叔父夫婦に説明し必要物品の準備を依頼 • 本人について，在宅介護・連携支援センターと情報共有しながら支援継続 • 成年後見申立を弁護士に相談	［高校担任］ ●在宅医療介護連携支援センターと相談・調整し，本人は高校を卒業することができた • 高校卒業後，担任の支援は終了	

包括センター（地域包括支援センター），CM（ケアマネジャー）

文献

1）厚生労働省：ヤングケアラーについて．
https://www.mhlw.go.jp/stf/young-carer.html（閲覧日 2022/10/5）

2）厚生労働省：子どもが子どもでいられる街に。～みんなでヤングケアラーを支える社会を目指して～．
https://www.mhlw.go.jp/young-carer/（閲覧日 2022/10/5）

3）小西聖子：複雑性 PTSD の位置付けと社会精神医学的意義，日社精医会誌，28（2）：159-166, 2019.

4）有限責任監査法人トーマツ：多機関・多職種連携によるヤングケアラー支援マニュアル―ケアを担う子どもを地域で支えるために，令和３年度 子ども・子育て支援推進調査研究事業「多機関連携によるヤングケアラーへの支援の在り方に関する調査研究」，令和４年３月．
https://www.pref.kumamoto.jp/uploaded/life/143134_302109_misc.pdf（閲覧日 2022/10/5）

エコマップ

【アウトリーチ前】

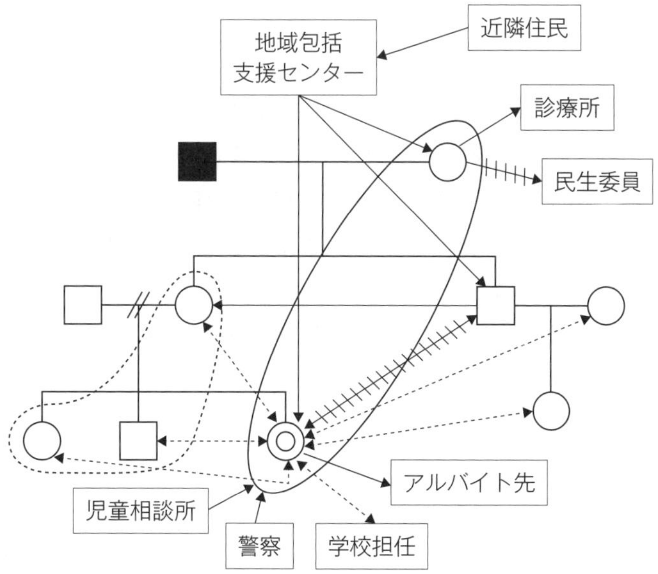

【アウトリーチ後】

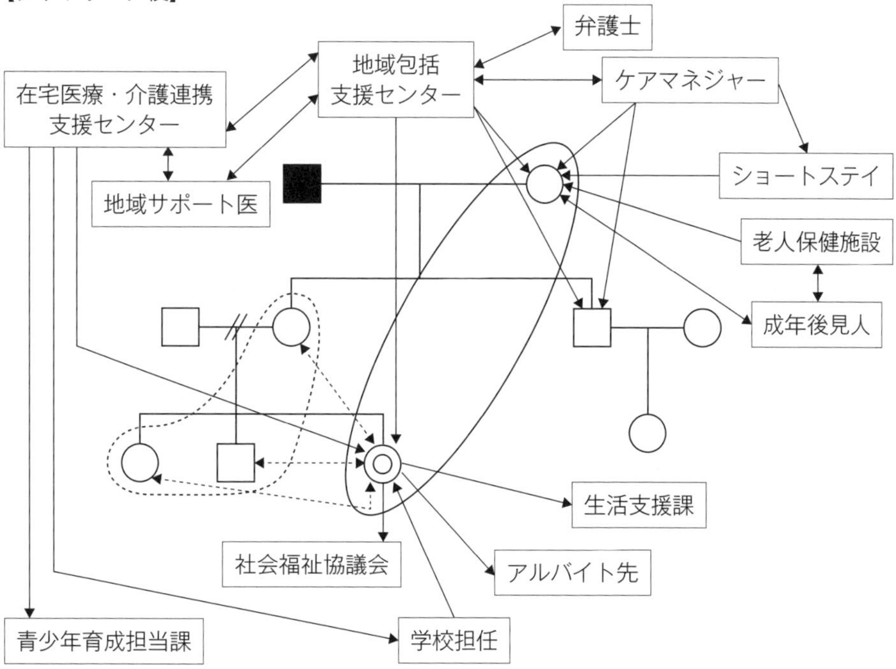

Column

ヤングケアラー支援

厚生労働省の調査研究事業に基づき，「多機関・多職種連携によるヤングケアラー支援マニュアル」（以下「支援マニュアル」）がまとめられ，ウェブサイトからダウンロードできるようになっている[1]。本マニュアルの内容に沿って，ヤングケアラーの現況と課題を簡潔に示す。詳細については文献 1 を参照されたい。

「ヤングケアラー」とは「一般に，本来大人が担うと想定されているような家事や家族の世話などを日常的に行っていることで，負担を抱える，もしくは，子どもの権利が侵害されている可能性がある 18 歳未満の子ども」ととらえられているが，これは法令上の定義ではないことから，枠組みにとらわれず，そのリスクにさらされている子どもを早期に発見し，必要な支援を検討するという視点が重要である。子どもの権利については，既出の Column（p.208）にて述べられている。

ケアの内容を具体的にみていくと，障害や病気のある家族の世話だけでなく，その家族に代わって，本来大人が果たすべき家事を担当していたり，幼いきょうだいの世話をしていたり，家計を支えるための労働に従事していたりする場合などがある。過去の自治体調査では，中学 2 年生，高校 2 年生，共に 1 日のうち平均 4.0 時間程度をケアに費やしているとの実態が明らかになった。

子どもの年齢や成熟度に合わない重すぎる責任や作業など，過度な負担が続くと，子ども自身の心身の健康が保持・増進されない，学習面での遅れや進学に影響が出る，社会性発達の制限，就労への影響などが表れてくる。また，身体疲労や時間などの量的な負担だけでなく，精神的な苦しさを伴うケアなどの質的な負担も多い。家族から自分に期待される役割への過剰な適応や，他の家族やケアの対象者に負担をかけてはいけないという思いからみずからの希望が言えなくなる場合もある。さらに，子どもは自分の家庭しか知らずに育つため，自身がヤングケアラーであるという自覚がない児童も多い。子ども本人に「外部に相談する」という認識がない場合も多いため，アウトリーチを行う重要性が高いといえる。

ヤングケアラー支援において留意しておかなければならない点として，負担感だけでなく，家庭の状況を周囲に知られたくないという思いや，ケアしてあげたいという複雑な思いをもっている子どもがいるということが挙げられる。子ども本人の意思を尊重することも，支援における重要なポイントである。

支援マニュアルの序文には，学校関係の方，保健・福祉・医療分野の方，地域住民，本人および家族へのメッセージが記されており，子どもに直接的・間接的に携わるすべての人に活用してもらえる内容で構成されている。担当している患者・利用者の方の家族に，ヤングケアラーがいるかもしれない。まず，あらゆる職種・機関において，目の前の子ども本人や，患者・利用者の家族がヤングケアラーではないかと想像する視点をもってみてほしい。

ヤングケアラーの支援においても難しい点の一つは，ケアの対象者の状態により，支援の際に連携をとる関係機関が異なることである。支援マニュアルの「第3章 連携して行う支援のポイント」では，支援の流れに沿って，支援におけるポイントや当事業のアンケート調査で収集した取り組み事例を具体的に紹介しており，支援の各段階で必要な視点や相談先，アプローチ方法，関係機関（図）の役割分担などについて情報を得ることができる。第4章以降は，多機関を巻き込んだ支援の体制作りについて，第5章では子どもの権利に関するアセスメント項目など，覚知～支援の各場面で活用できるツールが紹介されている。

図　ヤングケアラーおよびその家族を支える関係機関

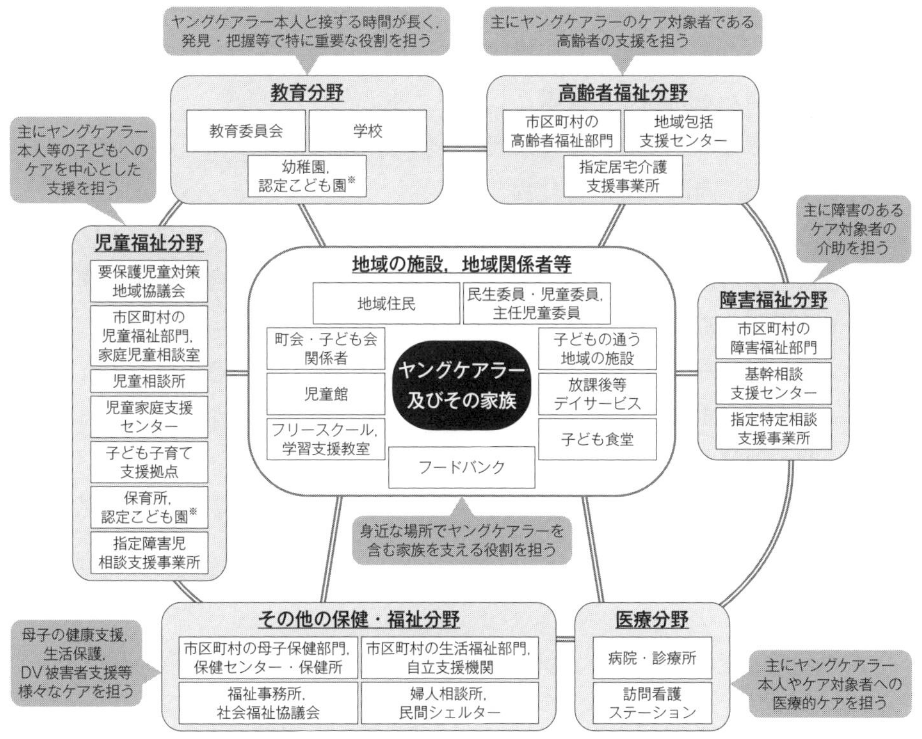

※認定こども園は4類型あり，類型によって関係する分野が異なる

本事業の有識者委員の助言をもとに作成。

出典：文献1より

また，第２章では，多機関が連携して支援を行う際の支援のあり方・姿勢について「連携支援十か条」としてとりまとめられているので以下に引用する。

連携支援十か条[1)]

一	ヤングケアラーが生じる背景を理解し，家族を責めることなく，家族全体が支援を必要としていることを各機関が理解すること
二	緊急の場合を除いて，ヤングケアラー本人抜きで性急に家庭に支援を入れようとすることはせず，本人の意思を尊重して支援を進めることが重要であることを各機関が理解すること
三	ヤングケアラー本人や家族の思いを第一に考え，本人や家族が希望する支援は何か，利用しやすい支援は何かを，各機関が協力して検討すること
四	支援開始から切れ目なく，また，ヤングケアラー本人や家族の負担になるような状況確認が重複することもなく，支援が包括的に行われることを目指すこと
五	支援を主体的に進める者（機関）は誰か，押し付け合いをせずに明らかにすること
六	支援を進める者（機関）も連携体制において協力する者（機関）も，すべての者（機関）が問題を自分事として捉えること
七	各機関や職種は，それぞれの役割，専門性，視点が異なることを理解し，共通した目標に向かって協力し合うこと
八	既存の精度やサービスで対応できない場合においても，インフォーマルな手段を含め，あらゆる方法を模索するとともに，必要な支援や体制の構築に向けて協力すること
九	ヤングケアラー本人や家族が支援を望まない場合でも，意思決定のためのサポートを忘れずに本人や家族を気にかけ，寄り添うことが重要であることを各機関が理解すること
十	円滑に効果的に連携した支援を行う事ができるよう，日頃から顔の見える関係作りを意識すること

文献

1）有限責任監査法人トーマツ：多機関・多職種連携によるヤングケアラー支援マニュアル―ケアを担う子どもを地域で支えるために，令和３年度 子ども・子育て支援推進調査研究事業「多機関連携によるヤングケアラーへの支援の在り方に関する調査研究」，令和４年３月.
https://www.pref.kumamoto.jp/uploaded/life/143134_302109_misc.pdf（閲覧日 2022/10/5）

（鈴木 里彩）

事例 児童生徒

15 児童福祉から障害福祉への移行を契機に養育能力のない母からの分離保護につながった事例

児童虐待

▶ Key word ⋮ 児童虐待，移行期医療，Medical child abuse，18 歳問題

▶ Point ⋮
- 18 歳を境に児童福祉から障害福祉へ制度が移行する。児童から成人への移行期には医療の移行だけでなく福祉の移行について考えなければならない。
- Medical child abuse（MCA，いわゆる代理によるミュンヒハウゼン症候群）については，疑うことが重要であり，疑った場合は加害が疑われる者からの分離が必要である。

【事例の概要】

対象者は重度の先天性心疾患と発達障害を背景にもち，養育能力の乏しい養育者のもとで育ってきた。成育の過程で母親は子（本人）に対して依存的な状態となり，虚偽の訴えによる睡眠薬の乱用など，虐待的な関わり（MCA，【用語解説】p.255 参照）が認められ，行政（市役所）の子ども家庭総合支援拠点，児童相談所などが関わりをもってきた。しかし，重度の障害を有する本人に対し，一時保護などの措置を行うことができず，支援サービスを導入し見守るのみで，積極的な対応の行き詰まった状態が続いていた。18 歳を前に，成人期の障害福祉への移行に向けた支援体制の見直しのなかで，医師アウトリーチの利用が提案された。その結果，支援体制の大幅な見直しが行われ，訪問診療の導入，薬剤の整理，母子分離に向けたショートステイの利用開始などにつながっていった。現在，施設入所に向けた調整が進行中である。

在宅医療・介護連携支援センターが覚知するまでの経過

対象者：10 歳代後半，女性

乳児期，先天性の複雑心奇形（ファロー四徴症）で修復術を含む外科治療を他県にあるＡ病院で施行。重度の自閉スペクトラム症も合併しており，母親は本人の養育のために人生をささげてきた。
成長とともに，本人の生活リズムを母親の生活リズムに合わせるため，睡眠薬を内服させて本人を眠らせるようになった。本人への薬剤の処方について，母親の希望どおりに出してくれる医療機関を探し，最終的にそこで大量の睡眠薬の処方を受け，母親の都合で内服させている状況となった。また，本人の体重増加に伴う糖尿病の不安から，近隣の医院から糖尿病薬も処方されていた。

⬇

生活のなかで，本人に問題行動などがあった際，母親は本人に対して馬乗りになってたたくなどの身体的虐待があった。母親からの虐待的な関わりがあることを覚知した

市役所子ども家庭総合支援拠点や児童相談所が対応にあたった。一時保護についても検討はされたものの，本人を受け入れることのできる一時保護施設がないことから，一時保護ができずに在宅での支援の方針となっていた。

⬇

その後も，本人の医療的管理や家族への関わりの難しさから，積極的な介入ができないまま行き詰まった状態が続いていた。
幼児期より多機関が関わってきた要支援家庭であり，18 歳を期に児童福祉から障害福祉への移行となることから，障害者支援課が支援機関として加わり，在宅医療・介護連携支援センターに相談，医師アウトリーチ実施が検討された。

医師アウトリーチ

1 緊急性の判断

慢性的に経過しているケースであり，緊急性はないと判断された。しかしながら，今まで関わってきた市の子ども家庭総合支援拠点，児童相談所などと情報共有を行い，医療機関も含めた個別ケース検討会議を実施し，MCA（いわゆる代理によるミュンヒハウゼン症候群）として，その様態は重篤であるとの判断に至った。

2 課題整理に向けた情報収集

住環境	一軒家。自宅内・自室内は雑然と物がつまれ，床も散らかっている。内服薬も整理されないまま，積まれた段ボールの上に大量に放置されている。
世帯構成	両親と３人家族。付き合いのある親戚はいない。 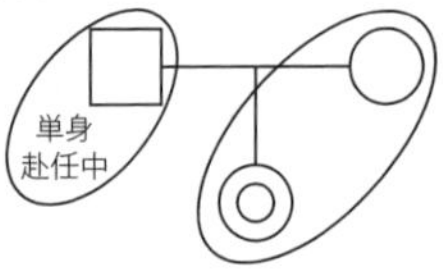
家庭背景	母親：精神保健福祉手帳１級所持。結婚前から強迫性障害の診断を受けていた。出産後うつ病の診断を本人のかかりつけの小児科医より受け，精神保健福祉手帳の診断書も小児科医が作成している。現在，精神科医の診療は受けていない。生活能力は低く，障害支援区分認定は区分４で障害サービスを利用。身体疾患として糖尿病があり，内科通院をしている。 父親：近県に単身赴任しているが，週３回夜勤明けに帰宅。手帳は所持していないが，注意欠如・多動症の診断を受けている。 夫婦関係は悪く，怒鳴り合いのげんかは日常茶飯事であった。特に，母親から父親に対する暴言について関係者も目撃している。 本人にきょうだいはいない。
学歴	幼児期は市の児童発達支援センターの通園部門を利用し，小学校は特別支援学校に就学，小学校低学年までは母親がバス停まで送り出し通学できていたが，高学年からは母親の都合で送り出しが困難となり，訪問教育を週３回受けることになった。現在も特別支援学校高等部の訪問学級を週３回利用し，たまに学校へも登校している。

既往歴・入院歴		乳幼児期に先天性の複雑心奇形（ファロー四徴症）に対する修復術を行い，その後もA病院には3カ月に1回通院し，慢性心不全に対して利尿薬などを内服している。重度の自閉スペクトラム症の診断を乳幼児期に受けており，最重度の知的障害を有する。	
現症		身長160cm，体重85kg（BMI 33.2），肥満体型，本人から症状の訴えは難しい。	
意思疎通の問題		□無　☑有	□認知症　□高次脳機能障害　☑精神障害 ☑知的障害　□構音障害　□難聴　□視覚障害
心理状態		本人からの意思表示は困難である。母親は訪問への拒否を言葉では示さず，受け入れを歓迎するが，訪問サービスについては都合をつけて断ることが多い。	
生活の様子（食事・移動・排泄・清潔・睡眠）		訪問学級や訪問看護が訪問する際は着衣で，服装や身体は清潔であるが，冬も含め基本的には全裸（紙おむつのみ着用）で過ごしている。食事は3食に加え，間食としてお菓子を与えられている。室内では自由に過ごしており，訪問学級の際に家の周りを歩いて散歩することもある。	
アルコール・薬物依存，嗜好		なし	
ライフライン停止		☑無　□有	□電気　□水道　□ガス
経済状況	本人	収入なし，特別児童扶養手当の対象	
	世帯	収入：父親の就労による収入	
社会とのつながり		学校が唯一の社会とのつながり	
介護認定		☑無　□有	□要支援（□1　□2） □要介護（□1　□2　□3　□4　□5）
障害認定*		□無　☑有	☑身体（4級）　☑療育（Ⓐ級）　□精神障害　□自立支援医療
関わりのあった機関		基幹相談支援センター，相談支援専門員，児童相談所，A病院（小児科），B病院（小児科），C小児クリニック，D診療所，小児歯科，訪問看護事業所，訪問介護事業所，ショートステイ事業所，市役所子ども家庭総合支援拠点・障害者支援課，保健所，特別支援学校，放課後デイサービス	

* 障害支援区分：区分6
本人と母親，併せて障害サービス（ホームヘルパー支援）を1日2回（月～金）利用することで，在宅生活が継続されている（母親に家事能力は全くない）。

【家族関係】

母親は精神障害から本人の介護は難しく，自分の都合に合わせて本人の服薬をコントロールしたりしていた。母親にとって本人の介護は，母の存在意義であるような状況であり，母親のもとから本人がいなくなるということは，短期であっても難しい状況であった。

母親と父親の関係性は，母親が支配的な状況であった。母親から父親に対する激しい暴言などを認めており，父親自身は母親の意向に添うかたちでしか判断ができない状況で，母親の意に反して本人に関する決定をすることはできない様子であった。

母親の成育歴：両親，弟二人の5人家族で育った。小学，中学ともにいじめの対象になって友人も少なかった。高校卒業後は定職に就くことができず，両親のもとでアルバイト程度の仕事をしていた。不安が強く異常なくらい過剰に手を洗い続ける行為があり，強迫性障害の診断を受けていた。その後30歳代で結婚した。妊娠，出産，療育に際し，実母が金銭面など支援してくれたが，5年前に他界した。その頃夫から離婚の申し出があり，夫婦の関係は絶たれたまま現在に至っている。市外に在住している弟二人からは「障害児の面倒はみられない」と言われ，疎遠になっている。地域からも親族からも孤立した状態で，母子依存になり現在も続いている。

【本人の状況理解・受け入れ状態】

最重度の知的障害のある本人には状況理解することは困難であり，本事例では両親がキーパーソンとなる。父母の関係性から，父親は母親の意向に添うかたちで，自身の意見を明確に示すことがないため，母親がどのように状況を理解し，関係機関を受け入れるのかが鍵となった。

母親自身は，常にその主語が自分自身であり，母親の困難感に添った支援については，受け入れる様子があった。しかしながら，ショートステイなどの本人と母親を分離するような支援については，表向きには受け入れるが，直前になって何かしら（本人の体調など）の理由をつけてキャンセルするなどのかたちで拒否する状況であった。

3 支援の方向性を決定する

関係機関の収集している情報をもとに課題を整理した。

【抽出した課題のリスト】

身体的問題	#1　不適切な投薬管理 #2　肥満
心理的問題	#3　最重度知的障害 #4　自閉スペクトラム症
社会的問題	#5　母親による虐待（身体的，心理的，ネグレクト） 　#5-1　母の子に対する依存 #6　成人移行問題（あと5カ月で18歳となる，年度末で高校卒業し学校との関わりがなくなる）

【アセスメント】

#1～4	本人にとって不必要な投薬や食事管理によって，大きく本人の本来あるべき生活や学びの機会が奪われており，関係機関で措置も含めた対応が必要である。
#5・6	小児期から重度の障害を抱え子育て/介護を行ってきた家庭の抱える問題として，自立や移行期医療（【用語解説】p.244参照）の問題を世帯全体の問題としてとらえる必要がある。

【プラン】

本事例において，本人の健全な生育環境を作り直していくためには，医療機関を一本化し，適正な薬剤管理をするとともに，母親の精神的なケアや本人の施設利用等で母子を分離して生活をする時間を作っていくなど，母子関係についても調整が必要と考えられた。

また，自宅は整理されておらず，薬剤も散乱しており，リビングの半分以上が空容器等のごみを含む物で埋まっている状況である。もともと父親も含めた3人家族で生活していたが，現在，父親は近県にて単身赴任中であり，自宅では本人と母親の二人での生活になっている。薬剤管理の問題については，もともと母親による本人に対する睡眠薬の乱用から始まっていたが，現在は肥満に対して糖尿病薬も使用するようになっており，今後このような状況がエスカレートしていくことが懸念され，早急な対応が必要であると考えられた。

第一に，母の希望どおりに不必要な投薬を行っている医療機関を整理することを目標とした。通院の難しさもあり，まずは母の意向に添うかたちで訪問診療の導入を目指すこととし，そのきっかけとして小児科専門サポート医による医師アウトリーチを予定した。

4 初期介入

1．医師アウトリーチによる介入

複数機関で薬剤を処方してもらっており，内服薬剤の調節は母親の自己判断で行われていた。本人の睡眠障害の訴えについて，入院時や学校の修学旅行など母親のいないところでは睡眠の問題はないことが関係機関の情報共有のなかで明らかになった。母親は本人の睡眠障害を強く訴えるが，睡眠リズムは母親中心であり，常に訴えは「母が」不安に思っていたり，「母の」リズムに子の生活が合わなかったりすることに対するものとなっていた。通院については，本人を連れての通院が困難となってきており，最近はほとんど本人以外（家族のみ）の受診での処方となっていた。本人に対する母親の行動は，MCA（いわゆる代理によるミュンヒハウゼン症候群）にあたると考えられた。

2．医師アウトリーチ後の経過

医師アウトリーチの結果も含め，関係機関の情報共有と役割分担のため，市の子ども家庭総合支援拠点が中心となり要保護児童対策地域協議会（【用語解説】p.254参照）の個別ケース検討会議を開催した。MCAであることを前提に，行政の児童福祉に関わる担当部署のみならず，18歳以降の成人期移行に向けて障害福祉に関わる担当部署でも担当者を決め，会議に参加した。本人をMCAから守るため，母子分離に向けた支援について話し合った。

1）訪問診療の導入

通院していた医療機関を整理し，訪問診療とA病院の2つに絞ることとなった。訪問診療担当医によって母親との関係性の構築を丁寧に行いながら，服薬や体重管理などについて母親の思いもくみ取りつつ，正しい医療的な指導・助言を行うことができる体制を確保した。

2）施設利用の開始

もともと母子分離が難しく，ショートステイなどの利用にはつながっていなかった。しかしながら，薬剤の服薬調節，本人の生活リズムの構築を目指していくにあたって，将来的な施設入所も見据え，施設利用を進めていく必要があると考えた。さまざまな支援プランのシミュレーションを行い，最終手段として心不全の増悪など在宅生活で本人の健康維持が困難であると判断した場合には，措置として強制的に母親から分離保護をすることも考えた。その場合，18歳になるまでの間は児童福祉制度下において児童虐待として児童相談所による一時保護となり，18歳以上になれば障害福祉制度下において障害者虐待として一時保護し，成年後見人制度を活用して施設入所を目指すこととなる。

結果として，関係機関が連携して支援を行い，母親の同意のもとでショートステイの利用につながった。

事例の包括的検討

1．成人期移行について

本事例において，身体的には今回訪問診療を導入することにより，小児科クリニックで管理されていた医療は成人移行することができた。先天性心疾患の術後管理については，引き続きA病院で行うことになっているが，いずれ成人循環器内科の先天性心疾患外来などへの移行を目指していくことになると思われる。

社会的には18歳を境に児童虐待として担当してきた市の子ども家庭総合支援拠点・児童相談所から，障害者虐待として障害者支援課へ，そのケースワークの中心が移行することになる。制度の狭間で，対応方法も変わるため，継続的な支援体制の維持のため，関係機関がのりしろをもって関わり続ける体制作りが求められる。本事例では，18歳前から要保護児童対策地域協議会の個別ケース検討会議に障害者支援課が参加し，のりしろ作りを行っている。

2．重い障害を抱えた障害者の入所について

本事例のように，身体的（先天性心疾患）にも精神的（最重度知的障害・自閉スペクトラム症）にも重度の障害を抱える場合，短期も含め利用できる入所施設が限られてしまう。

このような状況に対応するための実例として，「地域生活支援拠点整備事業」が始まり，障害児（者）の重度化・高齢化や「親亡き後」に備えるとともに，障害児（者）の入所施設や病院からの地域移行を進めるため，重度障害にも対応できる専門性を有し，地域生活において障害児（者）やその家族の緊急事態に対応をはかることを目的に開始された。これにより地域生活支援拠点が設置され，緊急時には緊急一時保護コーディネーターがショートステイなどの障害福祉サービス事業所と連携し，適切に

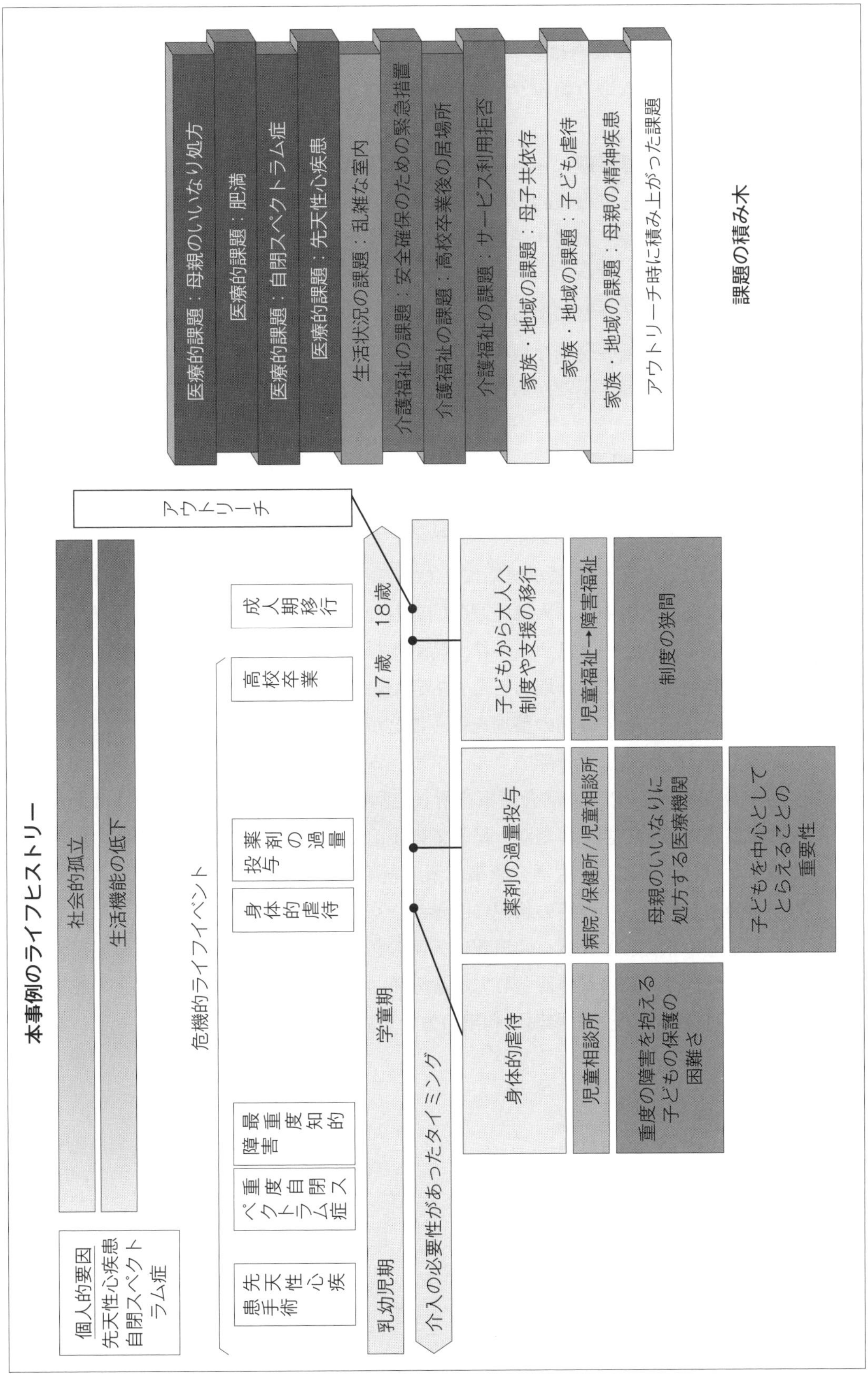
本事例のライフヒストリー
個人的要因
先天性心疾患
自閉スペクトラム症
社会的孤立
生活機能の低下
危機的ライフイベント
先天性心疾患手術
重度自閉スペクトラム症
最重度知的障害
身体的虐待
薬剤の過量投与
高校卒業
成人期移行
乳幼児期
学童期
17歳
18歳
介入の必要性があったタイミング
アウトリーチ
身体的虐待
児童相談所
重度の障害を抱える子どもの保護の困難さ
薬剤の過量投与
病院／保健所／児童相談所
母親のいいなりに処方する医療機関
子どもを中心としてとらえることの重要性
子どもから大人へ制度や支援の移行
児童福祉→障害福祉
制度の狭間
医療的課題：母親のいいなり処方
医療的課題：肥満
医療的課題：自閉スペクトラム症
医療的課題：先天性心疾患
生活状況の課題：乱雑な室内
介護福祉の課題：安全確保のための緊急措置
介護福祉の課題：高校卒業後の居場所
介護福祉の課題：サービス利用拒否
家族・地域の課題：母子共依存
家族・地域の課題：子ども虐待
家族・地域の課題：母親の精神疾患
アウトリーチ時に積み上がった課題
課題の積み木

サービスが利用できるよう支援することとなった。このような事業を利用することで，本事例のような場合にも入所も含めた緊急措置も視野に入れた対応が可能となる。今後このような取り組みが全国に広がることを望む。

3.【プラン】の再整理

- 虐待ケースとして積極的に状況の改善をはかり，本人の健全な成長・社会性の会得のため，医療・障害サービスを適切に利用しながら，本人および養育者に対する支援を継続していく。
- ショートステイなどによる母子分離を一時的にでも行い，本人の体調と生活リズムを整え，薬剤の整理を進める。
- 父母とも体調等に不安があり，本人の将来的な入所施設を探していく。

4. 移行後の支援経過

児童福祉部門から障害福祉部門にスムーズに移行され，障害福祉サービスを利用することができた。3週間のショートステイにあたり，母親に対し，施設で医療が必要になった場合，訪問診療医が対応にあたることなど，丁寧な説明で納得してもらった。実際に施設利用中，本人は睡眠の問題もなく，施設から毎日特別支援学校に通学できた。また，ショートステイ中に，特別支援学校高等部卒業式に出席し，卒業証書を他の卒業生とともに受け取ることもできた。さらに，母子分離できたことで，ポリファーマシーに対して薬剤の整理を行うことができた。

高校卒業と同時に母子分離でグループホーム入所が検討されたが，母親が本人との生活を希望したため，「生活介護事業所」を利用することになった．当初は毎日生活介護事業所に通所できていたが，母子での生活に戻ったことで，再び母親の都合による睡眠薬投与が増加し，生活介護事業所の利用ができない日が生じるようになった。担当者会議を開催し，虐待の状況に改善がなく，母子分離の方法のためグループホーム入所を進めることとなった。母親に入所の必要性を説明し，それでも母親が入所に反対する場合は，障害者虐待として措置入所に切り替え，市長申立てによる成年後見制度（【用語解説】p.251 参照）利用の方針が決定した。

事例の経過状況

経過	在宅医療・介護連携支援センター	相談機関等	その他専門職の関わり	家族・親族，地域（住民）の状況
アウトリーチ前	●医師アウトリーチの必要性を判断するため，本人と母親の支援状況や内服薬，受診医療機関についての情報提供を担当者に依頼 ●支援経過の資料を受け取り（整理） ・本人，母親の内服薬・受診医療機関の一覧表を作成（多剤処方が行われていることを確認） ・本人，母親への提供サービス・事業所の一覧表を作成（支援機関は18カ所であった） ・本人への過剰な内服薬処方は，母親の判断で内服させていること，適切な医療につながっていないことによるものと確認 ●医師アウトリーチが必要と判断 ・障害者支援課児童虐待担当者にアウトリーチ依頼書作成を依頼 ●専門サポート医調整（市の要保護児童対策地域協議会委員） ・専門サポート医に「移行期医療」を視野にアウトリーチを依頼，医師アウトリーチ後，訪問診療への切り替えを提案 ・保健所とも情報共有（小児慢性特定疾患担当課） ［専門サポート医］ ●アウトリーチ依頼を受け，母子分離に向け訪問診療が入ることで適切な服薬管理，心不全が予防できることをアドバイス	［障害者支援課（児童虐待担当者）］ ●支援の行き詰まり，適切な医療が受けられていないことなどから在宅医療・介護連携支援センターに相談（医師アウトリーチの対象にならないかと相談） ［障害者支援課（児童虐待担当者）］ ●アウトリーチ依頼書作成後，在宅医療・介護連携支援センターに提出 ・在宅医療・介護連携支援センターと専門サポート医に相談にいく ・母親に医師アウトリーチ受け入れ調整（訪問診療に切り替え提案）	［子ども家庭総合支援拠点（児童虐待担当課）］ ●児童虐待支援経過について，情報共有（障害者支援課，在宅医療・介護連携支援センター） ・医師アウトリーチに同行することを決定	［家族］ ・母親と父親，本人の３人家族 ・母親はうつ病（精神福祉手帳１級）で家事，療育ができず，室内はごみ屋敷状態 ・父親は単身赴任中。父親はADHDの診断がある ・近隣との交流なし ・親戚とは疎遠 ・母親の生活が優先され本人には薬が与えられている（過剰な内服処方） ［家族］ ・母親，本人ともに通院困難であることから医師アウトリーチの実施をスムーズに受け入れる
医師アウトリーチ				
アウトリーチ後	［専門サポート医］ ●アウトリーチ実施 ・医療機関を整理して訪問診療への切り替えの提案 ●医師アウトリーチ同行 ・母親の健康問題（救急）対応に備え，本人の障害サービス見直し（短期入所）を提案，今後の検討事項とする ・母親の心身負担軽減を支援 ●医師アウトリーチ後，訪問診療医療機関の調整 ・専門サポート医と相談のうえ，訪問診療医の調整 ・本事例について訪問診療所のMSWに相談（専門サポート医からも診療所に相談）→受け入れ可能になる ●訪問診療初回同席 ・訪問診療が開始され，今後の方向性を検討するため，担当者会議の開催を提案 ●担当者会議出席 ・母親の受診調整を支援 ・訪問診療の進捗状況に合わせ担当者会議に出席	［障害者支援課（児童虐待担当者）］ ●医師アウトリーチ同行 ［障害者支援課（児童虐待担当者）］ ●医師アウトリーチ後も情報共有 ［障害者支援課（児童虐待担当者）］ ●担当者会議出席	［子ども家庭総合支援拠点（児童虐待担当課）］ ●アウトリーチに同席 ●アウトリーチ後も情報共有 ・支援機関への訪問診療等伝達 ・サービス調整 ［子ども家庭総合支援拠点（児童虐待担当課）］ ●担当者会議調整 ●担当者会議開催（主たる機関７カ所） ・定期的に担当者会議開催を計画（要保護児童対策地域協議会個別事例検討会）	［母親］ ・医師アウトリーチに同席 ・１時間以上にわたり本人について専門サポート医に話す ・専門サポート医から訪問診療の提案に対し「ぜひお願いします」と即答 ［近隣住民］ ・本人の声がうるさいと警察に通報を入れる

経過	在宅医療・介護連携支援センター	相談機関等	その他専門職の関わり	家族・親族，地域（住民）の状況
アウトリーチ後	●担当者会議出席 ●担当課となった障害者支援課への助言 ・母子分離がうまくいかない場合，措置入所を検討 ・成年後見制度（後見人）利用を検討	[障害者支援課（児童虐待担当者）] ●担当者会議出席 ・短期入所先の施設探しを担当 [障害者支援課（児童虐待担当者）] ●短期入所調整で入所決定 ・短期入所利用（約３週間） ・内服薬調整成功（睡眠薬なしでも問題ないと判断） ・特別支援学校にも短期入所先から通学できた（高校卒業） ●障害者支援課に移管され，障害者虐待事例として支援継続	●担当者会議開催 ・18歳到達に近づき，障害者支援課へのバトンタッチを兼ねて開催する ・訪問診療導入を契機に母子分離を検討 ・短期入所で内服調整 ・短期入所先決定は障害者支援課が担当 [子ども家庭総合支援拠点] ●18歳到達により担当課は障害者支援課にバトンタッチ ・児童相談所も18歳到達で終了となる	[母親] ・短期入所が決定すると数回にわたり，本人の健康が心配という理由でキャンセルする [母親] ・自身の都合で本人に過剰な眠剤が投与 ・本人を世話する能力がない

MSW（医療ソーシャルワーカー），ADHD（注意欠如・多動症）

エコマップ

【アウトリーチ前】

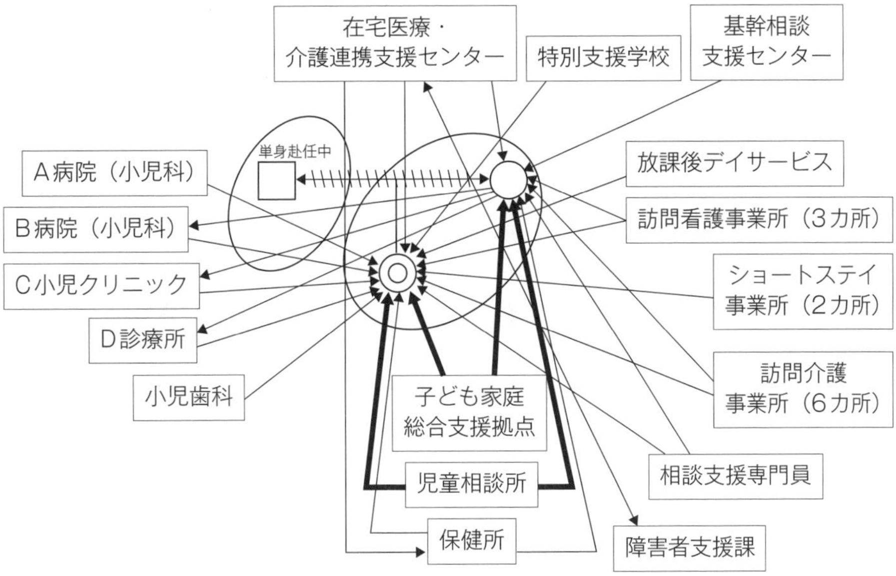

【アウトリーチ後】

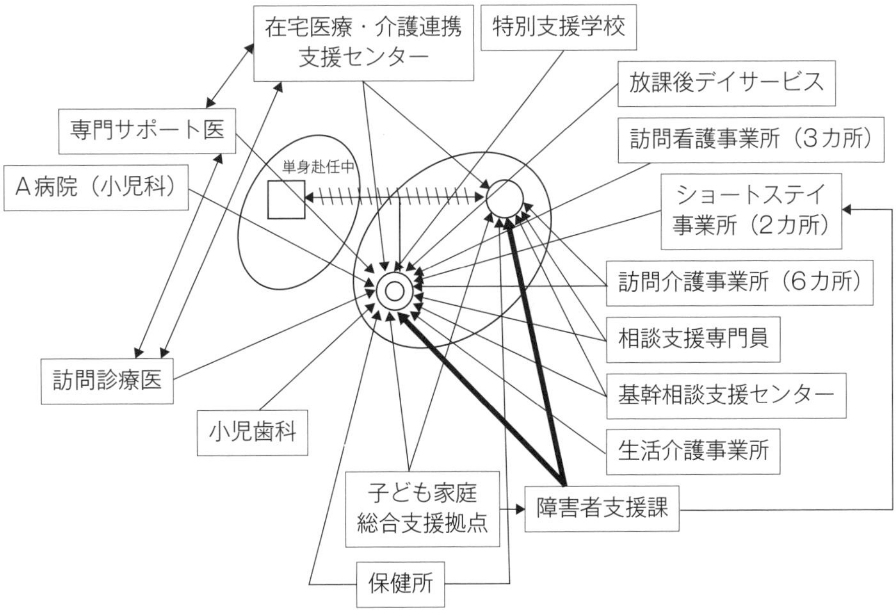

事例 児童生徒

16 高度肥満への介入を契機に多機関による支援につながりつつある不登校事例

不登校

▶ Key word：不登校，健康問題，成長曲線，スクールソーシャルワーカー

▶ Point：
- 不登校児童・生徒の抱える健康問題に対する医療の介入は，不登校に対する支援全体が動き出す何らかのきっかけになり得る。
- 不登校児童・生徒のうち，肥満などの健康問題がすでに生じているなど，将来的に事態が悪化・複雑化し得る事例に関しては，特に早期覚知・早期介入が重要である。
- 義務教育修了後も支援が途切れることのないよう，卒業前・卒業後の支援担当者間で情報共有を行い，本人への支援が切れ目なく引き継がれる必要がある。

【事例の概要】

小学校低学年から不登校[*1]状態が続いている中学生の事例である。高度肥満に伴う労作時息切れや膝痛があったが，学校検診を受けておらず，医療機関への受診も拒否していたため，在宅医療・介護連携支援センターに相談があった。医師アウトリーチ後，アウトリーチ医やスクールソーシャルワーカー(以下「SSW」)[*2]が，課題等を共有し，家庭以外での居場所作りや学習支援などの支援を継続的に行っている。将来的な健康障害の悪化，社会的孤立のリスクが予測される事例であり，今後も継続的な見守り・支援を要するところだが，SSW や現在の居場所作りに関わる機関による支援は中学校卒業とともに終了となる。中学校卒業後も本人の支援が途切れないよう，SSW のもつコーディネート機能や医療福祉にまたがる支援内容の引き継ぎを行っていく必要がある。

在宅医療・介護連携支援センターが覚知するまでの経過

対象者：10 歳代前半，男児

小学校低学年：担任教諭の大きな声を怖がり，登校を渋るようになった。
母親の付き添いがあると登校することができ，母親が仕事を終えてから保健室に登校

[*1] 不登校の定義：年度間に連続または断続して 30 日以上欠席した長期欠席児童・生徒のうち，何らかの心理的・情緒的・身体的，あるいは社会的要因・背景により登校しない，あるいはしたくてもできない状況にあること（病気や経済的理由によるものは除く）。

[*2] スクールソーシャルワーカー(school social worker：SSW)：いじめや不登校，児童虐待など，児童生徒の問題行動等の状況や背景には，さまざまな課題が複雑に絡んでいることがある。課題解決のため，学校や家庭・行政・地域と連携しながらチームで課題解決をはかるための教育現場におけるコーディネーター的役割をもつ専門職。

した。多くても週3日程度の登校であった。不登校に対し「今後の対応を相談したい」と両親が相談できる場を調べ，教育相談を受けた。

↓

小学校高学年：両親が離婚し，市内で転校した。SSWが関わり始めるようになり，週3日開級する「適応指導教室（ふれあいクラス）」*3への通級を始めた。週2日通級し，そのうち週1回は心理士の面談を受けた。ふれあいクラスへの通級期間中，在籍校へ登校することはなかった。

↓

6年生になり，ふれあいクラス中学部の見学時にゲームに加わった際，上級生から笑われたことに傷つき，心を閉ざし小学校の残りの期間はふれあいクラスにも通級しなくなった。

↓

中学生：1年生の1学期は通学の再開を試みる“チャレンジ期間”といい，ふれあいクラスへの通級が原則見合わせとなる。そのため，ふれあいクラスへの通級が休止となった。在籍校への登校はせず，週1回の心理士との面談にのみ本人が一人でいくことができていた。
2学期以降も，ふれあいクラスへの通級も在籍校への登校もなかった。

↓

もともと肥満体型であったが，小学校卒業後は活動量が低下し，高度肥満の状態であった。労作時の息切れや階段昇降時の膝痛がみられた。身体症状を心配した心理士が受診を促すが，本人は「風邪がうつるのが怖い」と言い，受診拒否していた。学校検診も受けておらず，SSWが在宅医療・介護連携支援センターに相談した。

医師アウトリーチ

1 緊急性の判断

高度肥満が持続することによる2型糖尿病・脂質異常症・脂肪肝などの健康障害や動脈硬化の進行，膝関節への負担による身体機能低下が懸念され，肥満の原因に対してできるだけ早期に介入する必要があると考えられた。SSWから情報を入手し，1カ月程度を目安に医師アウトリーチを実施する方針とした。

*3 適応指導教室（ふれあいクラス）：児童生徒課の教育支援センターが支援を行っている「少人数の中でいろいろ学びたい」「友だちを作りたい」「学校に戻るための練習がしたい」などの悩みをもつ不登校児童生徒が通う教室である。学校教育相談員と学習指導支援スタッフが児童・生徒の指導にあたり，社会的自立を目指している。

2 課題整理に向けた情報収集

SSW から，家庭背景や本人へのこれまでの支援経過について情報収集を行った。

住環境	集合住宅	
世帯構成	母親と妹と同居 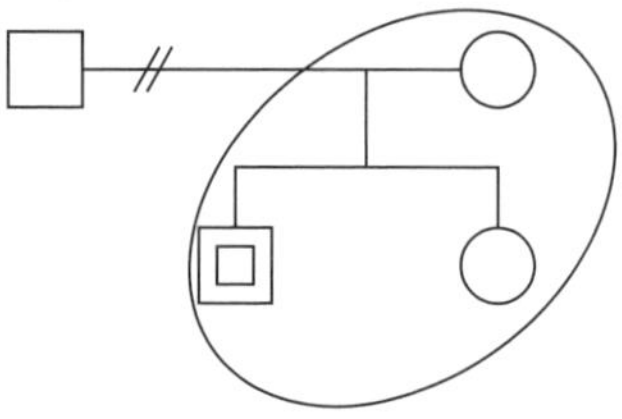	
家庭背景	母親：パートにて就労 父親：本人が小学校高学年のときに離婚。その後，本人との交流はない。 妹：1学年下，登校できている。 （詳細は本文を参照）	
既往歴・入院歴	指摘なし	
現症	身長 145cm，体重 90kg。平地歩行での息切れや階段昇降時の膝痛がみられる。	
意思疎通の問題	☑無　□有	□認知症　□高次脳機能障害　□精神障害 □知的障害　□構音障害　□難聴　□視覚障害
心理状態	本人のプライドから一定水準にある高校への進学を希望しているが，現在の学力・不登校の状況から選択できる学校を具体的に示され，受容できず泣き出すことがある。勉強がわからないときは妹に教えてもらう。 「風邪がうつるのが怖い」と言い，医療機関への受診に拒否がある。	
生活の様子（食事・移動・排泄・清潔・睡眠）	1日3食，食欲は旺盛。小学校卒業後から昼夜逆転が出現した。 自宅内ではトイレにいく以外はほとんど動く機会がなかった。 学校以外では，母親との買い物や近隣の叔父宅へ出かけることができていた。	
経済状況　本人	収入なし	
経済状況　世帯	母親のパート収入のほか，前夫からの養育費，児童扶養手当などがあり，困窮はない。	
社会とのつながり	母親の弟家族との交流は良好（市内在住），地域での交流はない。	
障害認定	☑無　□有	□身体　□療育　□精神障害（　　級）　□自立支援医療
関わりのあった機関	ふれあいクラス，在籍校，在籍校担任教諭，スクールソーシャルワーカー，心理士	

【本人の状況】

- 幼稚園では特に緊張した様子はなく，一人遊びの多い子であった。小学1年生のときから学校にいると常に緊張している様子があり，「教室に入るのが不安だ」と母親に話していた。
- 小学3年生で両親とともに教育相談を受けた際，知能検査（WISC-Ⅳ知能検査*4）が実施され，本人に対する支援方針に関して両親に助言がなされた。
  → WISC-Ⅳ知能検査結果（抜粋）

言葉で説明する力：質問を最後まで聞き回答していたが，間違って覚えている言葉や表現の使い方があった。また，考えすぎて質問にそぐわない回答になることや話が途中で変わってしまうことがあった。

目で見た情報をもとに考え理解する力，見本をみながら具体的に物を操作する力：見本の一部にこだわり，見本全体をみて作業をすることが難しい様子があった。板書に時間がかかる可能性がある。

耳で聞いたものを一時的に記憶する力，聞いたものを頭の中で整理する力：言葉のみで指示された事について覚え間違いや聞き返しが多い可能性がある。

目で見たものを正確に捉えて書く力，素早く見たものを書く力：集中して取り組んでいたが，書く作業はゆっくりで正確に書けていても量が稼げていない印象。周囲と同じ速さでの作業を難しく感じていた可能性がある。

→両親に対して行われた助言内容

①正しい言葉の意味や表現の使い方を身につけられるようにするとよい。

②質問の内容を確認する習慣，自分で何を聞かれているのか整理する方法を身につけられるようにするとよい。

③本人がメモをとる習慣を作るとよい。

④黒板の板書や集中して行う作業で困っていることはないか確認してもらい，問題があれば相談してほしい。

- 小学校高学年となり，SSW が関わり始めた際には家にひきこもる傾向があった。SSW が本人とコミュニケーションをとる方法として利用した位置情報ゲームアプリを，SSW と一緒に活用し，これが身体を動かす機会となっていた。ふれあいクラスへの通級にもつながった。
- 3 歳児健康診査以降，小学校では毎年 1 回保健室で体重を測定していた（身長は測定していなかった）。中学校では体重・身長ともに定期測定できていない。体重は 3 歳以降，平均体重を大きく上回っていたことが判明した（図表 2-16-1）。

【家族関係】

［母親］

- SSW と月 1 回面談をしていた。
- 週 3 日，8：30～19：00 頃までパートで仕事をしている。
- 本人がふれあいクラス小学部へ通級中は，弁当を作り送迎をしていた。
- 学習機会が得られるよう，小学 5 年生からオンライン教育の環境を整えていた。

---

*4 WISC-Ⅳ（Wechsler Intelligence Scale for Children-Fourth Edition）知能検査：5 歳 0 カ月～16 歳 11 カ月の児童を対象に，全体的な認知能力を表す「全検査 IQ」と「言語理解」「知覚推理」「ワーキングメモリー」「処理速度」の 4 つの指標をそれぞれ数値化し，評価する検査である。実施には 60～90 分程度要し，公認心理師や臨床心理士などの専門家が受検者と 1 対 1 で行う。子どもの得意なことと苦手なことを把握し，その子どもに合った関わり方やより伸ばすとよいポイントを知ることが目的に行われる。

図表 2-16-1　体重・身長成長曲線

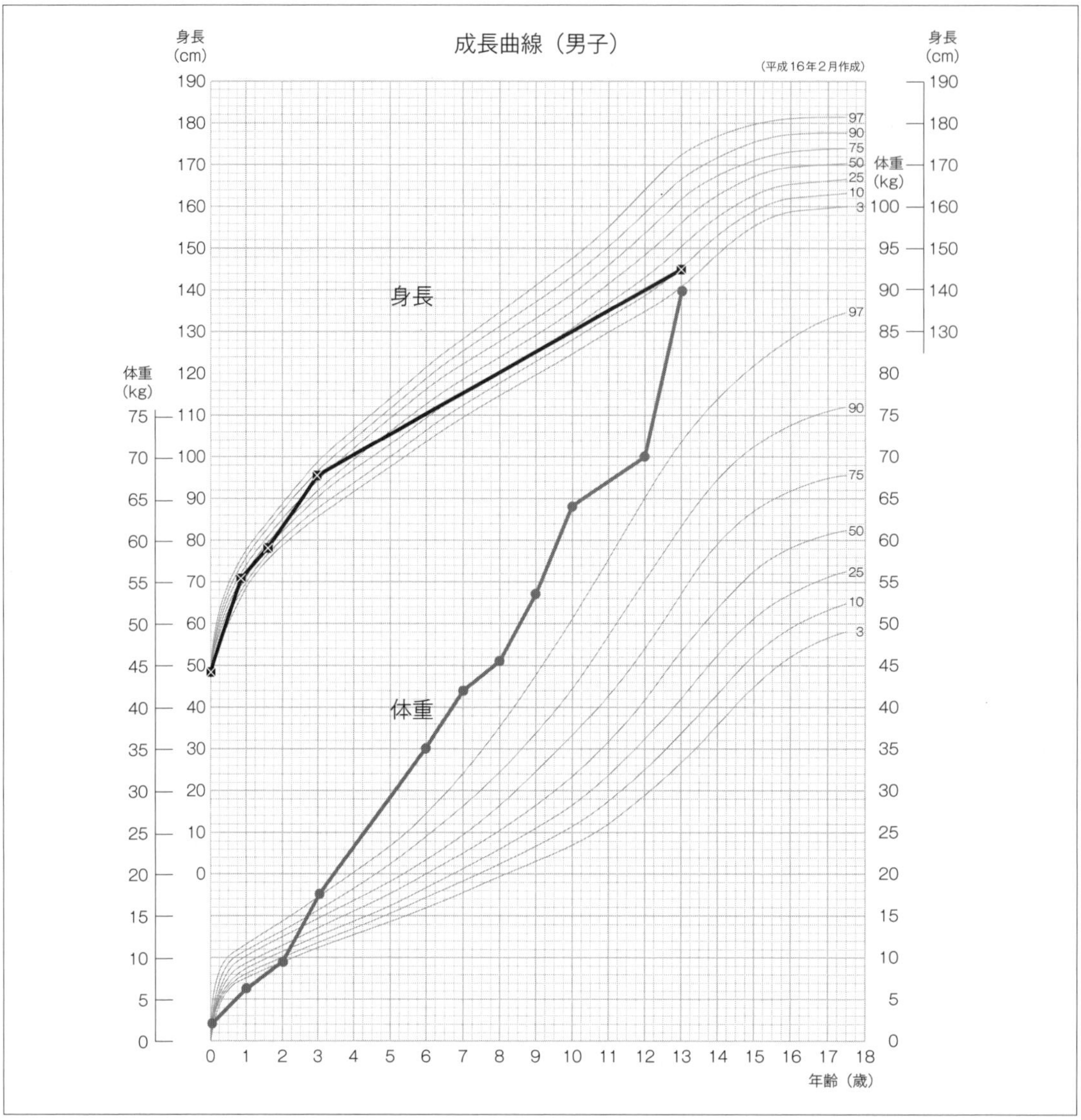

出典：厚生労働省：成長曲線を描いてみましょう．https://www.mhlw.go.jp/shingi/2004/02/dl/s0219-3b.pdf（閲覧日 2023/1/20），成長曲線作成図をもとに作成

[妹]

- 在籍校へ登校し，友人との交流もあり，学業も特に問題はない。
- 学校教諭から本人の様子について聞かれ，学校との橋渡しをすることがあった。
- 本人との関係も良好である。

3 支援の方向性を決定する

SSW からの情報をもとに下記のように課題を整理した。

【抽出した課題のリスト】

身体的問題	#1　高度肥満 #2　低身長（肥満のわりに身長が低い） #3　労作時息切れ
心理的問題	#4　不登校
社会的問題	

【アセスメント】

#1	3歳頃から肥満があり，体重増加はあるものの身長は標準範囲下限であることから，単純性肥満ではなく二次性肥満*5（ホルモン異常など何らかの疾患による症状として肥満が生じている）を鑑別しておく必要がある。
#2	低身長に関しては，ホルモン異常などの二次性肥満に伴う症状である可能性のほか，肥満に伴う思春期早発症（早期に大人の身体になってしまうため，一時的にぐっと身長が伸びてもそれ以上成長することができず結果的に低身長になってしまう）の可能性も考えられ，身長の伸び具合を確認する必要がある。
#3	気管支喘息などの労作時息切れを生じ得る疾患がないか精査する必要がある。
#4	不登校に至った背景に関する診立てや今後の支援方針に関する助言を得るため，児童精神科医の関与を視野に入れる。

【プラン】

身体的問題への介入を開始するために医師アウトリーチを行い，アウトリーチ担当医（小児科医）の外来診療を定期的に受診できるようにしたい。加えて，本人の身体活動を上げる支援を行いつつ，早期に小児内分泌専門医外来に紹介する。

4 初期介入

1．医師アウトリーチによる介入

自宅へ訪問することに対して母親は「近所の人の目が気になる」と自宅以外の場所で行うことを希望したため，ふれあいクラスにて医師アウトリーチを実施した。

本人に生活状況を問診すると，しっかりと受け答えができていた。胸部の聴診所見に問題はなく，歯の痛みや明らかな口腔内の問題もみられなかった。皮膚の乾燥がみられた。心電図検査や胸部X線検査を行い，医療の継続のために，「2週間後に結果説明しますね」と伝えたところ，本人の同意が得られ，再診予約ができた。

*5 肥満の原因として明らかな疾病を確認できないものを「単純性肥満」という。過食や高エネルギー高脂肪食や運動不足の環境において肥満を発症する。単純性肥満の多くは，幼児期から学童期に肥満を発症し，身長が平均より高くなることが一般的である。一方，「二次性肥満」では，発症時期が早い，急激な進行，低身長，身長増加速度の低下などの兆候がみられる。二次性肥満の場合，肥満のもととなる疾患に対する治療介入が必要となる。

2. 医師アウトリーチ後における支援者全体での「チーム」としての支援方針

- 本人が日中外出したくなるような家庭以外の「居場所」(本人が居場所だと感じ,明るさや元気を取り戻せる場所)を確保する。生活リズムを整える。
- アウトリーチ担当医での外来診療を定期的に受診できるように支援し,肥満や労作時息切れの原因に対して精査を行う。
- ふれあいクラスへの通級が再開できるように支援する。

3. 医師アウトリーチ後の経過

1) 医療につながった後も,通級できず週1回の心理士との面談を継続(中学1年生2学期)

医療:医師アウトリーチ2週間後,母親に付き添われ受診した。心電図・胸部X線検査に異常はなかった。月1回の頻度で定期的に外来受診を継続することとなった。食事の記録をつけるよう本人に促したところ,本人は2カ月間,毎日体重測定や食事の記録をつけ,体重は1kg減少した。

通学・通級・心理士との面談:ふれあいクラスへの通級はなかったが,週1回の心理士との面談は継続していた。体重を気にかけ,体重測定や食事内容を記録するといった行動変容がみられたが,食事の記録の仕方には「ご飯の水分を増したときはどう書けばよいか」,「ご飯は何グラムか入れたほうがよいのか」など強いこだわりがみられた。

2) 医療中断し,通級がないまま心理士との面談も途切れる(中学1年生冬休み明け～中学2年生)

医療:医師アウトリーチ4カ月後(冬休み明け),通院が中断した。

通学・通級・心理士との面談:同時期に心理士との面談にも来所しなくなった。母親は「食事の記録が本人の負担になっているようだ」と話した。

3) 時計製作で在籍校へ登校する(中学2年生1学期～夏休み)

医療:通院は中断している。

通学・通級・心理士との面談:中学2年生になり在籍校担任教諭が代わり,週1～2回自宅訪問や電話があった。訪問時に時計製作の課題があるからと登校を促すと本人が興味を示し,放課後や学校長期休暇中に限り,週1日登校するようになった。在籍校担任教諭と本人・母親は定期的に電話や訪問で話ができており,このタイミングで,SSWが心理士との面談を含め支援再開のアプローチをしたところ,本人・母親に受け入れられ,在籍校登校の際に心理士とSSWが同席できるようになった。

4) 再び不登校となる(中学2年生2学期～)

医療:通院は中断していた。医師アウトリーチ後1年間で体重は3kg減量し,膝の痛みも消失した。在宅医療・介護連携支援センター職員からの受診再開のアプローチに対し同意が得られ,受診を再開できた。

通学・通級・心理士との面談：製作課題の時計が完成すると本人は再び登校しなくなったが，2 週に一度の頻度で心理士との面談は再開することができた。
母親からは，SSW に対して，ひとり親家庭で仕事と 2 人の子育てを両立するなかでの不安の打ち明けがあった。

事例の包括的検討

1. 早期覚知・早期介入ができた可能性がある時点の例

①3 歳児健康診査時

→幼児肥満は，学童肥満・思春期肥満につながり，その後の成人期の肥満に高率に移行し，生活習慣病発症のリスクになる[1,2]。早期からの両親への生活指導，将来的な肥満リスクが高い場合は体重や身長の慎重なフォローアップが必要とされている[3]。本事例では，3 歳児健康診査の標準範囲を超える肥満がすでに存在しており，小児科受診を含めた介入が開始されるべきであったといえる。

②教育相談時（小学 3 年生）

→知能検査（WISC-Ⅳ検査）が実施されていたが，この結果が医療・SSW・心理士・教育関係者によるチーム全体での具体的な支援方針に生かしきれていなかった可能性がある。

③チャレンジ期間

→本事例では通学の再開を試みる状況になかったものと考えられる。不登校の生徒一人ひとりに対して通学再開の試みが適するか適さないかの評価が行われ，適さない場合には試みは見合わせるなどの措置がとられることが望ましいといえる。

2. 課題の再整理

医療	#1　高度肥満・低身長 #2　労作時息切れ #3　発達障害の可能性
医療／福祉	#4　不登校 #4-1　生活不活発・生活リズムの乱れ #4-2　家庭以外の「居場所」が定まっていない
福祉／地域　行政	#5　中学校卒業後の支援への引き継ぎが行われていない #6　母親・妹に対する見守りが必要

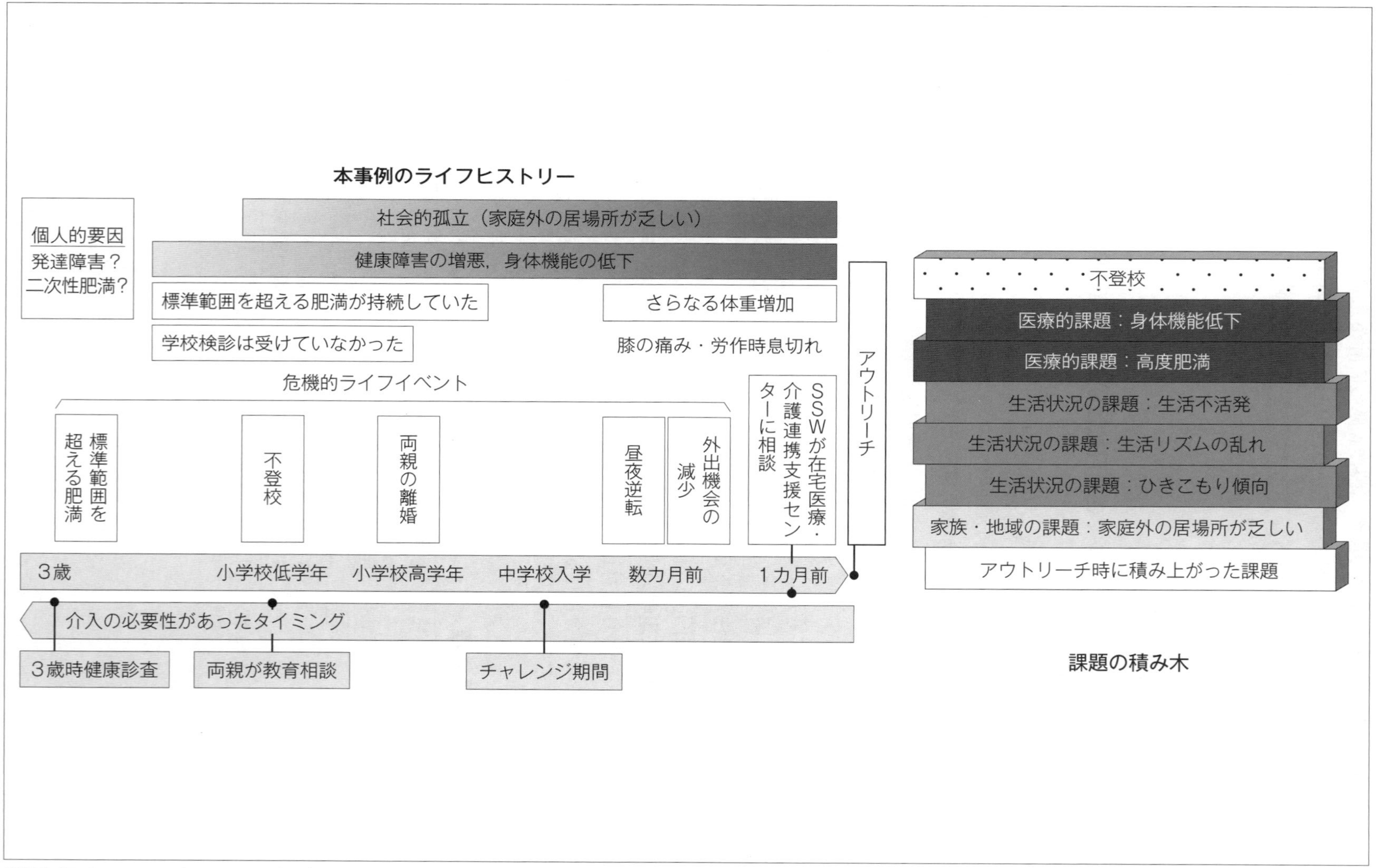

SSW（スクールソーシャルワーカー）

【アセスメント】

#1・2	高度肥満および低身長の原因について精査する必要がある。現時点で労作時息切れは肥満に伴う症状と考えられる。将来的に成人肥満に移行する可能性が高く，継続的な医療が必要である。
#3	幼稚園で一人遊びが多かったこと，体重記録をつける際の強いこだわりから，発達障害の可能性が考えられる。
#4-1	単純性肥満か二次性肥満かにかかわらず，生活不活発は肥満を助長させる。外出を含め，なるべく動く機会を作る必要がある。
#4-2	本人が興味を示したことや本人の性格をふまえ，本人がやりたいことができる家庭以外での「居場所」を提供し，心身の活動を回復させていく必要がある。
#5	発達障害が背景に疑われること，すでに健康障害があるが継続的な受診ができていないこと，ひきこもり傾向もみられたことなどから，将来的な健康障害の悪化や社会的孤立のリスクが高いと考えられる。中学校卒業後も継続的な見守り・支援を要する。中学校卒業後はSSWや現在の児童生徒課による支援が終了してしまう。コーディネート機能を担っていたSSWの役割に関しては，中学校卒業後から18歳までは子ども家庭相談課，そして18歳以降でひきこもり状態があれば障害福祉課など，移行期においても本人への支援が途切れないよう引き継ぐ必要がある。家庭の外の居場所作りなどの支援に関しても，本人の状況に合わせて継続的に行われていく必要がある。
#6	ひとり親家庭でありながら，母親は2人の子育てや仕事を両立してきている。これまでの母親の頑張りをまず評価することが母親の自信につながると考えられる。一方，妹が，この先本人のことに関して不安を感じる可能性が生じることにも留意しておく。

【プラン】

- アウトリーチ担当医への外来受診を再開ができるように本人の心理面に配慮しながら，受診の調整をはかる。発達障害の可能性に関して精神科医への受診も勧めていく（#1～3）。
- 児童生徒課の教育センターが提供しているさまざまな校外活動の利用を開始し，外出の機会と居場所を設けられるようにする（#4）。
- これまでSSWが担っていたコーディネート機能，支援チーム全体での支援内容を引き継ぐために，現在の支援担当者と中学校卒業後の支援担当者による会議を開催し，情報共有を行う（#5）。
- 母親に対し労をねぎらいながら，母親自身の健康管理や家族関係にも注目して支援を継続していく。母親だけでなく，妹とも直接話をする機会を適宜設ける（#6）。

Column

滋賀県野州市における「不登校生徒移行支援会議」—中学校卒業後の不登校生徒への支援を途切れさせないために

義務教育修了後の不登校生徒について，進学後の状態がわからない，進路先未定のまま家庭で過ごしているが支援が途切れてしまっているなど，中学校在籍中までの支援が適切に移行されないことによる弊害が生じやすい。また，不登校生徒が万が一，「ひきこもり」となった場合には，どの相談機関にもつながっていない状況になり，ひきこもりの長期化につながってしまう可能性がある。滋賀県野洲市では，主に中学校卒業後も不登校が続くと予想され，将来的な「ひきこもり」リスクが高いと考えられる生徒に関して，学校関係者・行政・医療福祉専門職から構成される「不登校生徒移行支援会議」を１年に２回開催し，義務教育修了後の移行支援の確認や情報共有を行っている[1)]。

文献

1）生水裕美：野洲市における孤立・ひきこもり支援の取り組み. https://www.kousaikai.or.jp/wp-content/uploads/002-09f-seminar/2021/%E3%83%91%E3%83%8D%E3%83%AA%E3%82%B9%E3%83%88%E7%94%9F%E6%B0%B4%E8%A3%95%E7%BE%8E%E6%B0%8F%E2%91%A0.pdf（閲覧日 2022/12/27）

（住谷 智恵子）

事例の経過状況

経過	在宅医療・介護連携支援センター	相談機関等	その他専門職の関わり	家族・親族，地域（住民）の状況
アウトリーチ前	● SSWから相談あり，医師アウトリーチ検討 ●地域サポート医調整（内科・小児科医） ●医師アウトリーチ前に地域サポート医と打ち合わせ日程調整 ［地域サポート医］ ●在宅医療・介護連携支援センターに，医師アウトリーチ前のSSWとの打ち合わせを要望 ●医師アウトリーチ後の方向性すり合わせ	［SSW・心理士］ ●長期不登校児，高度肥満で学校検診も受けていない。階段を上るときに息切れ，膝の痛みとふらつきがある。身体症状を心配した心理士が受診を勧めるが「コロナが怖い」と拒否。SSWから在宅医療・介護連携支援センターへ相談 ●地域サポート医と打ち合わせ ［SSW］ ●母親へアウトリーチ説明		［家族］ ・本人（中2），妹（中1），母親の3人家族（ひとり親家庭） ［母親］ ・仕事と子育ての両立で忙しい ・自身の妹とは交流がある ・近隣住民に聞かれたくないと担任の訪問を好まない ［母親］ ●医師アウトリーチをふれあいクラスで実施することを希望
医師アウトリーチ				
アウトリーチ後	［地域サポート医］ ●医師アウトリーチ実施 ・アウトリーチ時採血実施 ・地域サポート医医療機関でフォローすることになる ●医師アウトリーチ同行 ●医師アウトリーチ後，地域サポート医医療機関受診に同行 ・肥満について肥満減量に向け支援開始（体重測定，食事内容記録） ・母親支援開始 ●母親への連絡が途絶え支援中断（アウトリーチ4カ月後） ● SSWと連携 ・母親およびSSWから情報収集（母子手帳）。出生時～乳幼児～学童期の発育状態確認（身長，体重の発育状態をグラフ化） ●医療機関受診同行 ・SSWと連携し，心理士面接時に本人，母親支援 ・医療受診については同行を続ける	［SSW］ ●医師アウトリーチ同行 ・医療につながり減量については在宅医療・介護連携支援センターと連携 ［心理士］ ・週1回の面談継続 ［心理士・SSW］ ●心理士面談中断，SSWとの連絡も中断 ●支援再開	［地域サポート医の医療機関］ ●外来受診 ・心電図，胸部X線，アレルギー検査等実施，定期的に外来予約 ●医療中断 ●医療再開 ・肥満の精査実施	［母親］ ●医師アウトリーチ同席 ・血液検査結果の聞き取りに受診予約 ［母親］ ●本人と母親が地域サポート医の医療機関に受診 ・体重測定，食事記録の実施について母親も聞いて本人支援 ●連絡中断 ●連絡再開 ・転職や母親の弟の妻の出産等で多忙となり連絡できなかったことが明らかになる

SSW（スクールソーシャルワーカー）

小学校入学後の本人を取り巻く状況・支援体制について，図表 2-16-2 に示す。

図表 2-16-2　介入後の支援体制

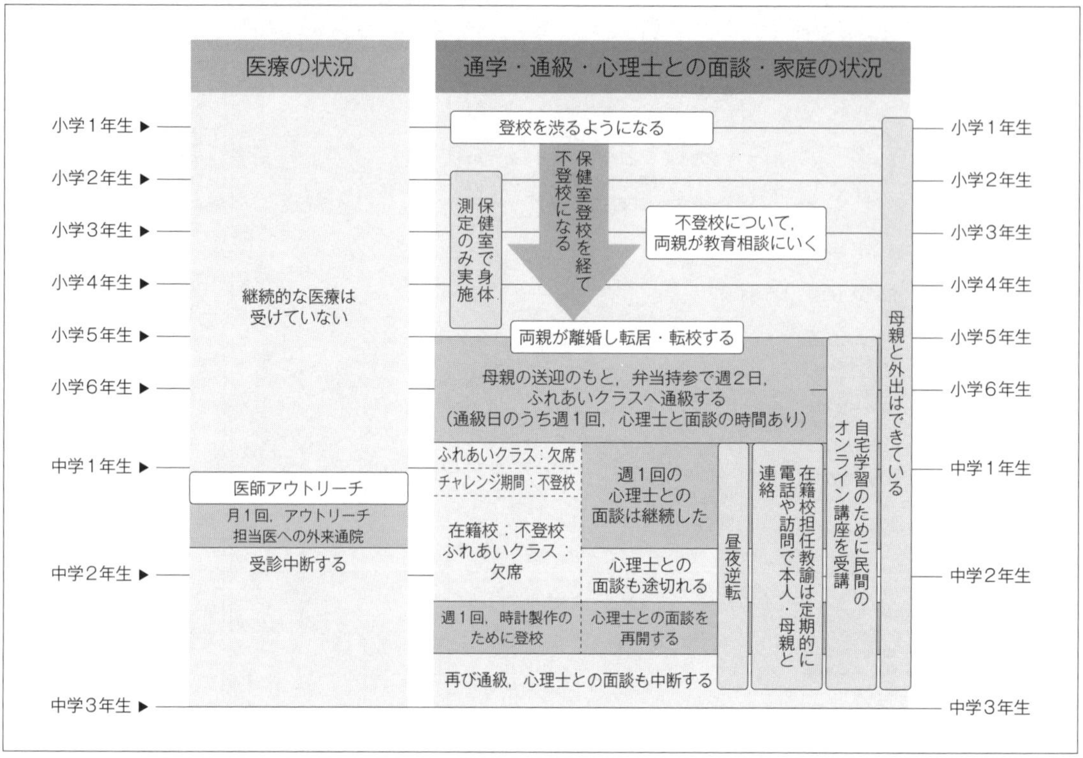

引用文献

1）Graversen L, Sørensen TI, Petersen L, et al.：Preschool weight and body mass index in relation to central obesity and metabolic syndrome in adulthood. PLoS One, 9 (3), e89986, 2014.

2）Barker DJ, Osmond C, Forsén TJ, et al.：Trajectories of growth among children who have coronary events as adults. N Engl J Med, 353（17），1802-1809, 2005.

3）日本小児医療保健協議会栄養委員会小児肥満小委員会：幼児肥満ガイド，2019 年. http://www.jpeds.or.jp/uploads/files/2019youji_himan_G_ALL.pdf (閲覧日 2023/1/20)

エコマップ

【アウトリーチ前】

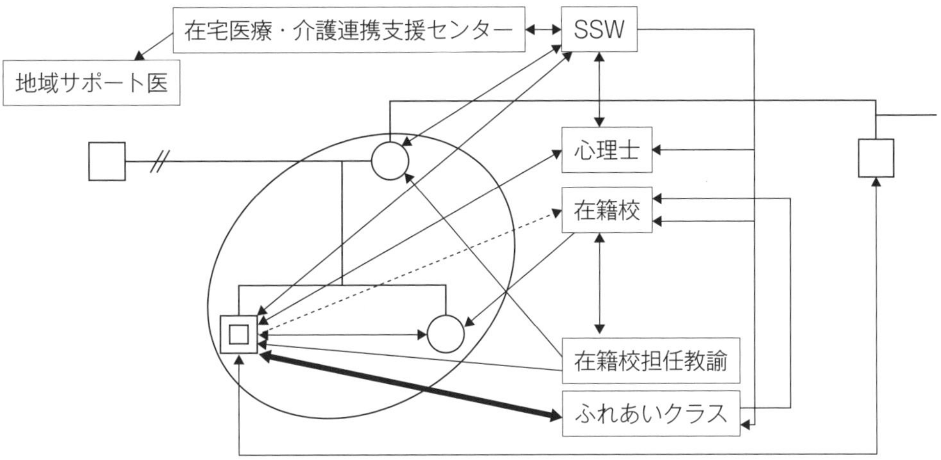

【アウトリーチ後】

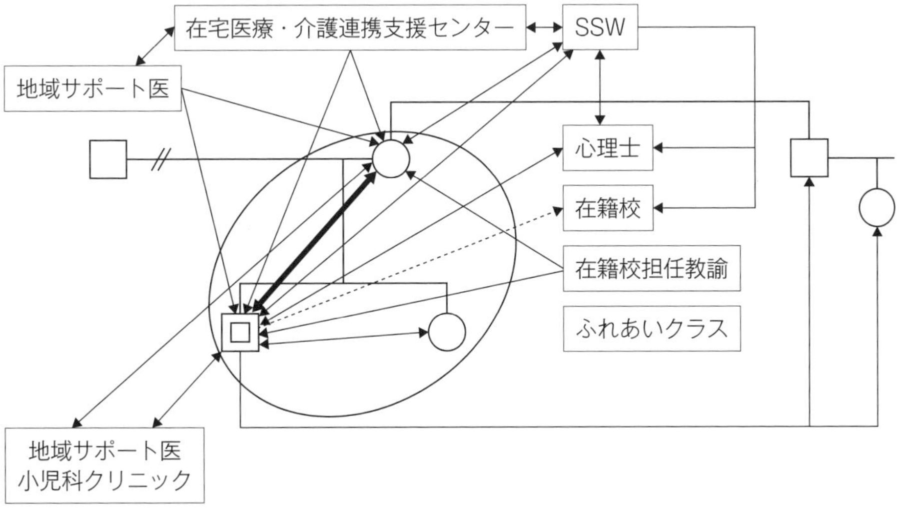

SSW（スクールソーシャルワーカー）

●用語解説●

移行期医療（health care transition）

近年，小児期の慢性疾患の成人期移行について，さまざまな議論がなされ，特定の分野では移行期医療の取り組みが進んできている。日本小児科学会の移行期医療に関する提言[1)]によれば，「『移行期』と呼ぶのは小児期医療から成人期医療へと移り変わりが行われる（と期待される）段階であって，何歳から何歳までという年齢より，患者ごとに帰納的に定義される段階であって，何歳から何歳までという年齢より，患者ごとに機能的に定義される段階を指している」とされる。

現在，先天性心疾患[2)]，小児慢性腎臓病[3)]，小児がん治療後の長期フォローアップ[4)]，小児期発症内分泌疾患[5)]などについて，移行期医療支援に関するガイドラインなどが作成されている。また，厚生労働省の研究班において，包括的な概念をまとめた成人期移行コアガイド[6)]も作成されている。移行にあたっては，図に示すような３つの医療のあり方が提案されている。①完全に成人診療科に移行する，②小児科と成人診療科の両方にかかる，③小児科に継続して受診するの３つである。身体的な問題のみで multimorbidity（多疾患罹患）のない先天性心疾患や小児慢性腎臓病などは，完全な成人診療科への移行が可能なことが多いが，心理・社会的な問題など，multimorbidity を抱える小児については，現代の専門分化し縦割り化した医療のなかで成人診療科への移行が困難な現状がある。この議論は高齢者の multimorbidity 患者のケアの移行と統合の議論に通ずるものであり，まさに，プライマリケアのなかで地域包括ケアシステムを構築し患者に関わってきた高齢者医療の経験と知識が活かされる場である。

図　移行期の医療のあり方

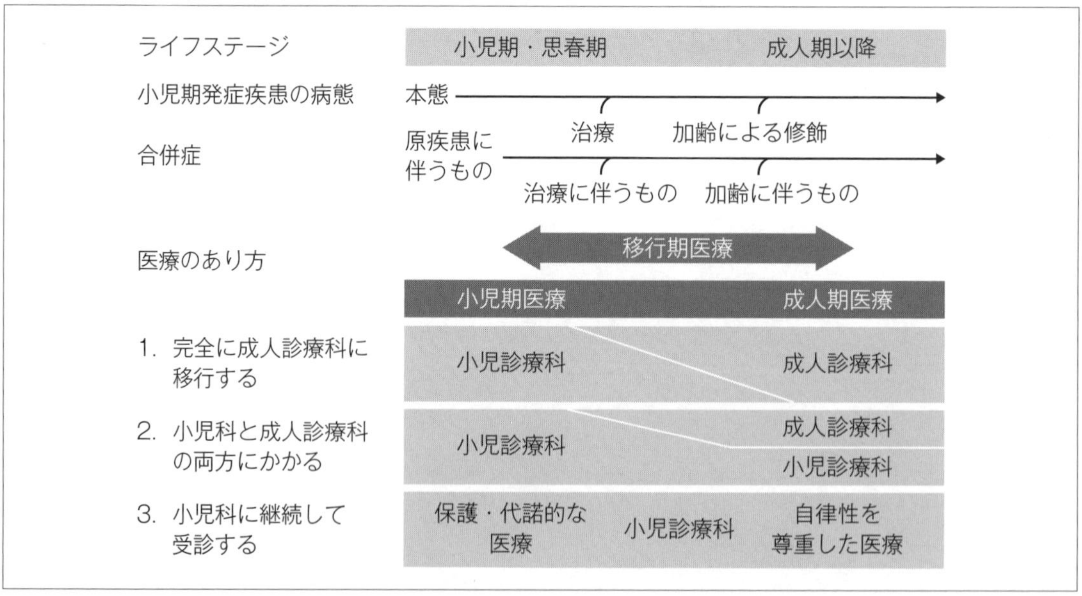

出典：日本小児科学会 移行期の患者に関するワーキンググループ：小児期発症疾患を有する患者の移行期医療に関する提言，日児誌，118（1），98-106，2014.

● 文献
1）日本小児科学会 移行期の患者に関するワーキンググループ：小児期発症疾患を有する患者の移行期医療に関する提言，2014 年．
http://www.jpeds.or.jp/uploads/files/ikouki2013_12.pdf（閲覧日 2023/1/20）
2）先天性疾患の移行医療に関する横断的検討委員会：先天性心疾患の成人への移行医療に関する提言（第3 版），2022 年.
http://www.j-circ.or.jp/cms/wp-content/uploads/2022/04/ACHD_Transition_Teigen_rev3_20220426.pdf（閲覧日 2023/1/20）
3）厚生労働省 難治性疾患等政策研究事業「難治性腎疾患に関する調査研究」研究班，診療ガイドライン分科会トランジッションワーキンググループ：小児慢性腎臓病患者における移行医療についての提言―思春期・若年成人に適切な医療を提供するために，2015 年.
https://cdn.jsn.or.jp/academicinfo/report/PKD_150525.pdf（閲覧日 2023/1/20）
4）JPLSG 長期フォローアップ委員会 長期フォローアップガイドライン作成ワーキンググループ：小児がん治療後の長期フォローアップガイドライン，医薬ジャーナル社，2013.
5）日本小児内分泌学会 移行期対応委員会：小児期発症内分泌疾患の成人への移行期医療に関する提言，2020 年.
http://jspe.umin.jp/medical/files/transition/generalremarks_ver.2.pdf（閲覧日 2023/1/20）
6）厚生労働科学研究費補助金 難治性疾患等政策研究事業 小児期発症慢性疾患を持つ移行期患者が疾患の個別性を超えて成人診療へ移行するための診療体制整備に向けた調査研究：成人移行支援コアガイド（ver1.1），2020 年.
https://transition-support.jp/download/show/11/%E6%88%90%E4%BA%BA%E7%A7%BB%E8%A1%8C%E6%94%AF%E6%8F%B4%E3%82%B3%E3%82%A2%E3%82%AC%E3%82%A4%E3%83%89%EF%BC%88ver1.1%EF%BC%89.pdf（閲覧日 2023/1/20）.

（小橋 孝介）

がん診療連携拠点病院等

がん診療連携拠点病院等[1)]とは，「がん対策基本法」に基づいて，全国どこに住んでいても質の高いがん医療が受けられるよう，専門的ながん医療の提供，地域のがん診療の連携協力体制の整備，患者・住民への相談支援や情報提供などの役割を担うことを目的に整備された病院である。がん診療連携拠点病院等には，各都道府県で中心的役割を果たす「都道府県がん診療連携拠点病院」と，都道府県内の各地域（二次医療圏）で中心的役割を果たす「地域がん診療連携拠点病院」などがある。地域のがん診療連携拠点病院等の情報については，国立がん研究センターがん情報サービスのホームページで検索することができる（https://hospdb.ganjoho.jp/kyoten/kyotensearch）。

がん患者に必要な医療や相談支援は多岐にわたることから，病院と地域が協働して地域全体でがん患者を支援する連携体制を構築していくことが求められている。2022（令和 4）年 8月に「がん診療連携拠点病院等の整備に関する指針」が改定され，がん診療連携拠点病院の指定要件として「緩和ケアチームが地域の医療機関や在宅療養支援診療所等から定期的に連絡・相談を受ける体制を確保し，必要に応じて助言等を行っていること」が明記された[2)]。この指定要件に基づき，在宅療養中に困りごとが生じた際などはがん診療連携拠点病院などの病院に相談し，助言を受ける経験を重ねていくことを推奨する。地域においても，在宅医療・介護連携支援センターなど相談支援機関が窓口となり，入院中や外来通院中のがん患者が在宅療養を希望する際の支援や助言を行い，患者が居住する地域の資源につなぐことができる体制を整備していくことが期待される。また，国立がん研究センターでは，厚生労働省の委託事業として，主に二次医療圏の地域緩和ケア連携体制を構築する役割を担う人材である地域緩和ケア連携調整員[3]の育成が進められていることも理解しておく。

このように，病院と地域の連携体制を構築していくなかで，医療や介護を中断し，助けを求める力の欠如した対象者に関する情報についても，病院・地域間で早期に覚知・共有し，支援することができる地域を目指していきたい。

● 文献

1）厚生労働省健康局長：がん診療連携拠点病院等の整備について，健発 0801 第 16 号，令和 4 年 8 月 1 日. https://www.mhlw.go.jp/content/000972176.pdf（閲覧日 2022/9/1）

2）厚生労働省健康局長：がん診療連携拠点病院等の整備に関する指針，健発 0801 第 16 号，令和 4 年 8 月 1 日，別添.
https://www.mhlw.go.jp/content/000972176.pdf（閲覧日 2022/9/1）

3）国立がん研究センターがん対策研究所：地域緩和ケア連携調整員.
https://www.ncc.go.jp/jp/icc/qual-assur-programs/project/060/index.html（閲覧日 2022/9/1）.

（山本 里江）

がんの軌道学

悪性新生物は，わが国の死因順位別の第 1 位であり，2021（令和 3）年では全死亡者の 26.5％を占めている[1]。また，がん患者の在宅死亡数は年々漸増し，介護老人保健施設や老人ホームなどでの死亡数も着実に増加している。高齢多死社会の進展，家族構成や社会構造の変化に伴い，がん患者の終末期の療養場所は病院から地域へと多様化・増加の傾向にあり，地域包括支援センターなどが担当する対象者ががんを有しているという事例は今後ますます増えていくことが予想される。

がん患者を支援するためには，がんの治療中から看取りに至るまでを軌道としてとらえ，その軌道に沿い，どのような医療やケアを適切に提供していくかということに焦点を当ててアプローチすることが重要である。リン（Lynn J）が提唱した終末期の疾病軌道モデル[2]を念頭に置くと理解しやすい（図）。がんの終末期の軌道は，身体機能が比較的長期間保たれるため介護期間が短く，死亡する 1～2 カ月前になると身体機能が急速に低下して死に至る。一方，がん以外の慢性疾患の軌道は，呼吸器疾患や心疾患などの「臓器不全モデル」と「認知症・老衰モデル」の，大きく 2 つのタイプに分けられる。心不全などの臓器不全モデルでは，急性増悪と改善を繰り返しながら徐々に悪化する軌道をたどる。認知症・老衰モデルでは，緩やかに身体機能が低下するため，介護期間は年単位という長期間になる。

このように，がんの終末期の軌道は，他の慢性疾患の軌道とは大きく異なることを認識しておく。身体機能が低下し始めると急速な軌道をたどるため，“何かイベントが生じるまで医療や介護の介入がないまま様子をみている”と，支援が間に合わないという事態が起こり得る。再発や転移を認めた進行がんのほとんどは治癒困難であり，終末期の軌道をたどることから，生涯にわたり継続的な診療が必要となる。進行がんを有する対象者が，医療や介護とつながっていないということは，早期覚知し早急に介入しなければならない重大なサインであることを認識しておく。

近年では，がん医療の進展や支持療法の向上により，抗がん剤治療を順次選択しながら身体機能が低下する直前まで治療を継続する場合がある。このため，抗がん剤治療終了後，早急に在宅緩和ケアに向けた調整を要する症例も少なくない。身体機能の低下を裏付ける要素として，「移動をする」，「食べる」，「判断をする」の３つが挙げられる。「移動が難しくなってだんだん動かなくなる」，「食事量が減り，だんだんやせていく」，「意欲や判断力が落ちていく」といった兆候は，病院での患者情報よりも生活者として暮らしを営んでいる在宅の場面での方がより細やかに把握できることが多い。在宅医療の多職種チームにおいては，がんの軌道をふまえつつ，生活の視点をもち，抗がん剤治療の早期から看取りに至るまで切れ目なく支援していくことが求められている。

図　終末期の３つの軌道

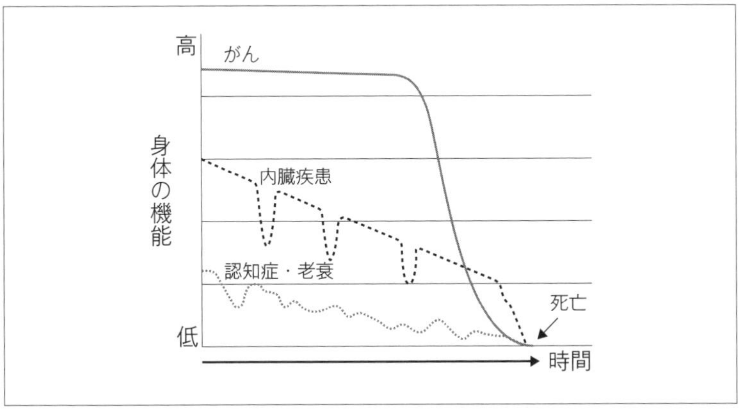

文献 2）より一部編集

● **文献**

1）厚生労働省：令和３年（2021）人口動態統計月報年計（概数）の概況.
https://www.mhlw.go.jp/toukei/saikin/hw/jinkou/geppo/nengai21/dl/gaikyouR3.pdf（閲覧日 2022/12/1）

2）Lynn J：Perspectives on care at the close of life. Serving patients who may die soon and their families；the role of hospice and other services, JAMA, 285（7），925-932, 2001.

（山本 里江）

緊急ショートステイ

高齢者を介護する家族が急病等のために介護できなくなったとき，あらかじめ市町村で決められた有料老人ホーム等の居室をショートステイとして利用できる制度。被介護者が介護認定を受けている必要がある。多くは事前の申し込みが必要で，1日あたり数千円の費用がかかり，期間にも制限があるため，継続して利用が必要な場合は，利用しながら次の滞在先を選定していかなければならない。

（鈴木 里彩）

障害年金

病気や障害によって，それまでできていた生活，とりわけ就労の継続が困難になる場合が考えられる。そのような状態にある方の所得保障を行う制度の一つとして，障害年金が挙げられる。障害年金には，「障害基礎年金」と「障害厚生年金」がある。病気やけがなどによって次項に示す要件に該当した場合，国民年金の加入者および20歳前から障害を有していた方は「障害基礎年金」の請求，厚生年金加入者は「障害厚生年金」の請求ができる。

障害年金が請求できる要件は，主に「20歳前から障害を有していた方が20歳になった際に請求をする場合」と「20歳以後，国民年金に加入をしていた方が障害をきっかけに請求をする場合」とで異なる。以下では，主に後者の状況にある方が障害基礎年金の請求をする場面を想定して，その請求の要件および請求にあたっての手続きなどを説明する。

1．請求の要件

障害基礎年金を請求するにあたっては，大まかに以下の3つの要件に該当することが必要となる。

①「初診日」が，国民年金の加入期間内であること
（60歳以上65歳未満の方（国内在住）の年金制度に加入していない期間に「初診日」がある場合も可）
②以下いずれかの国民年金の保険料納付要件を満たしていること
1）「初診日」の前日の段階で，初診日がある月の2カ月前までの被保険者期間の内，保険料納付済期間（保険料免除期間を含む）が3分の2以上であること
2）「初診日」の前日の段階で，初診日がある月の2カ月前までの直近1年間に保険料の未納がないこと（初診日が令和8年4月1日前にある場合）
③請求を予定する方の障害の状態が，「障害認定日」において，「障害等級表」に定められる1級または2級に該当すること（厚生年金等の加入者については，別途3級にあたる場合でも請求が可能）

○「初診日」：障害の原因となる傷病に関して，初めて医師または歯科医師の診療を受けた日。
○「障害認定日」：障害の原因となった傷病についての初診日から起算して，1年6カ月が過ぎた日（傷病また

は手術の内容によっては，１年６カ月前に障害認定日が認められる)。

○「障害等級表」：国民年金法により定められる障害の等級。障害の部位ごとに等級の基準が示される。身体障害者手帳の障害等級とは異なる。

2．請求手続き

当初の段階で，初診日および障害認定日の確認，上記請求の要件を満たしているかどうかの確認が必要となる。そのうえで，医師の診断書（所定様式)，「戸籍抄本（記載事項証明書)」，「病歴・就労状況等申立書」などをそろえて自治体窓口へ提出する。初診日と障害認定日の確認作業が必要になることや提出書類も複数にわたるため，次に示す相談窓口の活用のほか，診断書作成を依頼する医療機関のMSWへの相談も有用である。

3．相談窓口

- 住まいのある自治体（区市町村）の国民年金を取り扱う窓口（年金課などの名称で設置されることが多い）
- 住まい近隣にある「年金事務所」

（小山 宰）

自立支援医療（精神通院医療）

障害の治療にかかる医療費の自己負担を少なくする制度である。通常の医療費が原則３割負担なのに対して，本制度を利用すると原則１割負担となる。精神科への通院による継続的な治療が必要な方が申請・利用でき，通院以外に処方，通所リハビリテーション（デイケア)，訪問看護なども対象となる。

（鈴木 里彩）

生活保護

収入が少なく，資産の活用や社会保障制度の利用などをしても生活費などに充てられる金額が，国で定める「最低生活費」に満たない場合，生活保護の利用が考えられる。生活保護の利用者は，生活費や家賃など住まいに関わる費用が支給されるほかに，医療費や介護費が現物給付によって支給される。継続的な医療や介護サービスの利用を必要とする生活困窮の状態にある方が，生活保護の利用を検討する機会は少なくない。どのような方が生活保護の受給対象となるのか，また生活保護を申請する際の流れについて以下に説明する。

1．どのような方が生活保護の受給対象となるか？

生活保護制度では家計を同一にする世帯を単位とし，その“世帯の人員”および世帯に属する人の“年齢”に応じて，１カ月あたりの最低生活費を定めている。生活保護の申請を検討する場合に大まかな基準となるのは，この最低生活費に対して，申請者の収入が下回っているかどうかである。すなわち，最低生活費に対して，世帯の収入の合計が下回っていれば，その不足分が生活保護費として支給されることになる（ただし，預貯金などの資産を活用すること，生活保護制度以外の社会保障制度の利用を優先することなどが条件となる）。

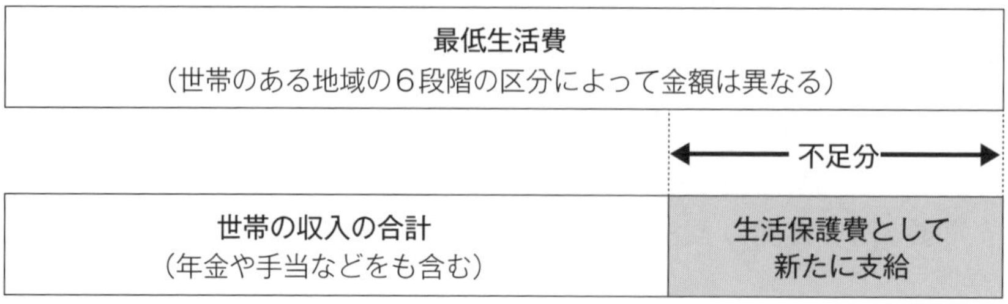

最低生活費に関わる情報は，厚生労働省のホームページなどで公開されている。世帯人員およびそれぞれの年齢がわかれば，大まかな最低生活費の金額を確認することが可能である。

2. 生活保護申請の流れ

①申請者と“生計を一にする”世帯の収入状況がわかるもの，預貯金の状況がわかる通帳などを集める。これによって，最低生活費を参考に生活保護の受給対象となり得るのかについて大まかな確認ができる。また，このときに不動産などの資産や借金などの状況についても確認が必要となる。

②上記の収入・資産がわかる書類と支出の状況がわかる書類（医療費・介護費の領収書，水道光熱費の領収書など）のほか，マイナンバーカード，印鑑などをそろえて，住まいのある福祉事務所へ相談に出向く。当日に生活保護相談担当者との面談が行われ，必要書類の作成・提出を行う。

③生活保護相談担当者により，生活状況の確認のための家庭訪問などの実地調査，扶養義務者の扶養の可否の調査などが行われる。原則申請日から14日以内に生活保護の支給の可否が決定される。

3. 相談窓口

住まいのある自治体（区市町村）の福祉事務所（「福祉課」などの名称を用いている場合も多い）。

（小山 宰）

Q & A

Q 持ち家がある場合，生活保護の受給は可能か？

A 生活保護の実施における資産の取り扱いについては，「売却代金よりも売却に要する経費が高いもの」，「社会通念上処分させることを適当としないもの」などの状況にある場合，その保有が認められている（昭和36年4月1日 厚生省発社第123号 厚生事務次官通知）。すなわち，持ち家があるからといって一律に生活保護の受給ができないということではない。換言すれば，持ち家があってもその処分価値が利用価値を大きく上回らなければ，その保有が可能である。

なお，生活保護の申請を希望する方が65歳以上の高齢者であるなど一定の条件に該当する場合は，その持ち家を担保として生活費の貸し付けを行う「要保護世帯向け不動産担保型生活資金」の活用も考えられる。

Q **借金がある場合，生活保護の受給は可能か？**

A 生活保護申請の段階で借金があるからといって生活保護の受給ができないといった規定は存在しない。生活保護の受給ができるか否かは，あくまで本人の収入や資産の合計額が，国で定める最低生活費に比べて多いか，少ないかによって判断される。ただし，生活保護を受給できることと，借金を整理することは別問題である。最低限度の生活を保障する生活保護費の支給を受けて，その金額を借金返済に充てることは多くの場合困難である。債務整理は別途取り組むべき問題となり，生活保護申請の段階において借金の詳細を行政の側へ伝え，相談することが必要となる。

（小山 宰）

成年後見制度

認知症，知的障害，精神障害などによる判断能力の低下によって，財産の管理や，福祉サービス等の利用契約などが困難となった方に対して，成年後見人等がそれら行為の支援を行う制度である。本制度は，支援を依頼する人，および支援内容を事前に取り決め，判断能力が低下した状況に備える「任意後見制度」と，判断能力の低下が現に見られる段階で，その利用を検討する「法定後見制度」に大別される。以下に，この法定後見制度における支援内容と申立てにあたっての確認事項の概要を示す。

1．成年後見人等ができること（本人が受けることのできる支援）

法定後見制度では，当該制度を利用しようとする者の判断能力の度合いを補助，保佐，後見の3つに分類する。この判断能力の度合いに応じた成年後見人等（補助人，保佐人，成年後見人）が，それぞれ行使できる権利の範囲および本人の同意の必要有無は下記の表のとおり異なる。本制度の利用を検討するにあたり，本人の判断能力がどの程度なのか，また，それに準じて得られる制度はどのようなものかを確認することが重要となる。

	補助人	保佐人	成年後見人
同意権または取消権を行使できる範囲	申立ての範囲内で裁判所が定める行為（民法13条1項記載の行為[*1]の一部に限る。） ※本人の同意が必要	重要な財産関係の権利の得喪を目的とする行為（民法13条1項記載の行為）のほか，申立ての範囲内で裁判所が定める行為	• 同意権：なし • 取消権：原則としてすべての法律行為（日用品の購入など日常生活に関する行為を除く）
代理権[*2]を行使できる範囲	申立ての範囲内で裁判所が定める行為 ※本人の同意が必要	申立ての範囲内で裁判所が定める行為 ※本人の同意が必要	原則としてすべての法律行為

*1　民法13条1項記載の行為：不動産などの資産の売却，相続の承認・放棄，借金など
*2　代理権：財産管理（本人の財産，収入・支出の管理）ならびに身上監護（入院時や施設利用時の契約などに関連する行為）を代理で行う際に行使ができる権限

2. 申立てにあたって

法定後見制度の申立てに必要な書類は，「後見・保佐・補助開始等申立書」をはじめ，本人の「財産目録」，「後見人等候補者事情説明書」など複数にわたる。他方，法定後見制度の申立てができる人は，本人，配偶者，4親等内の親族，市町村長などに限定される。これらの申立て書類を誰が準備し，誰が申立人となるのかの確認は，手続きの当初段階において必要となる。

申立てに際しては，必要提出書類にかかる費用（診断書作成料，戸籍謄本の交付手数料，など）として1万円程度の支出が想定されるほかに，鑑定が必要となった場合には5～10万円程度，弁護士などが申立ての手続きを支援した場合には手数料の発生が想定される。生活保護受給者や低所得の状況にある人については，これらの費用を助成する「申立費用助成制度」（詳細は自治体ごとに異なる）の利用が考えられる。

3. 窓口

相談：各自治体（多くの場合，社会福祉協議会内）の「権利擁護センター」など

申立て：本人が住民登録をしている場所を管轄する家庭裁判所

（小山 宰）

地域生活支援事業

障害の有無にかかわらず国民が相互に人格と個性を尊重し安心して暮らすことのできる地域社会の実現を目的として，障害者および障害児が自立した日常生活または社会生活を営むことができるよう，地域の特性（地理的条件や社会資源の状況）や利用者の状況に応じ柔軟にきめ細かいサービスを提供する事業である。実施主体は市町村・都道府県で，市地域生活支援事業の任意事業である日常生活支援に訪問入浴サービスが含まれている。

本事業の詳細は厚生労働省ホームページ（https://www.mhlw.go.jp/bunya/shougaihoken/chiiki/gaiyo.html）を参照されたい。

（住谷 智恵子）

鳥獣保護法

正式名称は「鳥獣の保護及び管理並びに狩猟の適正化に関する法律」である。日本国内に生息する野生の哺乳類や鳥類について，捕獲・飼養の規制や，生息環境の保護，個体数の調整，狩猟に関する制度などを定めた法律である。野生動物の生活環境を保護することで自然環境も保護し，国民のよりよい生活を確保するということが主要な内容である。鳥獣保護法における地方公共団体の役割は，地域における鳥獣の保護とその管理の観点から，地域の特性をふまえた鳥獣保護管理事業計画や特定計画の作成を行い，鳥獣の保護管理の基本的な枠組みを構築する役割を果たすことである。一方，事業者や民間団体の役割は，国が制定する法律や地方公共団体が構築した計画について理解を深め活動を行うことである。鳥獣保護法の規定により，環境衛生の維持に重大な支障を及ぼす鳥獣に該当し安易な餌付けや繁殖は防止されるべき内容となっている。

（村山 慎一）

賃貸住宅契約書

賃貸借契約とは，賃料を取って（払って）物件を貸す（借りる）契約のことで，「民法」第601条で定義される。賃貸借契約書は賃貸契約に必要な書類と契約の流れを示した書類である。賃貸借をめぐっては，預けた敷金の返還額，入居のキャンセル，入居中の修繕費の問題，賃料滞納，退去時の原状回復など，さまざまなトラブルの可能性があり，「賃貸借契約書」に署名・捺印する前に契約内容の十分な確認が必要である。賃貸借契約書には賃貸条件に関する項目が記されており，内容は不動産会社，大家，物件によって違いがある。主な内容として，物件の名称・所在地・物件の構造・付属品と残留物・契約期間と更新・賃料と共益費・契約解除や明け渡しの条件などが含まれる。住居の強制退去が認められる条件には，さまざまなケースがあるが3カ月以上の家賃滞納時の強制執行が例として記載されることがあり，一般的な報告では，家賃滞納・騒音被害などが強制退去となる事由としては頻度が多い。

● 参考文献

1）国土交通省ホームページ：「賃貸住宅標準契約書」について．
https://www.mlit.go.jp/jutakukentiku/house/jutakukentiku_house_tk3_000023.html（閲覧日 2023/1/25）

（村山 慎一）

認知症初期集中支援チーム

認知症になっても本人の意思が尊重され，できる限り住み慣れた地域のよい環境で暮らし続けられるために，認知症の早期診断・早期対応に向けた支援体制を構築することを目的とし，市町村に配置されるチームを指す。医師，保健師，看護師，社会福祉士など複数の医療・介護の専門職が，家族の訴え等により認知症が疑われる人や認知症の人およびその家族を訪問し，アセスメント，家族支援などの初期の支援を包括的，集中的（おおむね６カ月）に行い，自立生活のサポートを行う。

（鈴木 里彩）

要保護児童対策地域協議会

虐待を受けている子どもを始めとする要保護児童の早期発見や適切な保護をはかるため，関係機関がその子どもと家庭に関する情報や考え方を共有し，適切な連携のもとで対応していくことを目的に．2004（平成16）年の児童福祉法改正において法定化された。2006（平成18）年には設置が努力義務となり，2017（平成29）年には99.7％の市区町村に設置されている。

要保護児童対策地域協議会（以下「要対協」）は図に示されているように，地域のさまざまな機関が参加する。構成員には守秘義務が課せられるため，要対協のなかでは情報の共有が可能である。情報を共有することでお互いの役割についても共通理解が得られ，それぞれの機関が責任をもって関わることができる体制が構築される。構成員は地域によって異なっており，子ども家庭福祉に関わる機関のなかでも重要な役割を担う医療機関の参加がない場合もある。

要対協は，急性期の子ども虐待事例から，慢性期の継続事例まで幅広く対応するため，以下の３層構造をとる。

①代表者会議

要対協の構成機関の代表者の集まる会議で，システムの検討や施策の検討，提案などの管理的な意味合いが強く，年１～２回程度開催される。

②実務者会議

実際に子ども・家庭を支援する各機関の担当者などの実務者が集まり，現在進行中の要保護児童に関する定期的な情報交換や実態把握，個別ケース検討会議（③参照）で課題となった点

図　要保護児童対策地域協議会

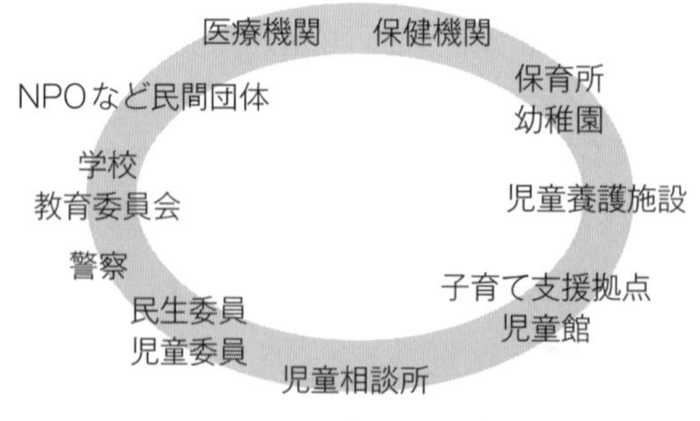

関係機関が情報共有，連携・協働し“面での支援”を行う。

の検討など，より具体的な内容を協議する場で，地域によってその開催頻度は異なるが，数カ月ごとに開催される。

③個別ケース検討会議

個々の事例ごとに関係者が集まり，その事例の状況把握や問題点の確認，援助方針や役割分担の決定などを行うもので，事例ごとに随時行われる。実際の対応では，初動は通告先機関である児童相談所や市区町村において行われるが，その後の方針決定においては，個別ケース検討会議が重要な役割を担う。

（小橋 孝介）

Medical child abuse（MCA）

保護者が子どもについて症状を誇張する，虚偽の病歴を訴える，身体症状をねつ造する，故意にけがや病気を引き起こすなどの行為によって，子どもが過剰な医療を受けさせられ，安全と健全な育成を阻害されるものである。以前は代理ミュンヒハウゼン症候群（Münchausen syndrome by proxy：MSBP）と呼ばれていたが，MSBP が精神医学の操作的診断基準である Diagnostic and Statistical Manual of Mental Disorders（DSM）において作為症に含まれる保護者に対する診断名となってしまったため，虐待の種類か保護者の精神障害の診断名かの混乱があり，MSBP は使うべきではないという国際的なコンセンサスが形成された。MSBP に代わる用語として統一された見解はないが，米国小児科学会（American Academy of Pediatrics：AAP）から出版されている子ども虐待医学の標準的教科書において MCA が採用されている[1)]。

MCA は長期間にわたって慢性的に進行し，医師や関係者が症状形成に利用され，保護者に取り込まれていることが多いため，虐待として気づくことが難しい。症状はエスカレートする傾向があり，日本における MCA の死亡率は 9.5％に上る。これは欧米とほぼ同様の水準である[2)]。MCA の加害者は，その多くが母親とされている。

MCA を疑う場合，保護者と分離し症状が軽減もしくは消失することを明らかにすることが必要である。しかしながら，保護者はこれを拒否することが多く，医療機関だけで対応することは困難である。疑った際には，速やかに児童相談所に通告し，連携して客観的な情報収集を行い，ある程度の根拠ある疑いが認められれば，保護者の同意がなくとも一時保護によって保護者と分離し経過をみることが必要である。

● 文献

1）Laskey A, Sirotnak A：Child abuse: Medical diagnosis and management, 4th ed. American Academy of Pediatrics, 2019.

2）Fujiwara T, Okuyama M, Kasahara M, et al：Characteristics of hospital-based Munchausen syndrome by proxy in Japan. Child Abuse Negl, 32（4），503-509, 2008.

（小橋 孝介）

索 引

あ

い

う

え

お

か

き

く

け

こ

さ

し

す

せ

執筆者一覧

◉ 編著者

川越 正平（かわごえ・しょうへい）

医療法人財団千葉健愛会　あおぞら診療所院長

◉ 執筆者（五十音順）

井上 スエ子（いのうえ・すえこ）……事例 6 Column，事例作成協力

松戸市在宅医療・介護連携支援センター保健師

浮ヶ谷 綾子（うきがや・あやこ）……事例作成協力

松戸市在宅医療・介護連携支援センター看護師

小山　宰（おやま・つかさ）……事例 4 Column，事例 10 Q&A，事例 13 Q&A，用語解説

青森県立保健大学　健康科学部社会福祉学科講師

川越 正平（かわごえ・しょうへい）……はじめに，総論 1

医療法人財団千葉健愛会　あおぞら診療所院長

北田 志郎（きただ・しろう）……総論 4・5，事例 8，事例 8 Column

大東文化大学スポーツ・健康科学部看護学科教授

小橋 孝介（こはし・こうすけ）……事例 15，事例 14 Column，用語解説

鴨川市立国保病院病院長

鈴木 里彩（すずき・りさ）……事例 7・14，事例 14 Column・Q&A，用語解説

東京医科歯科大学　非常勤講師

住谷 智恵子（すみや・ちえこ）……事例 2・9・12・16，事例 1 Column，事例 2 Column・Q&A，
事例 6 Column，事例 9 Column，事例 12 Column，事例 16 Column，用語解説

医療法人財団千葉健愛会　あおぞら診療所常勤医

沼沢 祥行（ぬまさわ・よしゆき）……総論 2，事例 3・4，事例 3 Column，事例 4 Q&A

医療法人財団千葉健愛会　あおぞら診療所常勤医

速水 陽子（はやみ・ようこ）……事例 6

医療法人財団千葉健愛会　あおぞら診療所非常勤医

星野 大和（ほしの・やまと）……事例 10・11・13，事例 11 Column

ほしの在宅ケアクリニック院長

村山 慎一（むらやま・しんいち）……事例 5，用語解説

医療法人財団千葉健愛会　あおぞら診療所常勤医

山本 里江（やまもと・りえ）……総論 3，事例 1，用語解説

前・国立がん研究センターがん対策研究所がん医療支援部　研修専門職

医師アウトリーチから学ぶ
地域共生社会実現のための
支援困難事例集
—セルフ・ネグレクト、8050問題、ひきこもり、虐待、ヤングケアラーへの対応—

2023年6月8日　初版発行

編著者　川越正平

発行者　髙井康行

発行所　一般財団法人　長寿社会開発センター
〒105-8446　東京都港区西新橋3-3-1 KDX西新橋ビル6F
TEL 03-5470-6760　　FAX 03-5470-6764

印　刷　永和印刷株式会社

ISBN 978-4-911113-00-4

定価は表紙に表示してあります。
落丁本・乱丁本はお取り替えいたします。